精神分析から見た成人の自閉スペクトラム

中核群から多様な拡がりへ

福本 修・平井正三 編著

誠信書房

目次：精神分析から見た成人の自閉スペクトラム——中核群から多様な拡がりへ

第Ⅳ部　症例の総合的研究

総括　自閉スペクトラムの拡がりと今後の課題

序

福本　修

現在、広汎性発達障害（ＰＤＤ：Pervasive Developmental Disorder）あるいは自閉スペクトラム症（ＡＳＤ：Autism Spectrum Disorder）と呼ばれる様態は広く知られるようになり、さまざまな機会に取り上げられ、特集が組まれている。その波紋は、精神科医療や教育・福祉の領域にとどまらず、就労支援や人事管理にまで及んでいる。一時期、あらゆる問題がそれとの関連で考えられがちだったが、そうした過剰反応を経て、今や多種多様なあり方を踏まえた、さらに現実的な理解と対応の段階に入りつつあるようである。そのような折に、改めて精神分析から見ようとする本書の企画は、やや遅れて時流に乗ろうとしているかに映るかもしれない。しかしここには精神分析固有の問題意識がある。序ではそれを簡単に説明したい。

1

最初に述べておきたいのは、本書が児童期にＰＤＤ・ＡＳＤと診断されていて大人になった人や、成人してから診断が確定した人たち、つまりは成人の自閉症中核群やアスペルガー症候群への精神分析的な治療を、積極的な主題にはしていないことである。一般的に言って、精神分析的アプローチは、精神分析的な理解と観察・介入を提供する。狭義の精神分析は、自己理解のための場であり、過去に被った外傷的な経験を見直したり奪われていた発達の機会を得たりすることは、それに付随して生じることである。後者を強調するのは、より広い意味での精神分析的なアプローチと言えるだろう。いずれにせよ、治療の形で直接に関与する介入が有効なのは、本人がこのアプローチを活用できて、継続するための周囲の支持も含めて条件が揃っている場合である。自閉症中核群は定義上、間主観的に構成された認知的・情動的現実に参与することに障害があるため、活用する力に大きな難があり、成長への潜在力や可塑性がありうる児童期・青年期の事例以外には、通常の支持的／心理教育的な面接ではなく精神分析的な面接を積極的に推奨する根拠は乏しい。実際、診断に気づかずに精神分析的精神／心理療法を始めると、変化なく延々と続くか、本人のニーズの違いによって中断することが多い。精神分析的な理解と観察はむしろ、そうしたニーズを明確にすることに役立つ。

それでは、精神分析的アプローチの適応例と不適応例を自閉性の有無によって峻別できるかというと、話はそのように単純ではない。第一に、自閉性の診断の問題がある。それを評価し、精神分析的精神療法の適応から除外診断する意図も含めて提唱された「重ね着症候群」(衣笠、2004)は、ASDのスペクトラムのどこかに位置するものであり、重ね着＝多彩な症状と精神科診断を脱げば、本質的には自閉性障害である。しかし診断されるものと診断閾値下との移行は連続的で、後になってからしか分からないものもあれば、区別し難いものもある。後者は単純に誤診というより、実態が急速に多様化していて理解が追いついていないためと思われる。

2

第二に、分析的アプローチがうまく働かない理由のうち、自閉性はその一部に過ぎない。精神分析に知的な関心はあっても関わることがない大多数の人たちがいるし、治療に来て安定はしても、内的には変化しない人たちがいる。これは患者の特性による限界かもしれないし、精神分析の用語で説明すれば、患者が治療設定に付着同一化しているということなのかもしれない。そしてそのこと自体、患者の特性の反映かもしれないし、治療者が可能性を見逃して変化に必要な介入を怠っているためかもしれない。晩年のフロイトは、解剖学的性差のような生物学的規定性が精神分析の作業に限界をもたらすと考えて、それを「岩盤」と呼んだ。彼が『終わりのある分析とない分析』（Freud, 1937）で挙げたのは、「女性のペニス羨望と男性の受動的構えに対する反抗」である。今これを見ると、フロイトが懸念したものは解剖学的実体と言うよりは、時代と文化に影響された解剖学的空想である。それでも、どこかには生物学的な限界がある。

ＰＤＤ・ＡＳＤを有する人たちはどうだろうか。彼らには生物学的に規定される脆弱性があり、体験する自己の輪郭が不明確で意味を経験することが困難なために、他者のこころとの交わりが成立しないので、こうした障害は精神分析的アプローチにとって、現代の「岩盤」に見える。ただ、ＡＳＤ概念には診断上必要な項目として「不適応状態」が入っており、ＡＳＤは純粋に生物学的な規定ではなくて医療上の実用的概念である。特性のみを考えるならば、Disorder 抜きのＡＳ（Autism Spectrum）とする方が、より適切である。しかしこのような意味でのＡＳは、起因となる遺伝子がまだ同定されてはいない理念的な纏まりである。実際に、調査によっては小学一年生で有病率5％と言われているＡＳＤの中核群の同定には経年による大きな変動はないかと思われるが、個別例を見るならば、ＡＳの特性が薄れてほとんど目立たなくなることも、状況因によって顕在化することもある。かつ、生物学的観点から見ても、現象上の一致の裏には、器質因ばかりでなくさまざまな環境との相互作用すなわち養育不全の影響が由来としてありうる。

本書の題に含まれる「自閉スペクトラム」は、この多種多様なあり方を指している。ただし、ここでの「スペクトラム」は精神分析的アプローチによる治療的な関与を経て、時には期せずして見出されるものであり、心的な次元に反映される限りでのものである。それが生物学的な規定とどう関連するかは、一種の心身問題を解くことであり、本書が答えられる範囲を超えている。しかしＡＳを心因のみで理解するのは時代錯誤であっても、すべてを器質的に解するのも空想的だろう。精神分析的な観察は、そこでの前提を保留にしつつ、ありうる相関性を見出そうとする。成因論的な仮説は、治療者の理解を助ける補助的なイメージ程度の地位しか占めていない。

3

第三に、逆説的ながら、あらゆる心的な次元は「岩盤」に突き当たるという意味で、精神分析的アプローチは何らかの自閉的な成分と関わることが避けられない。ビオンの「パーソナリティの精神病的部分」と「非精神病的部分」という着想に倣ったパーソナリティの「自閉的部分」と「非自閉的部分」というこころの構造モデルは、それを具体化している。精神分析的な極論では、医学的な用語法と違って「神経症」が正常構造であるように、「自閉的部分」は誰にでもあることになる。しかし意味をここまで拡張させると、「スペクトラム」が指すのは病態の中での濃淡のことから、正常と障害あるいは定型と非定型の間のことになるのに注意する必要がある。また、こうした表現は言葉を比喩的に濫用していて、出発点だった自閉症の実態からは懸け離れている恐れもある。意味のある形で用いるには、それらが臨床上は何を指しているのか、その実質を十分に吟味しなければならないだろう。ASにおいて特性の影響は全般に及んでおり、「非自閉的部分」にそのまま神経症構造を想定するのは妥当ではない。神経症的に機能するところがあっても、その「主体」のあり方は、フロイトの葛藤モデルでは記述困難な、独特のものである。より具体的には以下で見てもらうとして、精神分析の記述は基本的に、特性を単に欠損ではなく価値中立的に捉えようとする試みである。

「岩盤」あるいは「自閉的部分」の問題は、経験を内側から理解しようとする精神分析的なアプローチにとって、方法論的な限界に晒される試練でもある。精神分析は詰まるところ、経験を共有可能なものにする作業であり、共有可能な形で述べることである。フロイトを代表とする古典的な精神分析では、夢や失錯行為の解釈で顕著なように、置き換えられ歪曲された主体の動機を明らかにすることが大きな仕事の一つだった。そこでは「主体」は一貫した持続性のあるものであり、フロイトは主体性の源と重心を「欲動」あるいは「エス」へと移動させることで、その解読を可能にした。より原始的で混乱した病態を扱ったクラインは、分裂や投影同一化の機制の発見によって、他所や他者の中に投影された主体の一部を見出し、こころの地図を復元しつつ妄想分裂ポジションから抑鬱ポジションへという発達の過程を描いた。さらにビオンは、こころ以前あるいは未満を「ベータ要素」という概念を用いて指し、言語以前/未満の心的交流を論じようとした。しかしそれは、「アルファ要素」や「アルファ機能」を足場にして想像される極であり、直接的には経験できない「物自体」である。また、彼は精神病に占拠された主体を、「幻覚心性」という概念を用いて論じようとしたが、それは主体が一度成立したことを前提としている。主体の成立を述べようとすると、「Oにおける変形作用」のように、神秘的にならざるをえない。

4

このように、精神分析の理解の原理はこころの構造的な相似性にあり、どれほど特殊でありえなさそうな心的現象も、咀嚼可能な形態で捉えられて――ビオンはこれをアルファ要素と呼んだ――特定の性質が抽出されることによって感知されている。逆に言えば、精神分析が発見する情動生活は、日常心理に吸収されていく性質のものである。だから自閉スペクトラム心性を理解するために提起された「自閉対象」(タスティン)・「代理皮膚」(ビック)・「落下の恐怖」(ウィニコット)などの概念は、私たちが自分の日常的主体から理解することもあって、自閉的経験への共感性を高めて普遍的な心性の一部となる一方で、決定的に咀嚼し難いものを取り残していくことでもある。結局、自分の経験を象徴化する起点となる主体が見出されないところでは、相互理解は困難である。仮に言語的に表現されていても、聞かされている内容と話している主体の関係性が掴めないと、その言葉は羅列であって意味が分からない。言い換えれば、主体に届かなくては、本当の交流は起きない。しかしスペクトラムの主体はその特性によって、波状にしか現れないだろう。以下の中核群の事例では、その特徴と難しさが確認される。

5

以下が、4部からなる本書の構成である。

第Ⅰ部：「総説と展望」では、この問題圏についての精神分析的なアプローチによる、これまでの基本的な理解と介入について整理する。

平井（以下敬称略）は「自閉症中核群への精神分析的アプローチ」を取り上げ、主に英国での流れを概説している。その出発点は象徴形成の制止に注目したクラインであり、「付着同一化」および感覚的経験への「分解」を論じたビック、メルツァーである。こころの象徴機能と次元性の問題には、成人の精神分析からの知見が含まれている。より集中的に自閉症の子どもの分析を実践したのは、タスティンである。彼女は、詳細な観察と直観に富んだ記述を通じて、この領域での臨床的な基盤を提供した。根幹に見出されたのは、自閉症の子どもと母親の「付着的一体性」と分離の困難である。自閉症のさまざまな様態は、その困難への適応方法でもある。

タスティンは晩年には、世界各地の治療者たちの指導者となり、今も着想の源となっている。子どもの心理療法の研修機関であるタヴィストック・クリニックでは、リード、アルヴァレズ、ロウドらが自閉症ワークショップを主宰し、発達研究を積極的に参照して、自閉症を持つ子どもへのアプローチを研究した。その結果アルヴァレズは、病理の水準に対応した新たな解釈の手法を提唱するに至った。こうした理解が成人例にはどこまで・どのように適応可能なのかの吟味は、これからの課題である。

木部は、この十年で「エディプス葛藤」あるいは「早期エディプス状況」といった従来の病態を説明する概念では捉え難い問題が前景に立つようになっており、現代における精神分析の意義を考えるためには、社会変貌を考察することが必要であると指摘している。発達障害の顕在化は、抑圧の文化から発散の文化への移行の中で生じており、保護者による虐待の連鎖は養育環境を劣化させて、発達の障害を増加させている。更には、社会環境全体の悪化として、就労や何らかの役割の受け皿の喪失がある。

また、木部はスペクトラムを発達障害と健常者との間に位置づけ、「すべての人には発達障害のメンタリティがある」という立場から、メルツァーの心的次元論に依拠してこころの構造を論じる。立体構造を有する三次元性・四次元性のこころの世界と、二次元・一次元的なこころの世界には、大きなギャップがある。しかし程度の差を別にすれば、あらゆる人間のこころには一次元性から四次元性までの心性がスペクトラムとして存在していると考えられる。そしてASD児の乳幼児期から児童期・青年期を通じた発達とその問題を素描し、スキゾイド・パーソナリティへの移行から、臨床的な可能性を示唆している。

福本は、成人の自閉スペクトラム関連の問題についての精神分析的な論考を総説するにあたって、従来の症例の中に該当する者がすでに含まれており、症例研究を通じて治療的因子について再検討する必要があることを指摘する。具体的に挙げられるのは、ジョゼフやリーゼンバーグ＝マルコムを代表とするクライン派と、ウィニコットの研究である。前者は主に「病理的組織化」という概念によってパーソナリティ障害として把握し、高頻度の面接設定と重厚な情動的接触の提供によって「届き難い」患者たちに接近しようとしてきた。対照的に後者は、模倣のようで本態を見定め難い患者のその時々のニーズに合わせる形で on demand 法を考案して対処した。「病理的組織化」あるいは「偽りの自己」と判断されてきた症例の中にも、それぞれ、自閉核に対する「殻型《シェル》」あるいは「アメーバ型」として理解できるものがある。

成人の自閉スペクトラム傾向に対する、より自覚的で現代的な他の精神分析的な理解は、いずれもメルツァー、タスティン、ビオンの影響を直接的間接的に受けている。たとえばミトラーニによる「擬似的対象関係」「特別防御」などの概念は、その展開例である。しかしそれらは、自閉機制の二次的・防衛的な使用であり、「スペクトラム」の理解としては、応用的である。また、技法は一般的で、従来からの精神分析を踏襲している。

第Ⅱ部：「児童期症例の理解」では、タヴィストック・クリニックでの児童心理療法の訓練を修了した3人の治療者が、英国に存在するシステムの中で実際に行なった経験に基づいて、精神分析的アプローチを具体的に論じている。中核群の臨床に触れることで、自閉症固有の特性と治療関係におけるその表われの一端を知ることができるが、そこには子どもと大人の事例の違いとは異質の、特異な展開が見られる。一読して分かるように、面接室の中での治療は1対1であっても、それは家庭・学校・公的サービスなどのネットワークによって支えられており、障害が重度なほどその必要性も大きいだろう。

鵜飼は、特別なニーズを持つ子どもへの英国でのサービスである「ライフスパン・チーム」の仕事を実例とともに詳しく論じ、ASDを有すると思われる子どもへの個人心理療法がどのような位置づけにあるかを説明する。また、著者自身による日本での同様の試みを紹介している。脇谷は、小学校低学年のASD男児Aとの心理療法を素材に、つながりが突然切れることと「一体性」を保持しようとする傾向を描き出している。2年あまりの治療を通じて、Aは治療者に「あたかも異なる文法を持つ言語」を理解しなければならない困難さを経験させたが、クラスでは以前より参加してその一員となっているという発達が認められた。西村は、他者とのこころのやり取りをする能力の発達をサポートするという課題を掲げ、ASDの診断を受けた3歳7ヶ月の男児との約3年の週3回の心理療法を素材に、「生きた対象と関わることに喜びを感じるこころの成長を部分的ながらも遂げた」さまを描いている。ただ、「強烈な反復性と粘着性」は存続しており、治療者との分離は、かさぶたを剥がすことのようである。

子どもたちの達成は、控え目なものであっても感銘深いが、成人の場合、効果の保証がないだけに、治療の供給はニーズが明確でなければ困難である。実際には、多くは診断に基づいて開始された治療ではなくて、偶発的で試験的である。しかしそうしたものの中には、重視されていない治療因子が含まれていることだろう。

第Ⅲ部：「成人例での臨床経験」は、さまざまな場と設定からの臨床報告と論考である。

前半の章は、診断と精神病理の問題を主として扱っている。皆川（「「重ね着症候群」（衣笠）について」）は、精神保健福祉センターでのパーソナリティ障害患者や重症神経症者・「引きこもり」相談の仕事を通じて、特有の雰囲気と発達史的特徴を備えていて多彩な精神科診断を受ける一群の患者で「軽度の高機能広汎性発達障害」が見逃されて来た経緯を述べ、それに対する警鐘として「重ね着症候群」の概念が提唱されたことを説明する。この視点が欠けていたために行き詰まっていた治療には、転機がもたらされる。キャンパス精神医学の経験が豊富な岡田（「パーソナリティ障害との異同は何か？」）は、パーソナリティ障害と自閉スペクトラム症を精神医学と精神分析の二つの視点から整理している。自閉性の精神分析的な理解は、日本ではクライン派の中でも特定の流れの導入に集中している観があるが、ＤＳＭからオグデンまで、幅広く論じられていることを承知しておく必要があるだろう。木部（「ＡＤＨＤのこころの発達」）は、児童精神科医として成人するまで15年間関わった多動児のこころの発達の自然史を報告している。空想生活に浸りがちだった患児は集団生活を外傷的に経験し、万能感と無力感の交錯する妄想分裂ポジションの力動に類似の対象関係を展開させた。投影と摂取に関するＡＤＨＤの特徴として木部は、自分の刺激は外に出すが、外的な刺激は瞬間的に反射する「マジックミラー性」を指摘する。福本（「１９９０年代前半の診断の混乱について」）は、予定されていた司法精神医学の領域からの寄稿に代えて、幼女連続殺害事件の被告の鑑定書を取り上げ、１９９０年代の診断の混乱について論じている。それは有力なパラダイムが登場する前の混乱を如実に表していたと思われる。

髙野（「〈あなたはここで〉から〈あなたとわたし〉へ」）は、自閉的主体が突出する（たとえば、普通に述べているかと思うと叫び出す）こともある青年との治療で行なった、非自閉的部分を育てる工夫を報告している。池田（「長期関与した精神分析的精神療法例から」）は、かつて5年半週1回の面接を受けてなお「人の言いなり」「自分がどう感じているのかがわからない」患者との、その後15年の経過を論じる。on demandの時期にアスペルガー症候群の診断を受けた患者は、50歳を過ぎて、自分の悔やみを治療者に語っている。浅田（「〈自閉的パーソナリティ〉と分析的グループ療法」）は、自閉性の病理＋集団状況という二重のチャレンジの中で、グループの経験水準および治療者が果たす機能について、多くの患者例を挙げて説明している。飛谷（「ベータ要素のバリエーションと自閉性知覚要素」）は、ビオンの「ベータ要素」概念において潜勢的で曖昧だった精神病と自閉の関係について、ビック、タスティンを概説し、最近のコルティニャス、コルビヴシャーらの論考を援用し、この捉え難い要素を解明しようとしている。

こうした臨床的・理論的な吟味を経て、第IV部：「症例の総合的研究」では再び、自閉症中核群の児童期の1症例と自閉スペクトラムが考えられる青年期の2症例を取り上げて、それぞれに2人がコメントを寄せている。評者によって症例の理解に幅があるのは、治療的なアプローチにも幅がありうることを示唆する。

最後に、「総括　自閉スペクトラムの拡がりと今後の課題」で、平井は「間主観性/相互主体性ゲーム」の観点から自閉スペクトラムへの精神分析的アプローチを再考している。

「自閉スペクトラム」への精神分析的アプローチは、ただ「非自閉的部分」を見出して関わるといったものではなく、「意味」の理解に足場を置いてきた従来のアプローチにとっては、非本質的な構成要素に意義を認めることになりそうである。それは精神分析のフロンティアが広がることでもあれば、薄まってそれらしさを失うリスクを冒すことでもある。20世紀後半から指数関数的に増加した自閉スペクトラム関連事象は、

21世紀を掛けて、定型や正常とされるものを越境していくだろう。そのとき、人のこころはどのようなものとなり、どのような精神分析が存続しているだろうか。この領域での理論的整理と臨床的実践を振り返ることで、精神分析とは何であり何を提供できるのかを、考える機会としよう。

文献

Freud, S. (1937). [SEW209a1] Analysis Terminable and Interminable. *The Standard Edition of the Complete Psychological Works of Sigmund Freud,* Volume XXIII (1937-1939): Moses and Monotheism, An Outline of Psycho-Analysis and Other Works, 209-254

第Ⅰ部　総説と展望

第1章　自閉症中核群への精神分析的アプローチ

平井正三

1　はじめに――自閉症中核群への精神分析的アプローチの歴史の概観

自閉症への精神分析的アプローチは、「〈冷蔵庫のような母親〉による拒絶が引き起こした情緒障害」と単純に理解されてしまったベッテルハイムの著作（Bettelheim, 1967）のおかげで非科学的かつ治療的に何の有効性もないどころか、自閉症を持つ子どもの親を非難して二重に苦しめていると強い非難の的になってきた歴史がある。こうした初期に米国を中心として臨床家の間で喧伝され、わが国でも「自閉症は母性的愛情の不足が原因で、拒絶に怯え人との関わりからこころを閉ざしてしまった状態」として理解し、心理療法において十分な母性的愛情を注げば「治る」という見解が一時優勢になったことがある。しかしその後、自閉症は、親の愛情不足など環境因で生じるのではなく器質的な要因による脳の発達上の障害であり、情緒の障害というよりも認知の欠損として見る必要があることを示す決定的なエビデンスを研究者たちは提出してきた。

こうした精神医学や心理学の主流の理解の変化に伴って、一般に精神分析は、家族関係のもつれや虐待など外傷的経験に起因する情緒障害を扱うと理解されているので、器質的な原因により特異な認知の特性を持つ発達上の障害である自閉症に対しては、よくて無効であり、悪くすると難解で奇妙な「解釈」で子どもたちを混乱させ、保護者の不安や罪悪感をいたずらに掻き立てる恐れすらあると禁忌に近い扱いをされるようになった。

一方、米国で優勢であった自我心理学とは別に、英国では異なった精神分析の流れである対象関係論が発展してきた。環境因重視の傾向のある自我心理学と違い、とりわけクライン派においては、生来的要因と環境との相互作用という視点を強く打ち出してきた。それを典型的に表現しているのは、概念作用（conception）は、生来的概念可能性である「前概念作用（期待：pre-conception）」が現実化（実際のもの：realization）に出会うことで生じるというビオンの理論（Bion, 1961）である。さらに、ビオンは、L（愛情）、H（憎悪）、K（知りたいという欲求）のつながりを定式化し、精神分析が扱う基本的な情動の中に知りたいという欲求を含め、情動と認知の分離という西洋の伝統を脱却し、両者を統合する視点を提起した。こうした視点はすべてクラインに内在していたものであったが、彼女の発達的な治療観とともに、器質因の色彩の濃い認知上の欠損を伴う発達障害である自閉症へのアプローチにより適した理論的な基盤をクライン派は有していたと言えるだろう。

こうした理論的枠組みを背景に、英国では、タヴィストック・クリニックとタヴィストックから距離を置いたフランセス・タスティンを中心に自閉症を持つ子どもへの精神分析的心理療法が実践されてきた。

2　クライン――象徴化の障害

自閉症への精神分析治療を最初に行ったのは、クラインであったと思われる。1930年に公刊された「自我の発達における象徴形成の重要性」と題する論文の中で、彼女は、ディックという4歳の男の子の分析について述べている。当時はもちろんカナーによる自閉症概念は発表されていなかったので、クラインはもっぱらディックを小児統合失調症と捉えていたが、幾つかそれとは異なる病像であることは気づいていたようである。彼女は、子どもは、母親の体の中への好奇心と独占欲ゆえに中にサディスティックに侵入するという万能感空想を持つが、子どもの侵入的攻撃によって母親の胎内は悪いもので一杯になってしまったと子どもは感じると考えた。それを回避するために、子どもは母親とは異なる物を母親の体と等しいとみなし、それと新たな関係を持つようになる中で象徴形成がなされるというのである。こうして子どもは次々と関わり知っていくものを変えていくことで、世界や人に関する知識が増し、能力を伸ばして成長していくというわけである。これに対して、サディズムがあまりに強すぎる子どもは、攻撃によって母親の体は極めて悪いものになってしまい、迫害的不安が強すぎて母親の体から他の物に移行していくことができず、象徴形成は起こらず、発達は制止してしまう。

以上のクラインの自閉症理解は、発達上の制止がその本質であり、それは主に象徴形成の不全に起因するという、現代の精神医学や心理学の自閉症理解に通じる認識を示している。さらに、象徴形成の基盤は、母親の体の中に入り込むこと、すなわち三次元的なコンテイナー対象への投影同一化であり、自閉症の子どもにおいてはそれがうまく起こっていないために、象徴化能力が育っていないという見解は、現代の精神分析的臨床家の間でも一致するところであろう。大きな相違点は、現代精神分析では後述するように、自閉症の子どもは、サディズムが強すぎるというよりも、彼らの内的なコンテイナーが脆弱で壊れやすいことと関連したコンテインメントの不全の問題として理解しているという点であろう。

3　ビックとメルツァー——付着同一化と分解

クラインの死後の1960年代、シーガル、ローゼンフェルト、ビオンといったクライン派の主力は分裂と投影同一化というクラインの遺産を武器に、成人の統合失調症や境界例などを自己愛の病理という視点で探求していった。この流れとは別に子どもの臨床への強い関心を持ち続けたビックとメルツァーは独自の探索の道筋を歩み始めた。

ビックは、彼女が始めた訓練法である、乳児観察（Bick, 1963）を通じて、クラインの述べる「正常な分裂」よりも原始的なこころの状態がみられることに注意を向けていった。それは、心身未分化な水準での未統合状態であり、自己は「皮膚」によって束ねられないとバラバラになると感じられている状態である。こうした自己の未統合状態を束ね、まとまりを持った自己感を創出するには、外的対象によってしっかりと束ねられる経験が繰り返される必要があるとビックは論じた。こうした「皮膚」機能を遂行してくれる外的対象の経験を通じて、自己は外側の「皮膚」に守られた内部を持つ存在という感じを持ち、また対象も内部を持つ存在として認知されていく。このような前提が生じて初めて、クラインのいう分裂と理想化、すなわち妄想・分裂ポジションが形成されていくわけである（Bick, 1968, 1986）。

こうした「皮膚」コンテイナーが形成されていないと、子どもは、その代用物として「代理皮膚」（second skin）を発達させる。これは自分で自分をだっこするような、一種の自己包容であり、それは極端に活動的になり筋肉系を発達させたり、いつもおしゃべりをし続けたりする形をとったりすると指摘している。こうした代理皮膚形成とは別に、こうした子どもたちは、投影と摂取というサイクルを作動させて人と関わることで成長するという過程をうまく歩めず、人にくっつくことで人と関わり、人のまねをすること「付着同一化」（adhensive identification）であたかも成長しているかのような外見を発展させ、表層的なパーソナリティを形成していく。

以上の「代理皮膚」や「付着同一化」の着想は自閉症の中核群との分析経験から提出されたものではないが、その後、自閉症の子どもの精神分析的理解において重要な役割を果たしていく。それを最初に行ったのがメルツァーである。

メルツァーは、タヴィストックで訓練を受けた4人の児童青年心理療法士からなる研究グループを組織化し、システマティックなやり方で自閉症を精神分析的に探求していった（Meltzer et al., 1975）。その結果、メルツァーは、自閉症の子どもの心的状態は、「中核的自閉状態」と「ポスト自閉状態」に分けられると考えた。前者は、基本的に無思考状態であり、そこでは事象の連なりがあるだけで「経験」はなく、転移関係も生じない。このような心的状態は、共感覚性を、各感覚モダリティに「分解する」(dismantle) ことで生起する。この分解過程は、分裂過程の一種だとみなせるが、通常の分裂が攻撃的破壊的な色彩が濃く、分裂された対象は、ダメージを受け迫害的な対象に変容するのに対して、分解過程は、対象にやさしく、対象は容易に再び元通りに組み立てられるのが最大の相違である。

このような中核自閉状態は経験そのものを不可能にするので、自閉症を持つ子どもの発達は停滞したり歪んでいたりするものになりがちである。それが、ポスト自閉状態である。メルツァーは、その主な特徴を、付着同一化と強迫機制という点で論じている。前者に関連して、彼は、生活空間（対象関係世界とも言えるだろう）の次元性という概念を導入した。それぞれの主体は、それが生きる「空間」を持っており、その空間の様態は、それぞれ異なるという視点である。一次元的世界においては、対象との関係は、対象に近づくか離れるかでしかない。二次元的世界においては、対象には表面しかなく、それにくっつくか離れるしかない。これが付着同一化の世界である。対象の内部に自分が保持されることもないし、自分の内部に対象を保持することも不可能である。多くの自閉症児は、こうした完全に平らな対象ではなく、穴だらけであったり、すぐに破れてしまったりする容器（コンテイナー）のように対象を経験しているように見えることは多くの臨床家が指摘している。クラインの言う分裂と理想化、ビオンの言う正常な投影同一化を可能にするには、ある程度確固とし、容器対象、すなわち三次元的対象が必要なのである。

このような二次元性の病理に加えて、メルツァーは、原始的な強迫機制という点で自閉状態の無思考性の本質に迫ろうと試みる。彼は、強迫機制の広いスペクトラムを想定し、両親対象が結びつかないように分離してコントロールするという神経症水準の強迫機制のような洗練されたものから、共感覚性を分解し各感覚モダリティに分けることで両親対象が結びつかないようにしているものまであると考える。この視点は、自閉症を生起させる機制をエディプス状況と結びつけるだけでなく、意味や情動の発生源とみなせる結合両親対象が分解されることで、情動性や意味の希薄なこころの状態が生じるという視点を提供する。

『自閉症世界の探求』執筆時、メルツァーは、自閉症になる子どもは生来的に優しい気質で抑うつ的な痛み（対象の痛み）を感じやすいうえに、母親の抑うつ状態が重なった場合に生じうるとしている。その後、彼は、人間の根源的葛藤として美的葛藤（aesthetic conflict）を概念化した際（Meltzer & Harris, 1988）に、自閉症の子どもは、大変美的なものを感じやすい面があり、「母親の外見の美しさに衝撃を受ける一方、その内面は謎であることに圧倒される葛藤」に対して、通常の子どものように分裂によって解決するのではなく、退却する道を選んだ状態であるとしている。そして、自閉症を持つ子どもは、対象の不在ではなく、対象が目の前にあるという情緒的衝撃に耐えられず撤退していると見る視点を示唆している。

メルツァーは、二次元性の病理や分解を基盤とした強迫機制という、ポスト自閉状態の問題は、非自閉症の成人[*1]にも広く見られることを示唆していることは、基盤に発達障害様の臨床像を呈する成人の問題という本書の問題意識とも大いに関連してくるだろう。

4　タスティン――自閉対象と付着一体性

タヴィストックで訓練を受け、ビオンに個人分析を受けたタスティンは、タヴィストックやクライン派グループとも一定の距離を置き、独自の仕方で、自閉症の子どもへの分析的アプローチの探求を続けていった。彼女は、自閉症の「心因」の根幹は、身体的分離性（bodily separateness）の気づきが外傷的に作用し、それに対して自己を保護している状態であると考えた（Tustin, 1972, 1992）。彼女によれば、自閉症の子どもは、母親の体は自分の一部であると感じており、それがそうではないこと、すなわち母親は自分とは別の人間であること（分離性）に突然気づいたときに耐えられない、引き裂かれるような、どこまでも落下するような痛みを経験する。「ブラックホール」経験とも精神病的抑うつとも表現されるその痛みから身を守るために、自閉症の子どもは、そうした気づきに蓋をする「自閉対象」(autistic object) を用いるようになる。自閉対象は、通常固い物であり、それを掴んでいることで自閉症児は、自分には固くて強い物を身に着けていることで守られていると感じる。母親対象の意味を持つ移行対象と異なり、自閉対象には象徴的意味はなく、感覚的対象であり、その「固さ」を通じて、「自分でないもの」の脅威から自閉症児を守ってくれると感じられる物そのものである。

タスティンは、自閉症の子どもは、大変敏感な感性を有していることを強調し、自己感覚性 (官能性：auto-sensuousness) の中に引き込んでしまう傾向があることを指摘している (Tustin, 1992)。こうした自己感覚性の世界は、時として恍惚とした至福の状態を作り出すが、欲求不満に襲われると、それはあっという間に極度に不快な状態に陥ってしまい、その天国と地獄という激しい変動を調節する筈の、養育者による包容《コンテインメント》や、それによって培われる内的な包容の力が不十分にしか発達していない。しかし、包容を経験するためには、「自分でない」ものとしての人と出会うこと、すなわち「身体的分離性の気づき」に耐える必要があるのであるが、それが大変難しい。

タスティンは、自閉症の子どもの主観的な経験に肉薄し、その根源的な困難は、彼らが人を求めているにもかかわらず、「自分でないもの」の気づきが耐えられない衝撃を与えるという点にあると論じている。当初、彼女は、それを普遍的な発達上の問題と捉え、乳児は最初から対象関係にあるというクラインの考えを放棄し、マーラーの「自閉期・共生期」の考えに飛びついた。すなわち、乳児は最初母親と一体であると感じており、徐々に母親が自分の一部ではないと感じる過程が起こるのに対して、自閉症を発症する子どもは、その気づきが突然、外傷的に起こったと考えた。しかし、その後、晩年になってタスティン (Tustin, 1994) は、早期発達研究の知見から、この考えは維持できないと考え、自閉症を発症する子どもは、最初から、健常児とは異なる関係性を母子関係の中で発達させていると考えた。彼女のこの見解によれば、生まれつき「自分でない」存在として母親を認め関わることができるのに対して、自閉症になる子どもと母親は、「付着的一体性」(adhesive unity) の性質を持つ関係性を発達させる。つまり、互いのこころとこころが通じ合う、三次元的な投影同一化を基盤としたつながりではなく、表面と表面がくっつきあって「一体感」を醸し出す、感覚的な二次元的で付着的な関係性を発達させている。その時に、自分の一部であるはずの母親がそうではないという「身体的分離性」の気づきが起こり、それが外傷的に作用するという形の二段階で発達すると考える必要がある、と自らの理論を再定式化した (Tustin, 1994)。

治療論としては、タスティンは、基本的にクライン派の技法を修正する必要はないとしているが、いくつかの点を強調している。一つは、自閉症の子どもに対して、許容的・受容的すぎる態度は望ましくなく、毅然とした態度をとることが大切であるという点である。具体的には、セッションが始まる時に親との別れの挨拶をさせ、勝手にプレイルームに走っていかないように手をつないで誘導するなど、「常識」的な振る舞いをするように手助けすることを重視する。そして、セッション内においても、無思考的な反復行為がいつまでも続くときに、それを制止することもあり得る、としている。これらは、通常の分析的スタンスと比べても、より能動的な介入の必要性を示唆している。こうしたどちらかというと父性的なスタンスとともに、自閉症の子どもの主観の世界にできるだけ接近し、共感的に理解しようとする、より母性的なスタンスを持つことがタスティン治療論の基本と言えよう。こうしたスタンスを通じて、自閉症の子どもを、人とのつながりの世界 (投影同一化に基づく三次元的世界、あるいは後述する間主観性の世界) に参入していくことを手助けしていく、というニュアンスが彼女の治療論にはある。

さらにタスティンの自閉対象概念に注目してみよう。後述するアルヴァレズが指摘しているように (Alvarez, 1992)、自閉対象はその感覚的特性があるだけで、象徴的意味はないという点にその特質がある。この点の含みは実は精神分析にとって深刻である。というのは、精神分析は「素材」の象徴的意味を解明することがその治療的・研究的実践の根幹であるので、自閉対象概念は、自閉症においては、「素材」の象徴的意味の解明という視点は重要ではなく、ただその感覚的特性とそれが「自分でないもの」をブロックする機能があるだけかもしれないからである。こうした問題意識は、後述するようにタヴィストック自閉症ワークショップのアルヴァレズなどに引き継がれていく。

5　タスティン後の展開――コンテイナーの両性性と自閉症水準のエディプス状況

タスティンの仕事は、国際的な関心を呼び、アメリカ合衆国（たとえばMitrani, 2001）、フランス（たとえばHaag, 1997; Houzel, 2005）、イタリア（Maiello, 1997）、イギリス（Rhode, 2000, 2008）など、彼女にスーパーヴィジョンを受け、その影響を強く受けた臨床家によって引き継がれていく。彼らは、特に、タスティンの仕事の技法的な面の含みを発展させていくというよりも、自閉症の子どものこころの世界は共感的に理解できるというスタンスを継承し、タスティンのこの面での仕事をより精緻にしていったと見られる。

自閉症者の回想や体験世界の記述（Williams, 1992; 東田, 2007）などを読めば、少なくとも一部の自閉症者には一見そうではないように見えて、情緒的に感じ考え、象徴的コミュニケーションができる、非自閉的部分があることが分かる。こうした非自閉的部分がどの自閉症の子どもにもあると想定して、彼らのこころの世界がどのようなものであるか、共感的に理解し、それを解釈という形で伝えていき、彼らの混乱や恐怖を理解することを通じて、彼らを人とのつながりの中で生きることに誘う（つまりコンテインメント）という考えがそこにはある。ここではこの流れに属する、代表的な臨床家として、ウゼルとロウドの仕事を取り上げる。

ウゼルは、自閉症においては固さと柔らかさの分裂という最も原始的な分裂機制があるというタスティンの主張を取り上げる（Houzel, 2005）。固さと柔らかさは、最も原始的な感覚水準での父性性と母性性の表われであり、健全なコンテイナーはこの両者が統合された両性性を持つと彼は論じる。特に固さという形で経験される父性性が排除されることで、コンテイナーは柔らかいだけで穴だらけであったりする脆いものにしかならない。このようにウゼルは、タスティンの技法面での主張の理論的な裏付けともいえる論を展開している。

これに対して、ロウド（Rhode, 2000）は、やや異なった角度から、自閉症の子どものこころの世界では、乳首をめぐって、乳房と口との間にどちらか一方しか生きることができない、共存不能の関係性が経験されているとしている。これは、自閉症水準での原始的なエディプス状況であり、タスティンの言う付着的一体性の別の側面とも考えられる。すなわち、対象の内部という概念を持つ投影同一化の三次元的対象世界においては、「内部」と「外部」のいずれかどこかに「第三者」もしくは自己は存在しうる。これに対して、付着的一体性の対象関係においては、一方がくっつき一体になれば、他方は存在する基盤を失い破滅するしかなくなるのである。これは、タスティンの言う身体的分離性の気づきとも密接につながる。乳首、すなわち生きるために必須の何かが、自分と一体化していない、ということは別の何かと排他的に一体化してしまっていることを意味し、自分は存在基盤を失い破滅するしかなくなる。

6　タヴィストック自閉症ワークショップ――再生技法と発達研究に裏打ちされた心理療法

タヴィストック・クリニックでは、被虐待児や摂食障害、子育て支援など臨床トピックスごとにワークショップを組織し、ワークショップを通じてそれぞれの臨床現象の研究を進めるという手法をとってきた伝統がある（Rustin, 1991）。既述したメルツァーの研究グループは類似の例であるが、タヴィストックでは、1986年にリードを中心に自閉症のワークショップが組織され、間もなくアルヴァレズがそれに加わり、メルツァーやタスティンとも異なる自閉症の精神分析的アプローチの流れを作っていった。

アルヴァレズは、自閉症の子どもとの精神分析的心理療法を通じて、子どもが自発的に表現し、その表現された「素材」の象徴的意味を解釈するというスタンスでは十分ではなく、ある種の受身的な「アメーバ」タイプの自閉症の子どもには、もっと積極的に子どもをやり取りの世界に引き込む介入が必要であると悟った（Alvarez, 1992）。その際彼女は、先のタスティンの自閉対象の概念に大いに啓発されたと述べている。すなわち、自閉症の子どもの「遊び」は、何かを象徴的に表現しているというよりも、たとえば、セラピストと関わらないようにしていたり単に関わることをあきらめていたりするかもしれないと考えた。こうした場合に、特に後者のような、関わることの楽しさや喜びに気がついていない、希望のなさと無気力の状態の子どもに対しては、セラピストは、ただ子どもが関わったり表現したりするのを待つのではなく、積極的に子どもを「生きた仲間」（live company）との関わりに引き付けていくような介入が必要かもしれないと考え、それを再生（reclamation）とアルヴァレズは呼んだ。そして、彼女は、こうした介入を正当化する根拠を、早期の母子関係に求め、実際に、乳幼児が関係から引きこもってしまった場合に、彼らを活性化させる働きかけを健常な母親はしていることを示す研究があることを見出した。

アルヴァレズのこの再生技法について、先のウゼルは、コンテイナーの積極的側面の強調であり、彼の言うコンテナーの父性性の側面を前面に出した介入としている。仮にこのように見られるとすれば、アルヴァレズの再生技法もコンテインメントを主軸とする現代精神分析の基本的な治療的介入の枠組みを逸脱するものではないといえるかもしれない。

さて、アルヴァレズは、その後、自閉症の子どもに対しては、こうした発達研究を参照しながら、その治療関係の性質と問題点を見極め、必要な介入をしていく、というアプローチを明確にしていき、それを「発達研究に裏打ちされた心理療法」（developmentally-informed psychotherapy）と呼び、以下の三つの視点を強調している（Alvarez, 1999）。

（1）長期にわたる治療の中で。セラピストと患者の間に起こる相互作用から臨床的に見出されること。子どもの反応をセラピストが観察し、続いてそれに対するセラピスト自身の感情や反応を観察する（観察者が被観察者になる）［逆転移が重要な部分を占める観察フィールド］。そして、またそのセラピストの反応に対する子どもの反応を観察する……といった具合に観察を続けていく。

（2）近年、発展してきた精神分析理論と技法。抑圧された素材を明らかにすることよりも、パーソナリティの失われた部分［lost parts：迷子になった部分、未発達の部分を含む］を（今ここでの相互作用において）包み込む［contain］ことに、より重点を置く。

（3）乳児の発達研究から得られた知見。つまり、正常な社会的・情緒的・認知的発達の萌芽、あるいはその萌芽の萌芽に関する知見。［後述のブルーナーの「単線思考」「複線思考」、トレヴァーセンなど間主観性、早期母子相互作用の研究］

（以上、［ ］内は筆者による注）

以上のような特徴を持つ発達研究に裏打ちされた心理療法は、タヴィストックの自閉症ワークショップの主要な立場を表現しているといってよいだろう。（1）は、治療関係全体の中で子どもとセラピストとの間に起こるやり取りを詳細に観察して必要な介入を検討していくスタンスを示している。（2）は、素材の象徴的意味を解明していくというよりも、先の再生的な介入や、「拡充」していくスタンスが大切になってくるかもしれないことを示唆している。より積極的なコンテインメントの試みと言えよう。（3）は、以上のようなやり取りの観察と吟味、必要な介入の検討の過程の中で精神分析だけではなく、発達研究を参照することを重視するスタンスを示唆している。

しかしながら、誤解のないように明言しなければならないが、アルヴァレズは子どもと「遊ぶこと」を奨励しているわけでなく、基本的には解釈を中心とした言語的アプローチを主軸としている。その際、彼女は

表１－１　病理水準と解釈のレベル

解釈／意味のタイプ	理論と技法	認知的能力	解釈の文法	こころの状態（診断ではない）
説明、位置づけ（別の意味の提供）	フロイト、クライン 願望／防衛 投影を引き戻すこと	複線思考	「……なのは、……だからなのです」形式	神経症、健常、軽度ボーダーライン
記述、名づける（意味を与え、拡げる）	ビオンとウィニコット ニーズ、保護、投影をコンテインすること、取り入れを促進すること	単線思考	それが何かということ、何であるかということ（Whatness, Isness）	ボーダーライン、自閉症、精神病、発達遅滞、嗜癖、倒錯
活性化（意味があることを主張する）	タスティン、リード、アルヴァレズ 再生すること、生成すること、嗜癖や倒錯をやめるように促すこと	ゼロ線思考あるいは逸脱思考	呼びかけ「おーい」	自閉症、精神病、絶望、発達遅滞、嗜癖、倒錯

〔Alvarez, 2012より引用〕

従来の精神分析の「解釈」概念を大きく拡大し、自閉症の子どもには、子どものしていること、表現していることをただ単に記述しているだけの「記述解釈」（descriptive interpretation）および、子どもの注意を喚起したり、子どもの表現を情緒的にふくらませたりする「活性化する」（vitalize）解釈が重要であるとしている。

最近、アルヴァレズ（Alvarez, 2012）は、自閉症や重篤な病理を持つ子どもへの精神分析的心理療法は有効であるが、その病理水準に応じて介入技法を選ぶことが必須であるとし、特に従来の解釈的なアプローチを拡大する、記述的解釈や活性化する解釈をどのような局面で用いる必要があるか明確にした著作を発表している（表１－１）。

7　おわりに――今後の展望

近年のミラーニューロンの発見によって、人のこころを理解するのは直観的な過程がベースになっているという事実が明らかになるにつれ、自閉症をこの点での障害としてみる見方が有力になってきた。

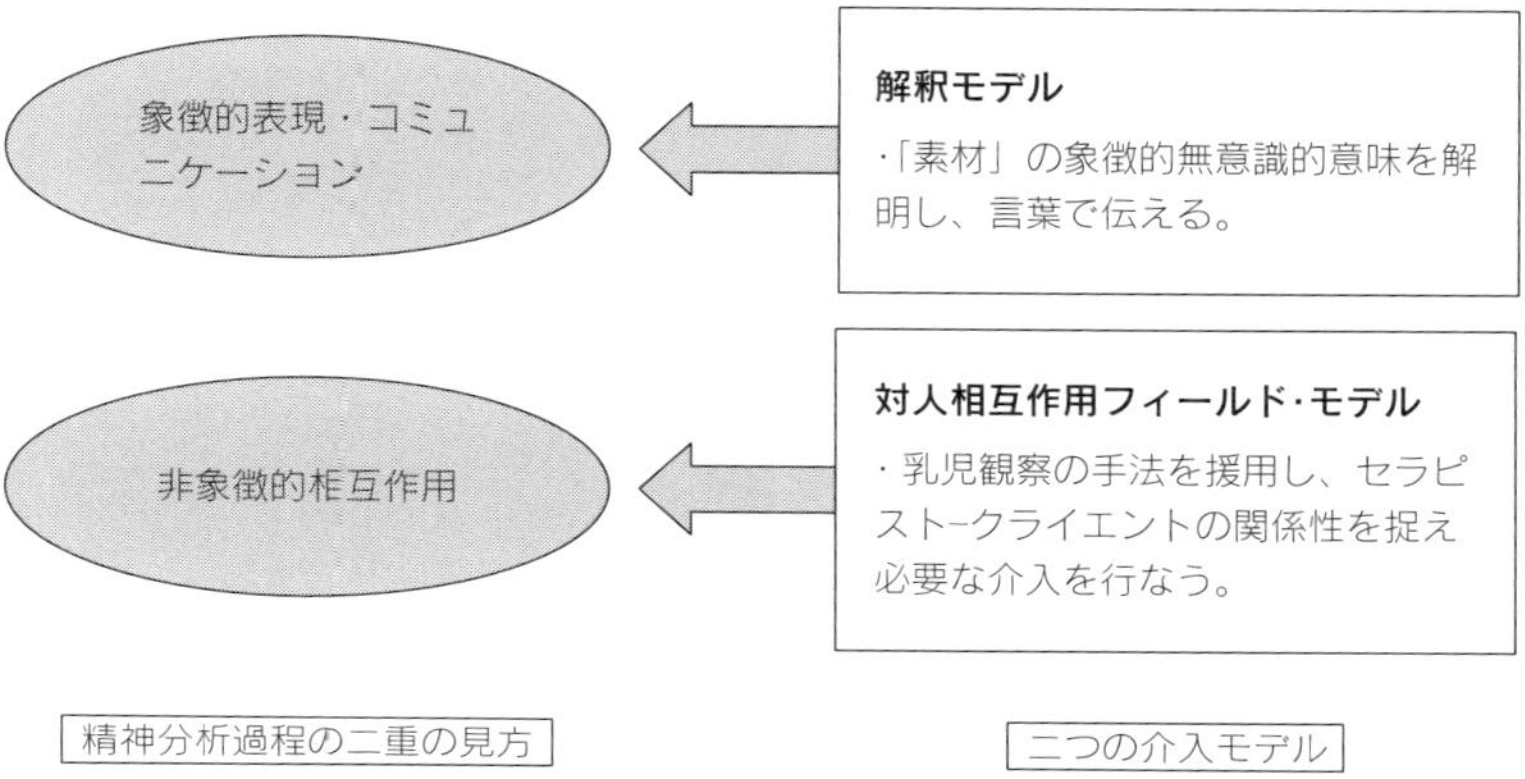

図１－１　精神分析過程の二重の見方と二つの介入モデル〔平井，2011より引用〕

この流れの中で、トレヴァーセンやホブソンなど自閉症の障害の中核を、間主観的/相互主体的関係を持つことの障害と捉える視点がより説得力を帯びてきている（Trevarthan et al, 1996; Hobson, 1993）。とすれば、関係性の性質を捉え、そこに介入していく精神分析的アプローチはそういう意味では理にかなったものであることが明瞭になってきたと言えるかもしれない。この視点からすれば、自閉症の子どもの精神分析的アプローチとはまさしく、間主観的/相互主体的なやり取りの中に子どもを誘い、「人間の仲間」になっていくこと（Rhode, 2008; 平井、2014の第14章）を手助けすることであると言えよう。

しかしながら、大きな問題は、間主観性/相互主体性という視点で見た場合、精神分析はまさしく間主観的/相互主体的やり取りができ、その世界に参入しているクライアントを想定して発達しており、そのような間主観性/相互主体性の世界に参入していないクライアントを十分想定してこなかったということである。単純化していえば（平井、2011）、それはクライアントが主観的に捉えた関係性（対象関係、そして転移）を象徴的に表現したもの、すなわち「素材」の意味をセラピストが解明し、それをクライアントに言語的に伝えていくという作業を基盤とする「解釈モデル」に拠って立っている（図１－１）。ところが、自閉症を持つ子どもは、自分がその中に身を置いている関係性をそのように表現することが難しい点があるのと、セラピストからの言語的コミュニケーションを受け止め自分の知覚した関係性との相違を吟味する力が十分でない点がある。ここにいわば「岩盤」(Freud, 1937) があると言ってもよいだろう。

この「岩盤」に対応して精神分析を新しい視点で捉えなおす必要が出てきていると筆者は理解している。[*2] それに応じて、介入モデルの整理も必要になってきていると考えられる。こうした自閉症領域の問題を扱う場合、セラピストは、クライアントが関係性を知覚し表現するのを待つだけではなく、セラピストも関係性を観察し、それについて考え続ける努力をする必要がある。もちろんこれは通常の精神分析的心理療法で行っていることであるが、自閉症の子どもとの心理療法の場合、この部分が大変重要になってくる。これは、既述したようにアルヴァレズが強調する3点の(1)として挙げたことに相当するが、筆者は「対人相互作用フィールド・モデル」と呼んでいる。

この点で当事者としての東田の著述(2007)は、自閉症一般にどれほど当てはまるかどうかの疑問があるとはいえ、一方で行為としてのコミュニケーションややり取りの技量の問題と、他方でコミュニケーションややり取りを求めており、しかもそれを求めている、考える「主体」があるかどうかの問題は別であることを明確に示している。東田とやり取りした演出家の宮本(2012)は、東田が会話の合間に無関係な言葉をはさむのを「リズムがいい」と述べているのは興味深い。精神分析は主に「書かれた言葉」としての「会話」に注目してきたが、パフォーマンスとしての会話、そのリズムや流れ、全体を見ていく視点の重要性を示唆しているように思われる。つまりは、「運動」としてみていく必要があるのである。この点については、のちの第18章で詳しく論じていきたい。

東田は「会話はすごく大変です。気持ちを分かってもらうために、僕は、知らない外国語をつかって会話しなくてはいけないような毎日なのです」と述べている(東田、2007, p.19)。あるいは「僕たちは本当に言いたい言葉と、話すために使える言葉とが同じでない場合もあります」（前掲書、p.24）とも述べている。これらは、言葉を通じた会話そのものが自閉症者にとっては「外国語」のようなものであることを理解し、彼らのリズム、その言葉をなぜ用いているか、その背後にある「本当に言いたいこと」をセラピストが推し量ることの重要性を示唆しているように思われる。つまりは、相互的互恵的な関係性（Schulman, 2014）を築いていくことが大切なのだろう。

テレビで放映された東田と作家のミッチェルとの会話を観ると（日本放送協会、2014）、一見ミッチェルの語りかける言葉を東田は全く無視しているように見えるが、しばらく経つとそれに的確に答えているのが分かる。これは、受容性言語能力が損なわれていないということだけでなく、一見全く話してもわからないし関心がないように見える自閉症者に、応えることができ、かつ通じ合える相手を求めている、考える主体があることを明らかにしており、そのような主体を想定してきた精神分析の半世紀に及ぶ営みが無意味でなかったことを雄弁に示しているように思われる。

このような事実に照らし合わせてみると、自閉症への精神分析的アプローチは、従来の「解釈モデル」など伝統的な介入法を修正し、自閉症の子どもを間主観的/相互主体的なやり取りの喜びに導くという視点をもっと重視する必要があると言えるし、[*3]その際に発達研究なども参照することも大切だと思われる。しかしまた、子どもと多くの「時間と空間を共にして」（既述のテレビ番組でのミッチェルの言葉）、子どもの主観的な経験世界を共感的に深く理解して言葉にしようと試みる、ビック、メルツァー、タスティンたちの企てはやはり重要であり、このようなアプローチの真価はそこにあるとも言えよう。

注

＊1　この点については、『こころの性愛状態』の第15章「性倒錯でのフェティシズム的なおもちゃの起源」に詳述されている。こ

こでメルツァーは、ウィニコットの移行対象には、フェティシズム的な側面があることを指摘し、それは対象の分解機制を通じて可能になっていると示唆している。これは、移行対象と、後述する自閉対象との間の区別はあいまいかもしれないことを示唆している。実際、筆者の臨床経験は、自閉対象そのものではないが、フェティッシュとして取り扱われる「移行対象」もしくは「自閉対象っぽい」移行対象など、スペクトラム的に考えることが有用であることを示唆しているように思われる。

＊2　詳細は平井（2011）参照。

＊3　この点についてはのちの第18章で詳しく論じる。

文献

Alvarez, A.（1992）*Live Company: Psychoanalytic psychotherapy with autistic, borderline, deprived and abused children.* Routledge.〔平井正三・千原雅代・中川純子訳（2003）『こころの再生を求めて――ポスト・クライン派による子どもの心理療法』岩崎学術出版社〕

Alvarez, A.（1999）Addressing the Deficit: Developmentally informed psychotherapy with passive, ʻundrawnʼ children. In Alvarez, A. & Reid, S.（1999）*Autism and Personality*. Routledge.〔倉光 修監訳（2006）『自閉症とパーソナリティ』創元社〕

Alvarez, A.（2012）*The Thinking Heart: Three levels of psychoanalytic therapy with disturbed children*. Routledge.

Alvarez, A. & Reid, S.（1999）*Autism and Personality*. Routledge. Routledge.〔前出『自閉症とパーソナリティ』〕

Bettelheim, B.（1967）*The Empty Fortress: Infantile autism and the birth of the self.* The Free Press.

Bick, E.（1964）Notes on Infant Observation in Psychoanalytic Training. *International Journal of Psychoanalysis*, 45: 558-566.

Bick, E.（1968）The Experience of the Skin in Early Object Relations. *International Journal of Psychoanalysis*, 49: 484-486.〔古賀靖彦訳（1993）「早期対象関係における皮膚の体験」松木邦裕監訳『メラニー・クライン　トゥデイ2』岩崎学術出版社〕

Bick, E.（1986）Further Considerations on the Function of the Skin in Early Object Relations. *British Journal of Psychotherapy*, Vol.2. Reprinted in Briggs, A. ed.（2002）*Surviving Space: Papers on infant observation*. Karnac Books.

Bion, W.（1962）*Learning from Experience*. Heinemann.〔福本 修訳（1999）「経験から学ぶこと」『精神分析の方法Ⅰ』法政大学出版局〕

Freud, S.（1937）Analysis Terminable and Interminable. In *The Standard Edition of the Complete Psychological Works of Sigmund Freud*, Vol.23. Hogarth Press.

Haag, G.（1997）Encounter with Frances Tustin. In Mitrani, J. & Mitrani T.（eds.）*Encounters with Autistic States: A memorial tribute to Frances Tustin*. Jason Aronson.

東田直樹（2007）『自閉症の僕が跳びはねる理由――会話のできない中学生がつづる内なる心』エスコアール

平井正三（2011）『精神分析的心理療法と象徴化――コンテインメントをめぐる臨床思考』岩崎学術出版社

平井正三（2014）『精神分析の学びと深まり――内省と観察が支える心理臨床』岩崎学術出版社

Hobson, P. (1993) *Autism and the Development of Mind*. Psychology Press. 〔木下孝司監訳（2000）『自閉症と心の発達』学苑社〕

Houzel, D. (2005) Splitting of Bisexuality in Autistic Children. In Houzel, D. & Rhode, M. (eds.) *Invisible Boundaries*. Karnac Books. 〔長沼佐代子訳（2009）「自閉症児のスプリッティング」木部則雄・脇谷順子監訳『自閉症の精神病への展開――精神分析アプローチの再見』明石書店〕

Maiello, S. (1997) Going Beyond: Notes on the beginning of object relations in the light of "the perpetuation of an error". In Mitrani, J. & Mitrani T. (eds) *Encounters with Autistic States: A memorial tribute to Frances Tustin*. Jason Aronson.

Meltzer, D., Bremner, J., Hoxter, S., Weddell, D. & Wittenberg, I. (1975) *Explorations in Autism: A psycho-analytical study*. Clunie Press. 〔平井正三監訳/賀来博光・西見奈子他訳（2014）『自閉症世界の探求――精神分析的研究より』金剛出版〕

Meltzer, D. & Harris, M. (1988) *The Apprehension of Beauty: The role of aesthetic conflict in development, art and violence*. Clunie Press.

Mitrani, J. (2001) *Ordinary People and Extra-ordinary Protections: A post-Kleinian approach to the treatment of primitive mental states*. Routledge.

宮本亜門（2012）「宮本亜門・東田直樹対談における発言」『ビッグイシュー日本版』１９０号

日本放送協会（2014）「君が僕の息子について教えてくれたこと」（８月16日放映）

Rhode, M. (2000) On Using an Alphabet: Recombining separate components. In Symington, J. (ed.) *Imprisoned Pain and Its Transformation*. Karnac Books.

Rhode, M. (2008) Joining the Human Family. In Barrows, K. (ed.) *Autism in Childhood and Autistic Features in Adults*. Karnac Books.

Rustin, M. (1991) The Strengths of a Practitioner's Workshop as a New Model in Clinical Research. In Szur, R. & Miller, S. (eds.) *Extending Horizons*. Karnac Books.

Schulman, M. (2014)「今、ここにおいて、二つの心が出会う場としての子どもの心理療法――乳児－親の互恵性（reciprocity）と乳児観察の心理療法における役割」『精神分析研究』58巻２号、１２１－１３６頁

Trevarthan, C., Aitken, K., Papoudi, D. & Robarts, J. (1998) *Children with Autism: Diagnosis and interventions to meet their needs*. Jessica Kingsley. 〔中野茂・伊藤良子・近藤清美監訳（2005）『自閉症の子どもたち』ミネルヴァ書房〕

Tustin F (1972) *Autism and Childhood Psychosis*. Karnac Books. 〔齋藤久美子監修/平井正三監訳（2005）『自閉症と小児精神病』創元社〕

Tustin, F. (1992) *Autistic States in Children*, Rev. ed. Routledge.

Tustin, F. (1994) The Perpetuation of an Error. *Journal of Child Psychotherapy*, 20: 3-23.

Williams, D. (1992) *Nobody Nowhere: A remarkable autobiography of a autistic girl*. Transworld Publishers. 〔河野万里子訳（2000）『自閉症だったわたしへ』新潮社〕

第2章　自閉スペクトラム症のこころの発達
——パーソナリティ障害との架け橋

木部則雄

1　はじめに

発達障害という用語は今や専門家だけでなく、マスコミや一般の人の間でも周知されるようになり、教育、就労といった社会福祉問題にまで及んでいる。本論文では、まず発達障害がなぜこのように注目されることになったのか社会文化的な視点から考察したい。次に、メルツァーの心的次元論を応用して人のこころについて論じ、発達障害、特に自閉スペクトラム症のこころの発達に関して論じる。私の発達障害に関する基本的な認識は、すべて大なり小なり認知やソーシャル・コミュニケーションに問題を有している発達障害であり、さらに発達障害や精神疾患の診断や症状は内因性精神病も含めて社会や文化の影響を受けるということである。

2　現代社会（「今どき」）の精神分析

私の精神科臨床での印象であるが、２００５年以後の頃から、子どもだけでなく大人も含めて人々のこころの質に大きな変化が生じているのではないだろうかと感じるようになってきた。これは自著『こどもの精神分析』(2006) の続編として『こどもの精神分析Ⅱ』(2012) をまとめる大きな動機になった。『こどもの精神分析』はエディプス葛藤という精神分析の中核概念によって、子どもの精神分析的心理療法が可能であることが記述されている。しかし、『こどもの精神分析Ⅱ』はエディプス葛藤も早期エディプス状況もメインテーマにならない時代となり、精神分析はどのようにこの事態を理解し、臨床実践に役立たせることができるかということをテーマとして記述した。

「今どき」の精神分析とは、エディプス葛藤も早期エディプス状況も精神分析の重要なテーマとならない時代での精神分析という意味である。そして、「今どき」の精神分析とはどのようなものであるか、その見解をこれから論じたい。子どもの精神科、心理臨床の現場では、発達障害や保護者の養育不備を含む虐待といった問題が増えた。また、思春期では若者の引きこもりなどによる社会不適応、そして大人はいわゆる新型鬱病という現代的な鬱病や発達障害が表舞台に立ち、神経症、パーソナリティ障害などは脇役に追いやられた。

今やこうしたトピックスと精神分析、そして現代社会がどのように関係しているのかということを考えない限り、現代社会において精神分析を生かすことが困難であろう。精神分析は19世紀末、フロイトの住むウィーンの富も教養もあるユダヤ人社会の中で発展した。フロイトが当初「抑圧」のみを防衛と考え、この徹底操作によって神経症は治癒に至ると考えたことが精神分析の基本的な姿勢である。当時のフロイトが相手にしたウィーンのリンク内のユダヤ人の上流社会そのものの常識として、権威、抑圧された性、常識、慣習といったものが多く存在していた。その結果として、抑圧は当時のフロイトの患者のこころの中心的な防衛機制として存在した。日常的な言い回しをすれば、抑圧は我慢とか忍耐といったことである。また、エディプス・コンプレックスはある意味、封建制度の枠組みの中でより意味ある概念であったと考えられる。つまり、封建制の時代では身分は固定化し、親と同じ仕事に就くことが宿命であった。エディプスも父親と同じ仕事に就かなければならなかったゆえの悲劇である。ここには父親との息子の葛藤や、勝者敗者といった現実が存在している。息子は常に父親の能力、時に卓越した技術や芸から圧迫され、それを追い抜くことが使命となっていたことは、エディプスの構図として分り易い。そこでは忍耐、我慢が必要であり、抑圧が重要な機制となる。抑圧の機制が働けば働くだけ、意識と無意識の境界が明確に形成されることになる。その結果、抑圧された願望や欲動は無意識を豊かにし、禁忌が厳格であれば罪悪感もより生じることになる。フロイトの精神分析の背景には、こうした社会が存在していた。

この時代に比すと、現代社会は街に物が溢れ、物やお金に過度な価値が与えられ、職業や人生における一定の価値観が崩壊している。過去の我慢や忍耐は愚行であり、いかに愚かであっても自己表現や自己主張が重要なことと見なされるようになった。つまり、現代社会では沈黙はあたかも愚かな鉄くずであり、すべての理不尽な主張ですら金とされるかのような時代である。こうなると、権威や習慣、慣習などは過去の残滓であり、全く顧みられることはなくなる。たとえば、学校の教師は親や保護者に過剰な気遣いをし、医者も訴訟を恐れ、政治家や公務員にも全く権威がなくなった。全ての人はプライドを失い、有用なはずのインターネットによる情報の氾濫が人を惑わせている。これは言うなれば、抑圧の文化に対する発散の文化である。現代人の行動原理はイド中心であり、誰が悪いのかという他罰主義で決して自責的ではない。こうした現代人のメンタリティの中心はクラインの原始的防衛機制の中心である投影同一化と否認であり、抑圧は表舞台から消えてしまったように思える。その結果、フロイトがモデルとしたこころとは異なり、今まで抑圧によって豊富だった無意識も、発散の結果として心的世界はとても枯渇してしまった印象がある。さらに、過去のメンタリティの中心であった修復、罪悪感は減り、妄想分裂ポジションの被害的な罪悪感のみになってきたかのようである。空想と現実は混在するようになり、バーチャル・リアリティの世界が現実味を持ち始めていることは周知のことである。現代人のこころを目の当たりにすると、抑圧という機制が正常に機能しなくなりつつある現状においては、投影同一化と否認を中心とする社会となり、それ以上に原始的な病態への精神分析について考えなければならなくなったように思える。例えば、コンテイナーなどに代表されるこころの最早期に関わることがテーマとなっている。「今どき」の精神分析にはクライン派の臨床実践がより重要なものとなり、現代人のこころの理解に大きな貢献を為せるであろう。

さて、発達障害の話題に戻ると、現代にあって発達障害の診断は増加の一途にあり、いまや診断の中心とも言えるほどである。この大きな理由の一つは、主に子どもの精神障害の診断の不備にある。DSM－5、ICD－10といった診断基準で最も頁が割かれているのは発達障害である。ここにはすべての子どもの問題行動が羅列されている。これを受けて精神科医療、時に教育現場では、他の子どもとのコミュニケーションが少々苦手であるとか、教師に反抗的であるといっただけで、アスペルガー障害、ADHDなどと診断されることが枚挙に暇がない。そもそも操作的診断基準（DSM－5、ICD－10など）はマニュアルであり、診断基準のそれぞれの項目に該当するか否かを判別し、該当した個数で診断を決めるものである。したがって、素人でも診断ができるかのような錯覚に陥る魔法の本のようになっている。元々、統計や研究のための診断という任務のみを負っていた操作的診断基準が臨床現場に侵入し、そこを占領してしまった感がある。これに全面的に従って診断を行なうということは、症状、行動、適応といった表面的な事象にのみ焦点を当てるということであり、発病に至る力動関係、家族関係などの環境や無意識的世界は無視されてしまう。これは臨床現場を混乱に陥れ、診断名を付けることが逆に大きな問題となることさえあるように感じる。診断のみが独り歩きし、困った事態を招くことも多々あるからである。たとえば、ある子どもに対して、この子はアスペルガー障害だからこうであるに違いないという十把一絡げ的な議論が展開されたり、その先入観に従って親を指導したりすることである。さらに、被虐待児も生物学的な背景の強い多動児も、同じADHDとして診断されてしまうという事態もしばしば見受けられる。発達障害の診断の境界は曖昧であり、ある意味、すべての人が発達障害であるという認識は十分に周知されていない。つまり、私たちは各々勉強や運動だけでなく、日常生活においても、得意不得意があり、それを何となく認識して、長所を生かせるフィールドで人生を歩んでいると思われる。

子どもの精神疾患をカテゴリー化して診断しようとするのは、元々不可能に近いことである。自閉症の概念を確立したカナー（Kanner, 1972）は「診断ということの本来の意義を満たす目的に従って実際的な表示法を考えた場合、事態を最も簡単な短文の形式で示すことが合目的である」と記している。ウィニコット（Winnicott, 1958）も「児童精神医学において症例を、特に思春期以前や青年期前期の子どもたちを分類し、病名のレッテルを貼ることの価値には限界がある」と語っている。この二人の意見に代表されるように、一人ひとりの子どもを取り巻く環境が違えば神経的発達も異なり、パーソナリティなど心的発達も多岐にわたる個性があり、これらを類型化することは至難の業である。現在の精神科、心理臨床の場では、個別に理解するという臨床の基本的な態度を忘れてしまったような感がある。

さらに敢えてもう一つ、ここに言及しておきたいことがある。筆者は臨床現場において発達障害のお子さんを必死に養育しておられ、頭が下がるような尽力をしている保護者の方が沢山おられることも実感している。しかし、発達障害という診断を、保護者が「養育不備の免罪符」であるかのように使っていることも否定できない。それは発達障害という問題に全てを集約させることで、子どもの問題行動が養育の問題とは一切、関係なく子ども自身の問題であるとして事態を処理することであり、まさしく他罰的な文化の状況を如実に表わしている。このような極端な事態は、診断を乱用する保護者の問題であるが、実のところ発達障害の診断に内在する曖昧な境界の設定に専門家が加担していることにも大きな問題がある。

発達障害が大きな問題となっているもう一つの理由は、既述した抑圧という我慢の文化が否定され、投影同一化・否認という発散の文化の最中にいるということである。これは子どもにも波及し、教師の言うことは馬耳東風となって、時に学級崩壊といった事態に陥ることがあるのは周知のことである。今まで教師の権威によって学校での離席などの問題行動は制止されクラスで適応していた子どもたちは、抑止から解放され、好き勝手に行動するようになった。発散の文化は大人だけでなく子どもにも大きな影響を与えている。

さらに、発達障害に大きな影響を与えている虐待は、主に保護者の問題である。子育てというのは決して楽しいことの連続ではなく、どちらかと言えば辛いことや苦しいことの方が多い。子どもの気質や発達の遅れなどがあれば、なおさら厳しいものになる。こうした苦しさに耐えることができず、子育て困難に陥ったり、時には虐待という悲惨な事態に陥ったりする親たちが増加している。ここには核家族、片親家族などといった現代の家族の問題、隣近所の関係もない地域社会からの孤立化など、地域の問題も存在している。しかし、この状況すら抑圧から発散の文化への移行という心性を反映したものである。たとえば、虐待を行なう保護者の多くは、自分自身も不適切に養育されたという過去があり、世代間伝達のサイクルに嵌っていることもある。保護者が自分自身の問題のある過去の養育体験を整理できないままで親になると、自分が親になることによって過去が襲って来る。この過去はさらなる虐待を生み、虐待の連鎖が起き、トラウマはトラウマを生みだす構図となる。トラウマとは抑圧することのできない体験であり、それはこころの外に布置し、時々フラッシュバックとしてこころに侵入し、言語化することのできない領域に棲みついている。フロイトは心的外傷説を放棄することで精神分析を展開したが、精神分析はトラウマというフロイトが直面しなかったテーマを取り扱う必要に迫られた。ここには従来の精神分析の枠組みでは対応することが困難なことも多く、これは現代の精神分析の一つのトピックスである。PTSDが昨今、注目されるようになったのも、人々のこころの抑圧の機能が低下したための発散・他罰文化に関連しているかのように思われる。しかし、こうした複雑なこころの問題だけでなく、子育ての知識や子育ての覚悟もない保護者が、出産後に自らの不安やストレスを抱えることができず、ただ単に子どもに八つ当たりしたりしているというシンプルな構造も虐待の背景になっている。

次に、発達障害と虐待は密接にリンクしていることを臨床家はしばしば経験している。発達障害の子どもたちを簡単に定義すれば、定型的な発達に困難な素因を持っている子どもたちである。こうした子どもたちであれば、さらに一層、養育環境が重要な要素になってくる。発達障害の子どもたちの養育には、「親はなくても子は育つ」という普通の子どもたちと異なり、多くの手間暇を要する。また、子どもが乳児期の頃からネグレクトなどの虐待を受けてしまうと、母親とのコミュニケーションもなく、また栄養不足は脳の発達に大きな影響を与え、発達も停滞する。時にこうした子どもは一見すると、自閉症ではないかという診断を受けて乳児院などに収容されることもある。このようになれば、鶏が先か卵が先かというような事態に陥る。残念ながら、この問題は今後さらに重要なテーマとなってしまうであろう。

すでに記述したが、この数年の子どもとの精神分析の臨床実践で感じるのは、エディプス・マテリアルが減ったという実感である。「今どき」の親子関係は戦いとか葛藤ではなく、上下関係のないフラットな関係であったり、子どもが親を世話するというように親子関係が逆転していたり、全く相互が関与しないかのような関係であったりする。現代はエディプスの時代ではなくなり、それを経験したり克服したりしようとする努力が減ったようである。この問題は思春期の青年の引きこもりであったり、いわゆる新型鬱病といった精神病理にも連続的に関係していたりすると思われる。エディプスは子どもにとって初めての深刻な戦いであり、心的発達にとって今も重要なプロセスである。しかし、これを回避した子どもにとって、思春期の自立が初めての戦いとなったり、受験などの青年期の課題は乗り切ったものの、いざ現実の社会との戦いでは上司の叱責でいとも容易く崩れてしまったりという状態を招くようである。

大人の発達障害が大きなトピックとなっている理由は、発散の文化、エディプス葛藤の不在に関係しているが、わが国の産業、就労状況という現実から大きな影響を受けている事情がある。１９８０年以後、為替変動などにより、製造業を中心として海外に工場が移転した。これは自閉スペクトラム症を含む軽度の発達障害の人たちの就労の受け皿の喪失を意味している。発達障害は子どもの障害というだけでなく、大人になっても継続するものであるという認識にようやく至ったようである。しかし、この領域でも同じように過剰診断や適応困難なために障害者の診断を欲しがる人々がいるといった現象もある。

このようにして改めて、普段考えていることを文章にしてみると、私たちはこうした時代背景を背負いながら、精神分析のフィールド、つまり転移・解釈に基づく臨床を為すことに奮闘しているようである。

3　こころの構造――メルツァーの心的次元論の展開

フロイトを始め、著名な精神分析家たちはこころの構造をメタサイコロジー的に創案し、そのモデルを基に議論を展開している。

メルツァーはクラインの死後、タヴィストックで自閉症の精神分析を積極的に研究し、その成果を『自閉症の探求』(Meltzer et al., 1975) として発表した。本書は自閉症というラビリンスについての詳細な記録と考察に溢れている。メルツァーはその後、多くのこころのトポロジーに関して理論を展開することになるが、本書では自閉スペクトラム症児（メルツァーはAutistic Childrenと記しているが、本書の統一的用語のため自閉スペクトラム症を使用）のこころの発達の展開を心的次元論として提示した。本書ではこの心的次元論をこころのモデルとみなして、私たちのこころに関して考察することで、発達障害と健常者とのこころのスペクトラムについて明示し、全ての人に自閉スペクトラムのメンタリティがあることを論じたい。

さて、私たちの日常生活は他者とのコミュニケーションなしには成立しえない。この場合には円滑で適切な投影同一化・摂取同一化の循環が成り立っている。コミュニケーションを単純化すれば、まず主体は言語的・非言語的メッセージを客体に投げかける。それが無意識的メッセージであれば投影同一化がコミュニケーションの中心となる。客体がこれを適切にコンテインして、そのメッセージを返答として主体に返す。

そして主体はこれを摂取同一化として取り入れることが、最も単純なコミュニケーションの図式である。これは赤ん坊と母親の授乳関係に究極化できる。この関係性に必要なものは、まず主体に本能的な漠然とした不快感、または明確な苦痛を感じることのできるこころの空間が存在していることである。さらに、投影同一化から摂取同一化の動きを順番に整理して受け止めるには時間に関する認識が必須である。健全なこころの状態は、こうした時間・空間の機能が適切に作動している。しかし、私たちはこうした円滑に行なわれるコミュニケーションのみに支えられているわけでなく、上手く自分の思ったことが伝えられないなど、コミュニケーションで不全感を抱いたり、時に混乱したり、パニックに陥ったりすることもある。こうした状態では、主体からの無意識的メッセージは客体にコンテインされることなく、外的空間を漂う結果となる。これが極端な状態になれば統合失調症の妄想などの精神病理となり、コンテインされることのない過剰な投影同一化により行き場を失った無意識的空想は恐怖として主体に降りかかってくる。主体は自分のこころに生じる欲望や恐怖を感じる空間は有しているものの、行き場を失った無意識的空想は整理されず、適切に整理する時間は崩壊する。したがって、時間は揺れとしてしか感じられず、出入り口の往来のみしか知覚できない。こころは排泄装置として、このように不安をばら撒き客体の内部に侵入するか、外部に排泄するだけの三次元性の機能しか持たない。投影同一化だけに支配された世界は、一方的なコミュニケーションや精神病状態の様相を呈する。たとえば、自閉スペクトラム症児が他者の存在にお構いなしに、自分の好きな話題、恐竜や電車の知識を延々と述べることなどもそれに相当する。知的問題のない自閉スペクトラム症児の問題行動は基本的に他者の意思や感情を理解することなく、時間という概念が不十分なために、刹那的で待つことができないことは、三次元性の住人であることを意味している。

メルツァーはクラインの想定した三次元の世界だけでは、自閉スペクトラム症の精神病理を説明することはできず、さらに二次元的な平面的心的世界を想定した。三次元の空間は脈絡なく考えたり感じたりすることが可能であるが、平面にはその心的空間そのものが存在しない。そのために他者や外界に自分の意思や無意識的メッセージを伝えるといった投影同一化の機序が作動することができない。たとえば、知的に問題のない自閉スペクトラム症の幼児の初診の主訴に「友達と上手く遊べず、他の子どもの真似ばかりする」といったものがある。こうした自閉スペクトラム症児は言語でのやり取りも奇妙とはいえ大きな支障はないが、こころの三次元性、四次元性の世界の確立が不充分であり、他児とのコミュニケーションができない。結果的に、二次元性での模倣によって適応をしようとしている。逆の観点からすれば、中核群の自閉スペクトラム症児では模倣行動をすることすらできず、まず模倣から始めるということは二次元性の世界を教えるという意味を持っている。メルツァーは自閉スペクトラム症児の奇妙な模倣行動、たとえばバイバイの手の向きや平面的な描画から、心的空間の立体構造が存在していないことを指摘した。平面的なこころでは考えたり、感じたりすることのできる情緒体験をする空間がなく、表面的に貼り付くことで一体感を維持するように対応する。この二次元性に貼りついて模倣に終始することを、メルツァーはビック（Bick, 1968）が提唱した概念を洗練させて、「付着同一化」と定義した。

この付着同一化のアイディアの起点は自閉スペクトラム症児の精神分析からの知見ではなく、成人の精神分析からの知見であったことは興味深い。ビックはある一群の患者たちが知的ではあるが全く無意識的メッセージを分析家に投げ込むことがなく、精神分析での進展がないことに気づいた。つまり、こうした人たちは知的関心として精神分析を求めたが、実質的に心的機能は二次元性でしかなかった。このように二次元性の世界は自閉スペクトラム症児だけの世界ではなく、一見健常な大人にも見出せる世界である。こうした大人は知性化によって社会適応を成しているのであろう。たとえば、封建制社会の多くの人にとって自分の身分や生き方に疑問を持つのは稀なことである。その制度下の枠組みの中で、まさしく親を模倣して生きるしかない。また、現在では会社や組織に属することは個人的な私情を抹殺して組織のために働くことであり、これも正しく適応的な二次元性である。メルツァーは二次元性の例として、美術館に絵画を見に行く前にその絵画に関するすべての知識を予め調べる人を挙げている。私たちは絵画の専門家でない限り、感動したり癒やしを求めたりするために絵画を見に行くであろう。そこでは画集だけでは感じることのできないリアルな情緒を味わうのが目的である。しかし、二次元的な世界では感動はなく、知識のみでの関係しか成立しない。メルツァーの自閉スペクトラム症からのこの指摘は、実は大人のパーソナリティ障害あるいは過剰適応などに幅広く見出すことのできる心性である。

さらに模倣をすることもできずに、全く外的世界との関係を作ることができない中核的な自閉スペクトラム症児には平面もなく、直線的な世界観の中で生きているとメルツァーは考えた。フロイトは欲動を源泉、目的、対象への直線的運動であるとしているが、これは正しく加工されない欲動の世界である。たとえば、自閉スペクトラム症児の中には自分の関心のある光源、水、マークなどがあると一直線に走り出し、それに見入ってしまうことがある。こうした心的世界では象徴形成などの心的活動を行なうことは一切できず、メルツァーはこれをマインドレスとして記述した。マインドレスの世界では、ものの意味、象徴、それらの関連性や時間的連続性は存在せず、対象と断続的に出会う経験しかできない。自我は一瞬の最も刺激的な対象に接触するだけに過ぎない。そのため、注意は瞬時に変化し、一時停止するなど焦点の定まらない感覚の世界を生きることになる。こうした世界をメルツァーは一次元性としたが、それは思考なき行動であり、大人では群衆心理、あるいは集団ヒステリーなどの心性に見出すことができるだろう。

メルツァーはこれらの心的次元性を自閉スペクトラム症児の精神分析的治療の展開の指標にした。私はこれをこころの全体像として布置していると考え、健康な人から自閉スペクトラム症児までのあらゆる人間のこころには一次元性から四次元性までの心性がスペクトラムとして存在していると考えることができると仮定した。重篤な自閉スペクトラム症児であれば一次元性の世界が主であるが、模倣ができるようになり、一

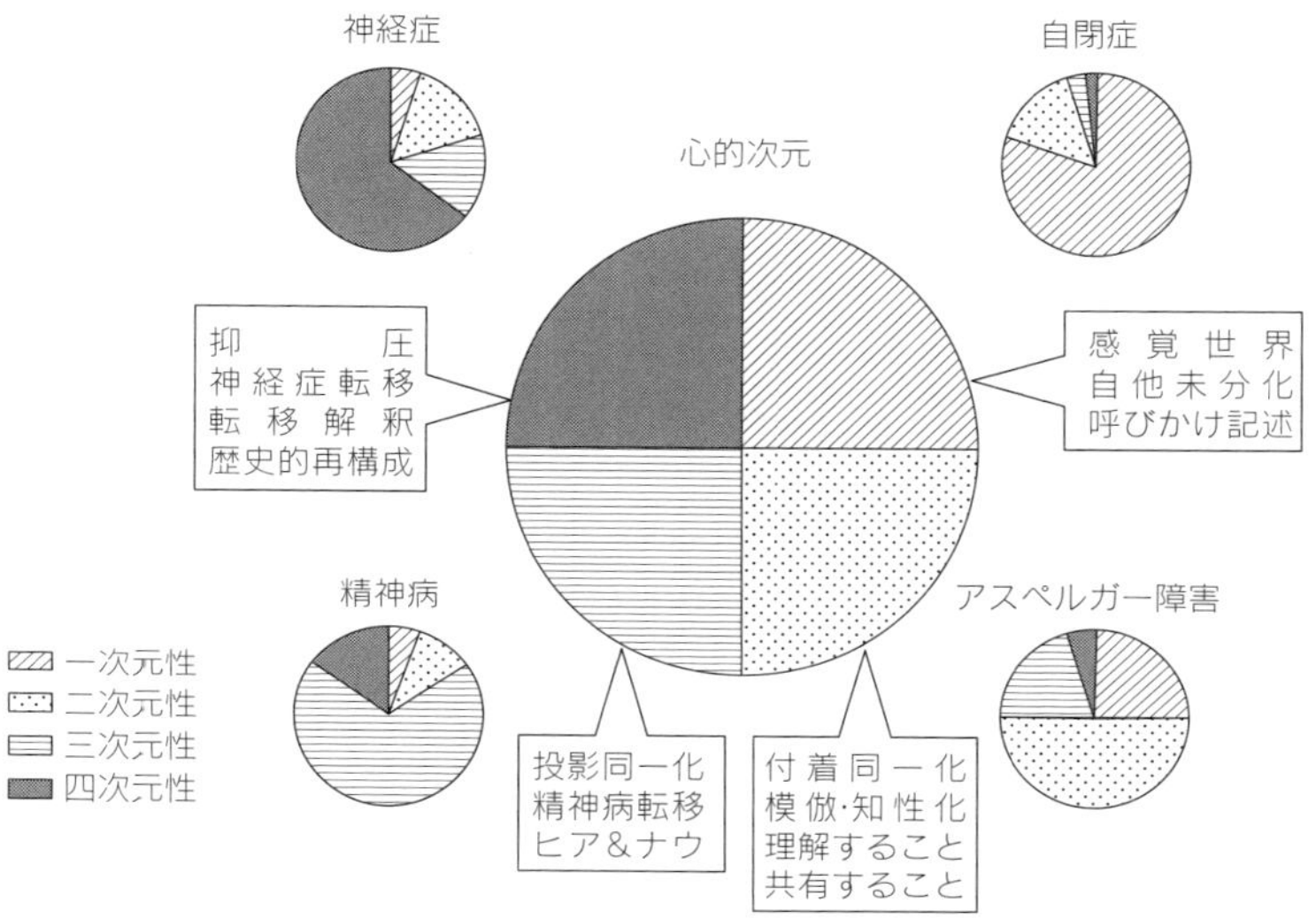

図2－1　こころのルーレット

方的ではあるが自分の意思を表現できるようになる。これは二次元性、三次元性の世界への展開である。しかし、こうした子どもたちは一次元性の世界が消失した訳でなく、ほとんどの時間は白昼夢の中かのような自閉的世界に引きこもっている。アスペルガー障害のように、明らかな知的な遅れがなく二次元性の世界に留まっている子どもたちも、思春期になり現実に触れざるを得なくなると、三次元性の心性が展開し、時に精神病状態に陥ったりすることもある。クライン（Klein, 1946）の発達論はこの心的次元論からすれば、誕生時の乳児は三次元性のこころを起点とすることになり、妄想分裂ポジションである。そして、四次元性のこころは抑うつポジションであり、この三次元性から四次元性に進展することは、つまりPS⇔Dということになるであろう。

パーソナリティは心的次元論を応用すれば、すべての人間のこころに一次元性から四次元性までの心性がある一定の割合で存在すると仮定できるだろう（図2－1）。これはパーソナリティの防衛や病理的組織体の特質について詳細な示唆を与えるものではないが、それぞれの次元の心性がどの割合で存在するかで，大枠のパーソナリティの見取り図を作ることができるのではないかと思う。さらに，これは精神医学的な立場からすれば，ローナ・ウィングの自閉スペクトラム症という包括概念も説明する考え方となるはずである。

4　自閉スペクトラム症のこころの発達

自閉スペクトラム症児は乳幼児期の精神病理を持ち続けるわけでなく，個々に全く異なる発達を成し遂げる。わが国では発達障害は小児科でフォローされることが多く，大人までフォローされることは稀なことである。また，標榜科目として児童精神科の歴史も浅く，青年期，成人期に至る発達障害の十分な継続的なフォローは僅かであり，その発達の展開に関しての知見は乏しい。さらに，十数年前まで一般の精神科では発達障害に関する関心は乏しく，統合失調症と診断された大人の自閉スペクトラム症，双極性感情障害あるいはボーダーラインと診断された大人のADHDなど，適切に診断されていない精神科患者に溢れていた。長期のフォローアップによって，全く過去の自閉的徴候を想起させない自閉スペクトラム症児もおり，いわゆる定型発達の枠組内に収まる自閉スペクトラム症児も臨床上しばしば経験される。しかし，こうした子どもが思春期になると精神病状態や突飛な反社会的行動などで再診することもあり，日々，臨床の困難さを感じる。こうした観点への注目は近年のことであり，自閉スペクトラム症児の病的な発達展開に注目したアウゼルとロウドは特に統合失調症等の精神病との鑑別ができない病態を示す自閉スペクトラム症児を中心に『自閉症の精神病への展開——精神分析アプローチの再発見』（Houzel & Rhode, 2009）を発刊した。原書を直訳すれば「見えない境界——子どもと青年の精神病と自閉症」である。

自閉スペクトラム症児の発達に関して，アルヴァレズ（Alvarez, 1999, 2000）はビオンに倣って「自閉的部分」「非自閉的部分」に分け，さらに発達に伴いビオン（Bion, 1957）の「精神病的部分」と「非精神病的部分」の区分も加えて、詳細な発達の部分の分類を行なっている。この分類を参考にしながらも、筆者自身の臨床的経験から自閉スペクトラム症児のこころの発達に関する私見を述べる。

胎児期のこころを推測することは困難なことであるが、当初は一次元性のマインドレスから展開すると仮定するのが自然であろう。

（1）**マインドレス**：これは自閉スペクトラム症心性の中核であり、自閉スペクトラム症児の発達に大きな影響を与える。胎児のままの原始的心性であり、意識・無意識の区別もなく、おそらく感覚のみがこの世界での対象となる。しかし、乳児は誕生時から積極的に母親とコミュニケーションすることが近年の乳幼児精神医学、発達心理学の知見から知られている。

（2）**情緒的なコミュニケーションが可能な部分（情緒応答のできるこころ）**：これは健常な乳幼児であれば自然に発達の主役を担う、四次元性のこころの部分である。しかし、自閉スペクトラム症児では、この部分の発達が特に遅れ、これが大きなコミュニケーションの支障となる。自閉スペクトラム症児のこの部分がどれだけ発達するかが、自閉スペクトラム症児の予後を決定する。特に母子関係の自然さが汎化することで他者とのコミュニケーションが可能となる。つまり、四次元性のこころの部分は健康なこころの部分であり、心的発達の中核部分である。この部分が自閉的な部分（マインドレス）を凌駕することによって健全な発達が成される。

（3）**強迫性（デジタル思考）**：（自閉スペクトラム症児だけでなく、健常児も数字、文字などによって現実を理解するようになる。これはアナログでなく、デジタルな思考である。しかし、自閉スペクトラム症児が健常児と異なるのは、アナログ的な情緒応答のできるこころが発達しないために過度なデジタル思考を発達させなければならないところにある）自閉的な部分での現実的な適応をするためには曖昧さを排除し、デジタル的な枠組み、たとえば時間割や先々の見通しを正確に立てることによってかろうじて達成される。これは二次元性の心的世

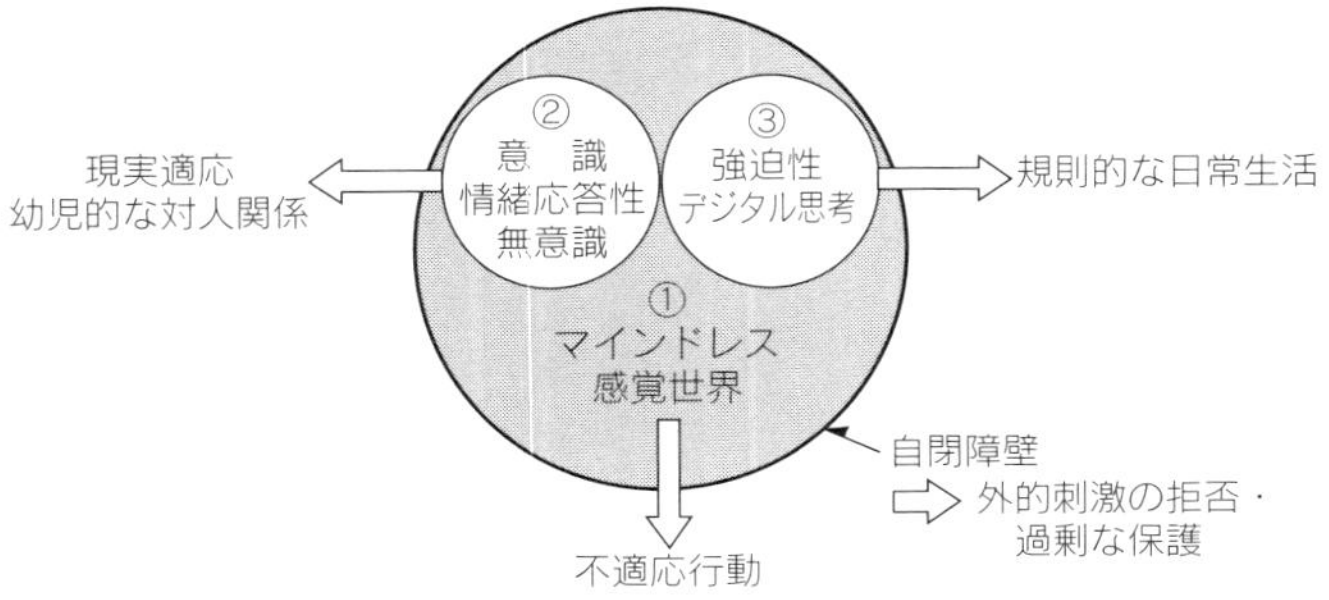

図2－2　自閉スペクトラム症のこころ（乳幼児・学童期）

界である。しかし、現実は時間割通りに進展しないものであり、こうしたときに自閉スペクトラム症児はいわゆるパニックを引き起こすことになる。治療教育などのグループ療法は、他児との関わりを通して、こうした強迫性に柔軟性を持たせようとするものである。

乳幼児期の自閉児のこころの構造、対象関係は図2－2のようになる。健常であれば外的刺激に対して選択透過的に適切な刺激を受け入れ、不快な刺激を排除するという「皮膚の機能」(Bick, 1968)が存在するが、自閉スペクトラム症児では貝のように堅く「自閉障壁」の中に籠り、すべてのコミュニケーションである外的刺激の侵入を阻止している。この結果、自閉スペクトラム症児のこころには、マインドレス、さらに、こだわりといった強迫性が発達する。発達に従ってこの自閉障壁は穴が開いたような部位が存在するようになり、外的刺激に無防備な部位も出現する。この結果、摂取同一化は投影同一化に先行し、摂取同一化>投影同一化が基本構造となる。自閉スペクトラム症児は言語表出より言語理解が優れていることが多いのはこの実例である。自閉スペクトラム症の幼児期では、こころの構造や対象関係に問題があるものの、幼いゆえに大きな問題行動や精神変調として顕在化することは少なく、知的能力に問題のない自閉スペクトラム症児であれば、ちょっと変な子程度のものとして見過ごされることも多い。

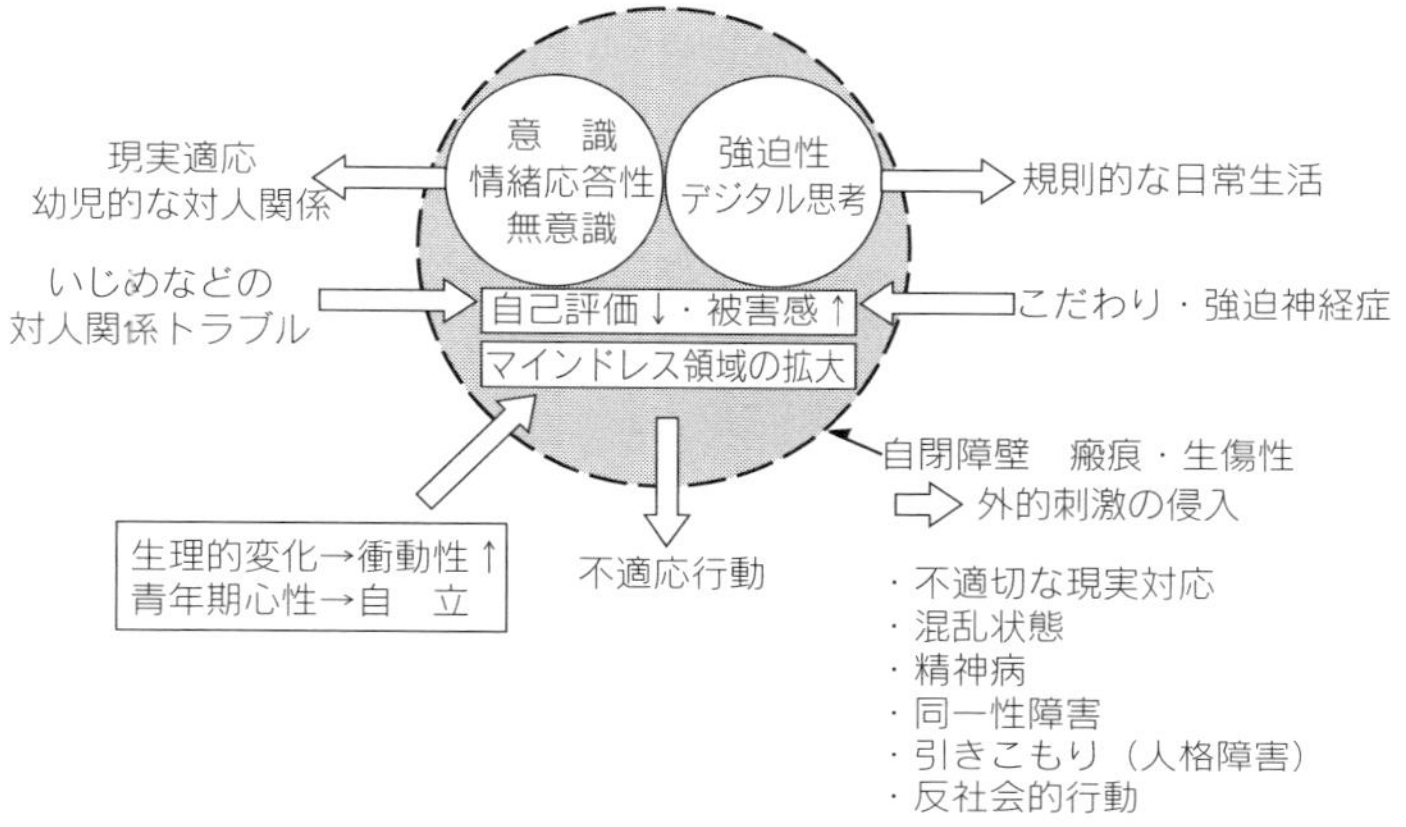

図２－３　自閉スペクトラム症のこころの発達（青年期）

しかし、小学校に入学後には他の健常児と同じように多くの試練、特に集団行動、友達との関係など、避けることのできない現実の課題に直面することになる。自閉スペクトラム症児は対人関係のコミュニケーションの稚拙さのためにいじめ等の対人関係上のトラブル、こだわりの悪化の結果生じる強迫神経症などによって、日常生活で支障を来すようになることも多い。こうした状態は自己評価の低下、被害感の出現といった事態を招き、現実との適応において悪循環に陥ることになる。こうした状況に対して、教育機関は現実の適応基準を極端に引き下げて適応を重視して対応するが、卒業後の現実はさらに厳しいものとなる。

さらに、青年期になると、身体的には性ホルモンを始めとしたホルモン動態の変化によって、特に男児では衝動性が増加し、心理的には自立というテーマに直面しなければならない。ここでの混乱は生物学的に成長しても、残存しているマインドレスの領域を刺激しさらなる混乱に陥ることがある。情緒的コミュニケーションが困難であり、意識と無意識の区別すらないマインドレスの世界を持つ青年や成人が年齢相当な現実と相対することになったとき、どのようなことになるであろうか。決してコンテインされることのない本能あるいは無意識的空想が現実へ漂い、被害妄想となり、自らに降り懸かって来るといった精神病状態に陥ることもある。また、いじめなどの経験は抑圧されることなく、フラッシュバックなどとなり現実との接触を一切拒絶し、引きこもりといった手段に陥ることもある。さらに、元来、自分という自我同一性の問題がある上に、青年期には性同一性障害、性的倒錯などの性の問題へと展開することもある。この問題の治療は困難であり、性の問題を取り扱うことは困難である。社会適応が主な治療のテーマとなる象徴思考の展開は乏しく、具象思考のみが残存して、社会適応に困難を来し、時に世間を騒がす犯罪などに至ることもある。たとえば、内臓を見たかったための猟奇的な殺人事件などである。こうした状態を図2－3として表わしたが、マインドレスの領域は意識されることなく、行動化されるときに現実を大きく逸脱した問題行動となる。こうした問題行動の深層、さらなる精神病理については、表面的な行動や思考を取り扱う認知行動療法などでは不十分であり、精神分析アプローチによって解明された心的世界、および精神分析の臨床実践は大きな支援となることが、『自閉症の精神病への展開』に詳細に記述されている。

5　パーソナリティの発達

クライン、およびクライン派の分析家は早期対象関係に強い関心を抱いた。ハイマン（Heimann, 1953）は「大論争」（1941-44）（King & Steiner, 2005）において、乳幼児の投影と摂取の関係によって形成される心的機能がパーソナリティの基盤になると論じた。ハイマンはクライン派の早期母子関係における対象関係をフロイトの自体愛、自己愛と関連させて論じた。早期の授乳体験は快感的な満足だけでなく、無意識的満足を与える。この乳房は摂取され、この内的乳房が次の対象関係の中核になるが、これは乳児の自体愛的願望と経験の対象である。フロイトの幻想的満足はこの内在化された乳房との関係で起きるものであるとした。乳児は欲求不満に陥ったとき、自体愛の段階ではこの内的乳房にしがみつく。しかし、この痛々しい現実に対して快感を得たいという空想が優る自己愛の段階になるにつれて、内的乳房はよい乳房でなくなり、悪い乳房として外的世界に投影される。この悪い乳房は現実の授乳によってよい乳房に変化し摂取され、この投影、摂取の体験を繰り返すことによって対象関係が発達する。これは憎悪と愛情関係であり、情緒性の基盤となり、パーソナリティの中核を形成する。この関係が十分に展開しないならば、乳幼児期の授乳困難、睡眠障害など多彩な症状を呈するとした。さらに、他者やものへの認知、注意、関心などの能力はこの情緒性の基盤によって大きな影響を受けるとした。

このハイマンの見解は、早期母子関係がパーソナリティの中核となってパーソナリティを形成するというものであり、その後の精神分析のパーソナリティの発達論の根幹を為す理論となった。おそらく、パーソナリティの中核を形成する臨界点はこの早期乳幼児期にあると思われるが、この対象関係は他の発達、たとえば運動、認知などと異なり判別し難いために、ほとんど見落とされているのであろう。その後、思春期になって初めて顕在化するというのが、一般的な自然史のようである。この時点で、こうした子どもたちとの関わりは困難なものとなっており、保護者、教育機関、医療機関などの密接な関係性によって、健常な対象関係を取り戻すことができる場合もある。しかし、一般的にこれは極めて難しい作業に陥るのは当然のことかもしれない。

その後、クラインの見解（Kleine, 1946）では、投影同一化と摂取同一化の機制が内的対象関係の形成上の基本であり、この相互の関係が「よい乳房」というよい体験を内在化することになる。これと同時に悪い体験は「悪い乳房」として内在化され、スプリッティングの防衛が必要となってくることを論じた。これは後に、妄想分裂ポジションとして心的発達の一つのポジションとされた。これに続く段階として「よい乳房」と「悪い乳房」の統合過程が生後4、5ヶ月には開始され、抑うつポジションに至るというものである。

この発達論からすれば、自閉スペクトラム症は当初、投影同一化、摂取同一化も生じることはなく、おそらく混沌とした地平線も見えない広大な砂漠を彷徨かのような世界であるに違いない。その後、自閉スペクトラム症は摂取同一化の方が作動し始めるが、投影同一化は活発化しない。ほとんど多くの自閉スペクトラム症児は周囲の態度や会話を理解することができるようになるが、自らの心情を語ることは困難であり、コミュニケーションは成り立たない。場面緘黙症はこの代表的なものである。思春期になると、比喩的に言えば、障壁の一部が壊れて、痕と瘢痕がむしり取られて生傷が見えるような印象（「瘢痕・生傷性」）があり、鈍感と過敏が混在する。投影同一化が活発化するようになるが、これはあくまでもメルツァーの三次元的なところまでしか発達することができずに、一方的なコミュニケーション、奇異な衝動行為などの問題行動だけでなく、時に精神病状態に至ることがある。早期対象関係として抑うつポジションの経験のない、つまり四次元性の世界に触れたことのない自閉スペクトラム症はその後、孤独を好み、他者との関わりを拒絶するスキゾイド型のパーソナリティとして生涯を過ごす人もいる。

6　おわりに

自閉スペクトラム症は行動、認知特性のみに関心が向けられているが、早期対象関係上での大きな支障があり、これがパーソナリティの形成に大きな障害を来たすことは当然のことである。知的能力、コミュニケーション能力に大きな問題のない子どもでも、時に思春期なってから精神病状態に陥ったり、社会不適応を起こすことがある。これは自立というテーマの思春期を克服するだけの対象関係が形成されていなかったことが判明することもある。スキゾイド・パーソナリティ等での精神分析は一定の成果を収めてきたが、こうした知見が現代の自閉スペクトラム症の精神分析的アプローチに有用なものとなるであろう。

付記

本章は「発達障害のこころの発達——精神分析によるパーソナリティ障害との架け橋」（『白百合女子大学発達臨床センター紀要』

第18号、3－16頁）の一部に加筆修正したものである。

文献

Alvarez, A.（1999）Addressing the Deficit: Developmentally informed psychotherapy with passive, 'undrawn' children. In Alvarez, A. & Reid, S.（1999）*Autism and Personality*. Routledge.〔倉光 修監訳（2006）『自閉症とパーソナリティ』創元社〕

Alvaretz, A.（2000）Borderline Children: Differentiating disturbance and deficit. In Rustin, M. & Quagliata, E.（eds.）（2000）*Assessment in Child Psychotherapy*. Duckworth.〔木部則雄監訳（2007）『こどものこころのアセスメント』岩崎学術出版社〕

Bick, E.（1968）The Experience of the Skin in Early Object Relations. *International Journal of Psycho-Analysis*, 49: 484-486. In Raphael-Leff. J.（ed.）（2003）*Parent Infant Psychodynamics. Wild thing, mirrors, and ghosts*. Whurr Publishers.〔木部則雄監訳（2011）「早期対象関係における皮膚の体験」『母子臨床の精神力動』岩崎学術出版社〕

Bion, W. R.（1957）Differentiation of the Psychotic from the Non-Psychotic Part of the Personality. *International Journal of Psychoanalysis*, Vol. 38: 260-275. In Spillius, E. B.（ed.）（1988）*Melanie Klein Today*. Vol.1 The Institute of Psycho-Analysis.〔松木邦裕監訳（1993）「精神病人格と非精神病人格の識別」『メラニー・クライン トゥデイ』岩崎学術出版社〕

Heimann , P.（1952）Certain Function of Introjections and Projection in Early Infancy. In Klein, M.（ed.）*Developments in Psychanalysis*. Hogarth Press.

Houzel, D. & Rhode, M.（eds.）（2005）*Invisible Boundaries : Psychosis and autism in children and adolescents*. Karnac Books.〔木部則雄・脇谷順子監訳（2009）『自閉症の精神病への展開――精神分析アプローチの再見』明石書店〕

Kanner, L.（1972）*Child Psychiatry*, 4th ed. Charles C Thomas Springfield〔黒丸正四郎・牧田清志訳（1974）『児童精神医学』医学書院〕

木部則雄（2006）『こどもの精神分析――クライン派・対象関係からのアプローチ』岩崎学術出版社

木部則雄（2012）『こどもの精神分析II――クライン派の現代のこどものアプローチ』岩崎学術出版社

King, R. & Steiner, R.（2005）*The Freud - Klein Controversies 1941-45*.（The New Library of Psychoanalysis）［Kindle 版］

Klein, M.（1946）Notes on Some Schizoid Mechanisms. In *The Writings of Melanie Klein*, Vol.3. Hogarth Press.〔狩野力八郎・渡辺明子・相田信男訳（1985）『分製的機制についての覚書　メラニー・クライン著作集4』誠信書房〕

Meltzer, D., Bremner, J., Hoxter, S., Weddell, D. & Wittenberg, I.（1975）*Exploration in Autism*. Clunie Press.〔平井正三監訳（2014）『自閉症の探究』金剛出版〕

Winnicott, D. W.（1958）*Collected Papers: Through paediatrics to psycho-analysis*. Tavistock.〔北山 修監訳（1989, 1990）『小児医学から児童分析へ――ウィニコット臨床論文集I』『児童分析から精神分析へ――ウィニコット臨床論文集II』岩崎学術出版社〕

第3章　成人症例の自閉性再考

福本　修

1　はじめに

自閉スペクトラムの特徴を持った患者と接する機会は、２０００年以降、さまざまな領域で急激に増加している。それに対する説明として挙げられることが多いのは、診断する側の認知の変化と、社会構造の変化による不適応者の顕在化、そして実際に該当する者の増加である。元々は小児自閉症とアスペルガー症候群というやや特殊な二つの様態のみだったところへ「広汎性発達障害」という傘が広げられ、そこに「特定不能」の諸々が取り込まれたことで、散見され始めていたところへ群発的に認められるようになり、近年ではスペクトラムとして、多種多様の表われが知られるようになった。それも、実数が現実に増えているからのことではある。現在、その可能性を念頭に置かずにいると、臨床的な不備がありうるような事態になっている。

しかし、今では１９７０年代80年代生まれの人にもスペクトラムの特徴を認めることがあり、だからと言って途中から増えたとは考えないのだから、最近になって顕在化した個別的な理由を見極める必要がある。また、「序」で述べたように、精神分析あるいは精神分析的精神/心理療法が関わることになるのは主として、診断が確定した自閉スペクトラム症（ＡＳＤ：Autism Spectrum Disorder）というより、病理性が顕著でなくても自閉スペクトラム（ＡＳ：Autism Spectrum）が疑われる人たちである。その面接は、自閉スペクトラム特性からのみでは力動を理解できない一方で、特性を考慮に入れないと軌道に乗らず、禍根を残した中断になるか袋小路から抜け出せずに延々と続くという恐れがある。実際に、かつて難治性のパーソナリティ障害とされていた、内省が困難で衝動行為を反復する一群や、特定の主題に拘って話が広がらないか、話にまとまりがないまま面接を続ける患者たちの中には、スペクトラム特性を有した者たちが相当数いたと思われる。

逆に言えば、従来の症例の中には、自閉スペクトラムを見過ごされたために〝治療の行き詰まり〟に至った例もあれば、十分に意識化・技法化しないまま有効な対応をしたので、それなりの成果を挙げた例もあることだろう。現在、「神経症患者の中の自閉的部分」(Tustin, 1986)を前提とした論考が幾つも存在しており、それぞれに興味深いものはあるが、以下では、期せずして様態が自閉スペクトラムに共通していたり、実際に自閉スペクトラムを含んでいたりした過去の症例研究を吟味することから始めよう。あらかじめ大枠を述べると、クライン派による研究およびウィニコットによる発達の見取り図は、そうした理解と対応を主題化せずに含んでいるようであり、タスティンとその流れを汲む治療者たちは、特性の精神分析的次元での表われを治療と考察の焦点にしている。

2　クライン派に見る精神分析的な交わりの困難とスペクトラム

患者・相談者自身による自己受容は、精神分析に限らずあらゆる面接で理解を深める上での前提であり、その出発点となるのは、その時その場のこころの基本的な動きを反映している情動との接触である。精神/心理療法全般の治療因子の一つに、そうした支持的な理解にある。無意識的なつながりが浮かび上がることも、それを契機としている。しかし、フロイトが「現実原理」を人間のこころの基本原理としたように、経験世界が広がるためには、自己と異質な現実と関わってそれを受けとめる必要がある。精神分析的なアプローチは、患者への同情や同調・同感といった同質なものばかりでなく、異質なものを含む見方や感じ方を通じて、つまりは他者とともにある経験を通じて、自分の無意識的な世界についての理解を提供しようとする。それが「分析的な交わり」である。

(1) オショネシーによる二様態

それに対する「抵抗」は、自閉スペクトラムの有無に関わりなく起こる。自己保護はこころに共通のことであり、自己と環界の同一状態を保持しようとする自閉スペクトラムの特性は、それをはっきりと先鋭化させているだけかもしれない。ともあれ「交わりの回避」は、精神分析が研究してきた主題である。

オショネシーは、膠着した治療関係の二種の典型を挙げている。それは "enclaves" すなわち孤立領域の形成と、"excursions" すなわち外の出来事への逸脱である。もちろんオショネシーが論じているのは、複雑なパーソナリティ構造を基盤とした防衛的な現象であって、自閉スペクトラムと直ちに結びつくものではない。彼女が注意を喚起したのは、それらが治療の行き詰まりとして認識されるべきなのに、精神分析的な実質がある関わりの一種として取り違えられる恐れからである。それはスペクトラムの臨床であることに気づかないのに似ており、手応えのなさやリアルさの欠如がそのことに気づく契機となる点も共通している。

"enclave" では、患者と治療者はあまりに近づいて、他の項目が視界にも考慮にも入らなくなって、「無意識的な深みの欠如」や「本物の力強さ」を欠いた状態となる。治療者は患者について実際には表面的なことしか分かっておらず、近接して濃密な関係にあるようでいて、極めて限局的で制約された部分対象関係しか有していない。こうした〝同期〟状態は、here & now を重視するアプローチで形成されがちに思われるが、同質性を基調とする限りで主題が何でも生まれる可能性がある。何であれ、転移解釈のつもりですべてを治療者に結びつけていると、注目は「私とあなた」に限られ、その孤立した領域（enclave は「飛び地」を意味する）がすべてであるかのような錯覚が形成される。

それでも、オショネシーが挙げる症例のように防衛的な使用の場合、それは理想化された関係の維持と悪い関係の排除という意味と目的を有しており、患者の言動の節々からそれを能動的に保持しようとしている意図を確認することができる。そこには、一貫した主体が存在する。また、患者の無意識は、この〝あたかも as if〟二人だけの状態を、たとえば夢に映し出して、それが閉塞状況であることを理解する手掛かりを提供する。

しかし自閉スペクトラムの場合、異物へのアレルギー反応が強いタイプではそもそも拒絶的だが、それを起こさないならば、関係の基本は付着同一化であり真似である。患者の能動性は真に主体的なものではなく、解釈の模倣である。解釈の内容が模倣されているところで、治療者が気づかずに解釈を続けると、それはさらに模倣されて、お互いの表面を無限に写し合う合わせ鏡のような、奇妙な状況ができあがる。そこには内奥も深さもない。解釈の行為が模倣されると、内省や自己観察に見えるものが増えはするが、それは治療者のものに似せた行為の寄せ集めであって、求心的に意味づけする主体性をそこに見出すことは困難である。〝あたかも as if〟は失われ、それ以外の象徴的な意味はない。

“excursion”は、オショネシーによる定義では、「知ることへの恐怖のために情動的接触を全く回避すること」に関わる。例として挙げられるのは、話題が目まぐるしく移り変わる患者の混乱した状況に、治療者が疑似的な意味を与えて理解したように振る舞ってしまうことである。オショネシーの患者は、過活動の背後に、自分の断片化した自我に触れることへの恐れと、治療者がそれを修復できないことへの恐れを秘めていた。ただ、この例でも、断片化は切迫しているが、主体は経験の一貫性を保って防衛を働かせることができている。

自閉スペクトラムの場合、事情は似て非なるものながら、“excursion”に類似の臨床状況が生じうる。この語の最も日常的な意味の一つは「遠足」である。自分自身から離れてあちこちを訪れることは、ＡＤＨＤ

でも自閉スペクトラムでもある。ＡＤＨＤでは、最高度の心的次元が二次元ではないので投影と摂取が可能だが、過集中による対象へののめり込みや逆の注意の転導のために、自分に留まることに努力を要する。自閉スペクトラムでは、主体性の成熟度に応じて、言語的な主体がパルス状にしか立ち上がらないか、付着的学習による辞書的知識が突如現れるように、コラージュ状に主体を形成している付着同一性が、主体性に取って代わることが起きる。遠足が激しくなると、話を聞いていても巻物のようで、聞けば聞くほど、結局何を言いたいのか分からない、ということがありうる。そこでも〝あたかも as if〟性の喪失が起きている。

(2) ジョゼフ「理解することと理解しないことについて」の症例B

オショネシーによる二様態は、あくまで現象上の類似性であって、自閉スペクトラムに引き付けられるのは、著者にとって単に迷惑なことかもしれない。しかしベティ・ジョゼフの次の症例は、はっきりと自閉スペクトラムの特性を有しているように見える。

ジョゼフと言えば、セッションの中で起きていることを緻密に観察し、here & now の全体状況から離れずに大胆な介入を行なうことで知られている。彼女の論文に登場する患者は、明からさまに問題行動や症状を示していなくても、病理的に受動的で、倒錯傾向が認められることが多い。スタイナーが「病理的組織化」として抽出したのは、ローゼンフェルト、オショネシー、ジョゼフらの指摘をさらに普遍化した、パーソナリティ構造である。しかし、「理解することと理解しないことについて――技法的問題点」に登場する患者Bには、そうした受動性とも構造とも異質な特徴がある。Bは、「妻との関係に悩んで、というよりもう少し正確に言うと、妻が彼らの夫婦関係は自分にとって貧しいもので不満足だと悩んで」分析にやって来たのであって、「彼自身はそこに特に問題を感じていなかった」のだった。ジョゼフの記述を見よう。

「彼はとてもきちんとした人のようであり、基本的に正直で子どもっぽく、自分自身や自分の感情への自覚をひどく欠いているように見えた。すぐに、彼は転移の中で経験される分析ではなく、物事が外的世界との関連で説明されるような分析を無意識に求めていると思われた。私が解釈すると大体彼は黙ってしまい、何も浮かばず、私が言ったことを思い出せず、こころを動かされないまま別の話題へと移っていった。あるいは、彼は自分が言ったばかりのことを繰り返した。私が受けた印象では、彼は不安になりこころが乱れて、耳を傾けられなくなり、私たちが話し合っていたことをこころにとどめられなくなるようだった」

Bが「とてもきちんとした人のようであり、基本的に正直であり子どもっぽい」性格で、「自分自身や自分の感情への自覚をひどく欠いている」素朴さからは、倒錯的な表われは見られないし、ジョゼフがそれを想定しているようにも思われない。彼女の加虐‐被虐的関係を実演する患者たちには、密かな攻撃性と支配性およびそれらに伴う興奮が明白になっていく過程があるが、Bの場合、単に分からないでいるように見える。彼が「転移の中で経験される分析ではなく、物事が外的世界との関連で説明されるような分析を無意識に求めている」のは、そうした人間関係や内面的な関わりに惹かれることがないばかりか、よく分からないからだろう。外的な対応を求める彼の語りは、“excursion”とならざるをえないが、それは接触への不安や回避からと言うより、特性の反映ではないだろうか。求心的に何かを経験する連続した主体は、Bに見当たらない。ジョゼフの解釈は、そういう彼をhere & nowに引き戻したことだろうから、少なくとも当初、彼は面接では何をすることになっているのか理解できず、困惑したことだろう。彼が「黙ってしまい、何も浮かばない」のは、特性を想定すると自然である。また、彼がジョゼフの言ったことを「思い出せず、こころを動かされないまま別の話題へと移った」のは、こころを惹かれることがないからだけでなく、聴覚情報処理の問題も考えられる。

Bは、最初のパニックから、場面と課題に順応していったようである。

続いて――

「これは改善し始めた。徐々に私は、自分が彼を付け回し、解釈で彼をほとんど追跡することになっているという気持ちになった。しかし彼は、理解しようとすることや分析を積極的に使用することに、興味がないようだった――あたかも（as if）私が、彼に個々の解釈や分析一般を使用してほしいと願っているかのように。それは、彼に分析を受けてもらいたいと願い、結婚について悩んでいたのが彼の妻だったのと同じだった。だから私たちは、自己の能動的で機敏で欲求する部分が分裂排除されており、私の中に投影されたらしく、彼は受動的で不活発なままであることが分かった」

改善とは、面接内でBの不安が減少して、ジョゼフとやり取りができるようになったことである。しかしBは、ジョゼフのリードにもかかわらず、やはり分析の作業に関心が乏しいままで、彼の受動性自体に変化はない。落ち着いたことで、むしろBの地が現れている。それは妻による来談の手配の顛末に酷似しており、まさに here & now での出来事を捉えていることは確かである。では、これは転移－逆転移関係であって、Bの内的対象関係が展開されているとするのが妥当なのだろうか。自閉スペクトラムとしてBが治療場面に限らず行なっていることならば、転移－逆転移と言うより、特性の反映である。後者の場合、事態は〝あたかも as if〟ではなくて、事実としてBの主体性に欠損があるということである。それでも治療によって、質的な変化を期待できるのだろうか。

ジョゼフは受動性が形成されたことの説明として、Bの「自己の能動的で機敏で欲求する部分」が「分裂排除されて」治療者の「中に投影された」としている。しかしこれら三つのカギ括弧はどれも仮説で、臨床的に確実なのは、Bが「受動的で不活発なまま」だったことと、次にジョゼフが書くように、「このことに気づいて治療のこの側面に焦点を当て始めないならば、患者が語っていることについて、際限なく無益に解釈することがありうる」ことである。では、どのように焦点を当てれば、治療的な変化が起こるのだろうか。「私はこのような患者たちでは、進歩は情動の広がりと深まりによってばかりでなく、自我の諸部分が分析の作業に新しい仕方で携わっている印によって示されると考える」。つまり、ただ情動が十分に経験されるようになるだけでなく、自我が主体的に機能を発揮し、分析に取り組むという形で現れるならば、本当の進歩である。ジョゼフは、Bが「面接中に時折自分がもっと生き生きとなるのを感じ始め」「自分の幼少期や現在の家族との経験にはっきりと結びついた、嫉妬や怒りという純真な感情について、はっきり意識するようになった」と書く。しかし、その過程の記述はほとんどなくて、ある夢に続いて彼が、自動車は子どもと向かい合って座れるように座席を作るべきだと思うと言ったことを引き合いにして、「自分の知ることを切望している部分」を治療者に投影していたBが「自分の中の子ども」に向き合い始めた、と要約するのみである。

だから、残念ながらこれ以上は推測でしかない。まず考えたいのは、Bに対して何らかの効力を発揮したのが、本当に投影同一化の解釈だったのかどうかである。Bの受動性は、能動的部分の投影による能動性の放棄として理解されている。実際にジョゼフはその路線で解釈を続け、自分もまた彼の妻のように「解釈によって彼を追い回している」かのような気分になっていることに気づく。彼女はそれを、転移による反復そして内的対象関係の実演として理解し、その側面に焦点を当てたと言う。

しかし、そうしたことの単なる指摘によって、大きな変化が生じるとは考えにくい。ジョゼフは、「もっと分裂していて行き詰っていて手が届かないunavailable」患者に関わっていると述べて、Bを「理解に必要とされる装置の一部が利用できないでいるように見える」と描写している。「早期の分裂と投影機制のために」とは、その理由づけである。「こころの次元性」および「付着同一化」というメルツァーの考えを共有しない限り、妄想分裂ポジションの概念に訴えるしかないが、それでもジョゼフは、「もっと分裂していて」と断っている。そして最後に、「彼がこの部分をもっと十分かつ意識的に、自分のパーソナリティへと統合できるまでは、彼は受動的なままで、それに不平を言い、自分のこころを適切に使用することはできないだろう」と、課題が残っていることを示唆している。

投影による分裂排除とその回復による統合という図式は、元から欠けていたか未発達だったならば該当しない。何処かから借りてきたか、成長したのかである。後者ならば、なかったように見えていた原基が、分析的アプローチによって〝引き出された drawn〟のだろうか。だとするとそれは、アルヴァレズの言う undrawn type への働き掛けに近いものだろう。

実際には、両方の混淆のようである。つまり、現実的に考えて自閉スペクトラムの特性があれば、それは消えてなくなることはない。Bは、「私の壮大な考え」(my grandiose idea) を自動車会社B. L. (昔のローバー〈British Leyland〉) の社長に書きたいと言っている。ロンドンのキャブはどれも普通にそういう構造をしているので、さほど斬新とは言えない思いつきなのに、いきなり社長に書こうとは、やや奇異な積極性である。これは、パーソナリティの undrawn part がどのようにかして引き出されたのだろうか、それとも、単に受動性から能動性への反転だろうか。Bが、ジョゼフに何らかの感化を受けたことはありそうである。転移解釈の形の中に、意味よりも態度として含まれていた、大まかな方向づけ・微細な修正・認定 (validation) が、彼に影響を与えた可能性はある。今後の研究で重要と思われるのは、精神分析の中の非精神分析的因子に注意を払うことである。精神分析の原初的な形態であるカタルシス法は、言ってみれば、〝気が済むまで〟話すのを聞くことだった。或る種の行動化タイプでは〝気が済む〟ことが不可欠で、それで反復や悪性の退行からスポッと抜けることもある。

しかし、発達に向けた、意味による方向づけができなければ、脱却は困難であり、そこには自閉スペクトラムに見られる反復がある。倒錯とされるものも、その一例だろう。次の例で見よう。

(3) リーゼンバーグ＝マルコム――『鏡』の症例

リーゼンバーグ＝マルコムによる『鏡』：精神病破綻の防衛と考えられた、ある女性の性倒錯空想」は、通常、倒錯による精神病性破綻への防衛・投影同一化の多彩な使用・患者の無意識的空想と治療者の逆転移の活用などを主題としていると見なされる論文である。患者は精神病性の危機を何度か経験しており、ビオンによるパーソナリティの「精神病的部分」と「非精神病的部分」のモデルに基づく著者の説明には、首尾一貫性がある。しかし、自閉スペクトラムという概念を知った上で読み直すと、少なくともその可能性を排除することはできないし、むしろそう受け取る方が、遥かに自然に思われて来る。詳細は、邦訳もあるのでそちらを参照してもらうとして、以下では、要点のみを記す。

分析治療開始時に42歳だった患者は、さまざまな病像を経ている。しかしその精神病状態は、おおむね一過性の混乱や破綻であり、明確な幻聴や一次妄想を伴わない。患者は対人ストレス／社会的場面で変調を来たしても、その場を離れれば回復してきた。また、精神病性の破綻以後に大学を卒業し、専門分野の一端には秘書として関わっていて、能力の著しい減衰は認められない。つまり、彼女ははっきりとした精神病圏の患者ではない。

一方、病歴からは、幼少期からの不適応が示唆され、元々家族以外との対人関係が乏しい上に、経過を通して対人関係はほとんど展開していない。患者には男性から男性へと性的関係を結んだ時期があるが、相手を人としての接触ではなかった。面接中の語りについては、奇妙な仕草や転記し難い口調の話が記載されている（「彼女の言葉は、音節と音節の間に長い間があり、とても奇妙に聞こえた」「彼女は手を捩らせ非常に演技的な仕方で、しゃがれた声で答えた……彼女の話し方を転記することは、どうやっても実際以上に文法的にもっと意味が通るように見えるので、非常に困難である」)。これらが何の特徴に酷似しているかは、言うまでもないだろう。また、患者は常同的な性倒錯空想を持ち続けていて、その〝鏡〟の「中に」いるとは言うが、そこに空間的な特質は殆ど認められない。空想の攻撃的な性質は、加虐的と形容されてはいるが、対象はいたぶられた気がしていたとしても、患者は嗜虐的と言うより、抑制が欠けている。

生活歴を辿ると、患者はヤドカリのように環境を殻や外骨格のように用いており、場所を入れ替わるが相互作用による成長の跡は乏しい。唐突に一時期入った修道院は、堅牢で確乎とした境界を持つが生命のないもので、患者にとっては不安に圧倒されたときに入っていた食器棚とほぼ等価値である。患者の〈鏡〉空想は、患者が17歳で仕事をし始めて性的に乱脈になって破綻して以来、精神科病院・大学・修道院……と用いてきた「容器」の、内面化された場である。その空想には一見多くの人たちとの激しい交流が含まれているが、人物像としても関係性としても実質に乏しく、かなり単調で退屈である。マルコムは「投影同一化」路線で、好奇心の刺激や混乱の投影を解釈しているが、もっと素朴なことのように思われる。現在の職場である研究施設も彼女にとって容器であり、彼女はそこで常に科学的・創造的作業に携わらない傍観者の立場で居ながら、自分がすべてを動かしているかのように空想している。しかしマルコムが付記しているように、患者は実際の活動には何の貢献もしていないのであり、投影は内部に侵入する投影同一化ではなく、対象の表面への映写に近い。

逆転移の活用に基づく患者理解に関しても、マルコムとは別の解釈の余地があるように見える。「彼〔男性研究者〕が部屋に入ってきたと言った後、彼女の声は変わった。そして彼女は他のことを言い始め、自分で中断し、さらにまた違うことを言い始めた。それで私が感じたのは、何かが起きているが、私は重要なつながりを見逃しているということだった。私は興味をそそられ、混乱しつつあった。彼女が話せば話すほど、私にはより混乱が増すように感じられたが、患者は混乱しているように見えなかった。逆に、彼女は明確な思考の筋に沿っているようだった」。マルコムは、投影機制の影響を読み取っているが、これは隙間と省略の多い自閉スペクトラムの語りに対して自然に生じる反応でもある。実際にマルコムが、患者の行為を対象に向けてなされているかのように解釈（「私は、いかに彼女の話し方が、彼女に質問するよう私を挑発しようとしたものであるか、そしてそれは私が彼女によって興奮させられていることの証拠となることを解釈した。私は、彼女の態度が私に欲求不満と好奇心を感じさせようとするものであり、彼女はそのことから大きな満足を得ていることを説明した」）しても、患者は、治療者の好奇心を掻き立てているという話題のみを追い、それ以外の「より力動的な要素（性交中の両親への投影同一化・治療者の週末休みとの関連・分離への反応など）」には、「全く注意を払わなかった」。これを取り入れの困難と言っても良いが、患者は解釈の全体にはピンと来ておらず、印象的なところにのみ反応している。患者の答えはこうである。「うーん……私にはどうにもできません。私があなたの好奇心を掻き立てたがっているとあなたが言うのは、分かります。私が興奮を感じている、と言っている意味は分かります。でも、それが私のこころに湧くことのすべてです。私にはそれをどうすることもできません」。これは彼女の想像力の限界のようでもある。

患者が「投影同一化」を盛んに使用していたとするマルコムの根拠は、一つには、患者が治療者の内部に入り込んで支配したり、逆に治療者が鏡や彼女のシナリオの中に取り入れられたりしていることである。しかしそれを例証しているはずの患者の夢は、治療者が前日着ていた服と同じ柄のスキー帽を患者は被ったが、小さ過ぎたという内容であり、位置（体か頭の上か）も大きさもずれていることで、むしろ投影同一化の失敗を表している。また、患者は10歳の頃に隣家での性交を妹と目撃して、早速妹と性的関係を結ぶが、それも間に合わせの相手との「性交を真似た相互自慰」で、却って表面的であることを露呈している。最終的な〈鏡〉空想への収斂は、三次元のものを二次元へと収めこむことで成立しているようである。登場人物たちに多様性はなく、そもそも「こころ」を持っていない道具的存在である。それらに患者の異なる諸部分が投影されていると言うよりは、万華鏡のようにコラージュの断片が散りばめられていると言った方が、実態に近い。

マルコムは論文の主要主題を、『空想』は患者の自我の再構築の手段としての両親カップルを再構築する試みを表す」と纏めている。だがその「再構築」は、実際には simulation つまり模倣的再現の試みだっただろう。彼女は、患者が「これらの諸部分を回復したり集めたりするための十分な核が自分にはないように感じていた」と述べている。では、本来の実質を伴う核の代わりに、何かが在ったのだろうか。

マルコムの解釈を批判的に読むと、性的な意味に偏り過ぎているのが気になる。患者の言動にそのような意味が含まれていることは明らかであるにしても、解釈にすると、それは患者に特異的な意味で受け止められてはいないだろうか。たとえば、マルコムが「赤ん坊」と言うとき、それは〈鏡〉の中の空想的な存在と同列のものに聞こえる。分析治療開始時に42歳だった患者にとってのリアルな赤ん坊を、患者は全く考慮していないようである。また、マルコムは母親の性愛性（sexuality）を、患者にとって自分との関係を駄目にするものとして取り上げているが、現象論としては母親の同一態が保持されていないことへの反応だろうし、分析的に穏やかに言えば、ブリトンの「第三の位置」の耐え難さだろう。そこで注目と解釈の焦点が性的・解剖学的に過ぎると、治療は性的領域への“excursions”となりうる。逆に話題がマルコムとの関わりに終始しがちなときには、“enclave”を形成していると言えるかもしれない。

こう見て来ると、マルコムが患者の〈鏡〉空想を見出したのは発見ではあったが、それがどこまで中核的な問題なのかには、違った捉え方がありうる。マルコムの解明は、「投影同一化」および「精神病的部分」「精神病への防衛」といった概念によって方向づけられている。しかし倒錯的空想は、精神病的な断片化への防衛としてよりも、殻として、流出への防衛として機能しているかもしれない。それを示唆するのは、

「患者が人生を通じて夜も昼も尿失禁を患ってきた」ことに関連した記述である。「尿へのこだわりは、彼女の内的世界の激しい断片化も示している。このことは患者には、すり潰された（mashed）状態や液体の状態として感じられることが多かった（〈液体化した〉や〈液体化する〉という言葉は、彼女の夢に頻繁に現れている）」――この存在流出の不安は、幾つもの箇所で顔を覗かせている。或る夢では、「彼女がクリームパンの上端を捥《も》ぎ取ると、中味はすべて床にこぼれて、収拾のつかない状態」となって不安状態で目を覚ましており、「二次的断片化」では、「不安の増加とともに、彼女の尿失禁もひどくなり、彼女は自分が絶えず〝零れ落ちている〟と感じた。この種の断片化は彼女に、すべてが自分からすり抜けて、あたかも自分がバラバラで訳が分からなくなったかのように感じさせた」のであり、〈鏡〉空想は、彼女が「この恐怖から抜け出し、自分を少し落ち着かせる」のを助けている。倒錯的空想は、こうした自閉的な中核を包むことで防衛しているとも解釈できる。

マルコムは患者を「精神病的部分」と「被包化」（encapsulation）というモデルに沿って理解しており、患者の自我に主体性と責任を担うことを求めている。そして、乱暴な要約をすると、〈鏡〉空想を患者の内的世界とほぼ同一視して、いわばその「中」で、患者のこころの構造と機能を具象化された人物に見ることを通じて患者を理解しようとしている（「主要な課題は、彼女の自我を再構築する道筋として、彼女の両親を結び合わせることによって彼女の内的世界を再構築しようとすることであるように思われる。両親あるいはその諸側面は、〈鏡〉の内部での諸場面に参加する者たちによって表わされている」）。しかし最終的に、マルコムの結論として、患者のサディズムに修正されず、対象への償いは生じなかった。彼女はそれを、患者の羨望・母親の包容力の乏しさに結び付けている。

この患者のこれ以上の治療が困難であるという結論は、説明用語にも理論的オリエンテーションにもおそらく関わりなく、一致する可能性が高い。しかし、困難の理由そのものは、依拠する理論と注目点によって異なる。「自閉スペクトラム」という観点からすると、この患者の困難は、自閉スペクトラム性が〝地〟全般にあり、〝図〟つまり部分的なものではないところにあるように思われる。別の言い方をすれば、〈鏡〉空想への解釈は、患者の自慰行為に吸収されて興奮材料となって、自閉性不安への新たな包容の提供機会とならないために、防衛様式の変容を引き起こすことができないでいたのではないだろうか。基底にあると思われる存在流出の不安が見え隠れしていても、それに触れるのは困難だったことだろう。

3 ウィニコットによる発達の見取り図と自閉スペクトラム

ここで趣向を変えて、ウィニコットの仕事を見直してみたい。彼が小児科医として何万人という子どもたちを診察し、児童精神科医・分析医として仕事をしてきたことは以前から知られていたのに、日本で彼と自閉症との関わりが注目されるようになったのは、比較的最近のことである。本書の意味での成人の「自閉スペクトラム」についての論究は、これからのことだろう。たとえば、『抱えることと解釈』の症例は、ウィニコットの意味では「スキゾイド」だが、「誰に話しているでもなく」喋り、分析を通じて内的な変化をほとんど見せていないこの患者は、どの程度自閉スペクトラム的だろうか。自閉スペクトラムの影は、彼の患者の中にはもちろん、発達理論、具体的には「無統合状態」という理論的仮定と、治療的対応としての on demand 法の中にも窺われる。

ウィニコットは、「広汎性発達障害」や「自閉スペクトラム症」の概念と関わりがない。「自閉症」「自閉的」という用語は、稀に使われているが、「精神病」「精神病的」と同等に扱われている。では、彼はどのような患者を指して精神病と呼んでいるだろうか。

「自己が自分自身の身体の中に位置するようになることは、しばしば当然のことと仮定されている。だが、ある精神病患者は分析の中で、自分が赤ん坊だったとき、乳母車のもう一端にいた双子の片割れを自分だと思っていたことに気づくようになった。彼女は、双子の片割れが抱き上げられても自分が元の所に残っていることに、驚きを感じさえした。彼女の自己および自己以外についての感覚は、未発達だった。

別の精神病患者は分析の中で、自分がほとんどの時間、自分の眼の後ろの頭の中で生きていることを発見した。彼女は、窓から覗くように自分の目から見ることができるだけなので、自分の足がしていることに気づかなかった。その結果、彼女はよく穴に転落したり、物に躓いたりした。彼女は、〈足には目がなかった〉。彼女のパーソナリティは、彼女の身体の中に位置づけられていると感じられなかった。彼女の身体は意識的な世話と技術によって運転しなければならない複合的なエンジンのようだった。もう一人の患者は、時々、18メートルの高さにある箱の中で生活し、自分の身体とは細長い糸で辛うじてつながった。どの実践でも、情動発達におけるこれらの失敗例は日々起きていて、それらによって私たちは、統合・個人化・現実化といった過程の重要さを思い起こすかもしれない」

一般に言う精神病患者が、こうした〝無統合の unintegrated〟状態を経験することは、ほとんどないと思われる。彼らは、もう少し統合を達成した上で解体する。そもそも論文の冒頭でウィニコットは、第二次世界大戦中に「私は12人ほどの精神病の成人患者を担当し、それらの患者の半数は、かなり広範囲にわたって分析されてきた」と書いているが、向精神薬のない時代に、数年間でその数の精神病患者と一般面接でなく精神分析を行なうのは、無理である。また、ここに記載されている「身体」は、レゴのように分解・組み立てができるかのようであり、機械や細工物に近い。この具象性は精神病的というより自閉スペクトラム症的である。彼らにとって無統合状態は、発達の自然史の一部である。

ウィニコットは、この状態を転移すなわち発達過程中の一段階の復活と考えて、「一次的無統合」(primary unintegration)という概念を持ち出す。しかしそこには、2種類の捩れが見える。一つは、これが正常の一段階ではなくて、病理的な状態である可能性である。もう一つは、その病理が精神病ではなくて、自閉スペクトラム症だという可能性である。彼は「無統合状態」の説明として、「環境に関しては、養育技術・見える顔・聞こえる音・匂った匂いといった断片がただ徐々に寄せ集められて、母親と呼ばれる一つの存在となる」と述べる。これはマーラーの「正常自閉期」のように、一時的な状態を「段階」とした仮想の産物ではないだろうか。「部分対象」を臓器の集まりのように想像するのは自閉的である。クラインが言う内的対象は、内臓のことも指したけれども、それ自体がカリカチュアライズされた人物として、諸部分と包括的パーソナリティとを備えている。

治療での「無統合現象」の例は、患者が週末について詳しく述べ続け、分析者はただ聞くというものである。患者がそれで満足するのは、「自分のバラバラの断片が分析者という一人の人物によって知られる欲求《ニード》」が満たされることで、「統合されると感じる」からである。これは、微妙に問題を含んでいる。確かに、それは「乳児の生活の普通の事柄」に似ていて、治療者はギャップを抱えることで、それを乗り越えるのを助けている。しかし、ウィニコットは逆転移として、「分析者は、何も分析的な仕事がなされなかったと感じるが」と断りを入れている。この感想は、寄せ集め感と押し付けられ感が強いときに生まれるだろう。それで患者が本当の「統合状態」に戻るならば、こうは感じにくく、元からの質の問題が窺われる。「無統合の問題から生じる」「解離」(dissociation)も、精神病より自閉スペクトラム症に親和的である。ウィニコットが患者に関して述べる「無統合」は、精神病という名称の下で、主に自閉病理の状態を指していると思われる。

彼の発達論を、同じ論文で見てみよう。彼は、精神分析が人との個人的な関係を扱う(フロイト)ことから始めて、「患者の内部の構造についての自分の空想とその本能経験における源」を扱う(アブラハム―クライン)ところまで来て、抑うつと心気症の領域に拡張されたと総括し、「さらに原始的な対象関係」へと進む。

「前抑うつ的関係」の研究は、同時期にクラインも行なっていたことである。しかし彼は、死の本能や攻撃性を重視するクラインの概念化とは大きく異なる構想を提示する。その萌芽は、題名以外にはクライン派らしいところがない論文「躁的防衛」(Winnicott, 1935) の頃からすでに見られる。ここで相違点を網羅的に挙げてその理由を詳細に検討する余裕はないが、共通認識である生後6ヶ月での達成についても、独特の言い方と着目点が認められる。

「この段階の赤ん坊は、自分の遊びの中で、自分には内側があることを理解できて、事物は外側から来ることを示すことができるようになる。彼は、自分が(身体的にも心的にも)体内化するものによって豊かにされることを知っていることを示す。[中略] このことに付随して、今や乳児は、母親にも内側があると想定する。その内側は、豊かで良くて整っているかもしれないし、乏しくて悪くて混乱しているかもしれない。だから乳児は、母親とその正気さと気分に関わり始めている。多くの乳児の場合、生後6ヶ月で全体としての人物同士の関係がある」

これは、全体対象関係の原基が生後6ヶ月には完成しているということであり、ウィニコットが描出しようとしているのは、そこに至るまでの「原始的発達における長い道程」の方である。乳児の内側への関心はクラインも述べていたことだが、「無統合状態」からの発展として読むと、こころの三次元性の獲得が際立ってくる。

「無統合状態」からの道程では、乳児は「自分の断片の部分・部分を集めてくれる人物」を必要とする。加えて、自己の断片を入れておく器の準備のみでは、不十分である。無統合から全体対象関係の間には、「原始的無慈悲さ(思い遣り concern 前の段階)」がある。「個人が統合され個人化されつつあり、自分の現実化を首尾よく始めたとしても、彼が全体的な人として全体的な母親とつながり、母親への自分自身の考えと行動の結果について思い遣るまでには、進むべき長い道程がまだ存在する」。その課題とは、「早期の無慈悲な対象関係」をワークスルーすることである。彼は、それが「理論的な段階」かもしれないと断るが、母親の役割と治療者の機能に関わる点で重要である。

「正常な子どもは母親との無慈悲な関係を、主として遊びの中で示しながら楽しむ。そして子どもは母親を必要としている。なぜなら、遊びの中でさえ、子どもの無慈悲な関係を許容する tolerate と期待できるのは母親だけであり、この無慈悲な関係は本当に傷つけ疲れ果てさせるものだからである。母親とのこの遊びがなければ、子どもは無慈悲な自己を隠し、それを解離状態の中でしか出せなくなる」

この生き残りを経て、最終的に子どもは思い遣りの段階に至る。統合を助けるのは、「乳児を世話する技術」と「パーソナリティを内部から集める傾向のある強烈な本能経験」とされている。前者は、「原始的没頭」の中で抱える・あやす・対象を提示するなどを母親が行なうことである。後者の役割は、明確にされていない。だが、それが欠けている群もあるだろう。それをもっと明確にしているのが、ビオンの「ベータ要素」と「アルファ要素」の概念である。ベータ要素は、凝集するかばらけるしかなく、アルファ要素のようにパーソナリティの内部を構成していくことはない。

ウィニコットはこの論文で、「原始的無慈悲さ」に続いて、その段階を半分戻る、「対象が報復的に振る舞う、さらに原始的な対象関係」を取り上げている。それは実際には外的現実との関係ではなく、内的対象との関係であり、彼は「外的現実から豊かにされることがないので、そこには成長はない」とする。しかしこの「原始的報復」という概念は、クラインへの当時のリップサービスだったのか、その後の彼の理論構成からは消える。その結果、彼の精神病論は、精神病固有の破壊性が欠けて芯のないものになる。しかしその

「精神病」が主に自閉圏のことだとしたら、了解できることである。

解離した「無慈悲な部分」は、治療環境の中での退行によって抱えられたならば、統合への道が開かれる可能性がある。しかし、「自己」が十分に成立していなかったとき、可能なのは外的環境を整えるマネージメントとなる。ウィニコットのon demandという技法は、こうして「抱える」必要が出てくるタイプの患者に向けた技法ではないだろうか。on demandとなるのは、患者の「欲求《ニード》」に任せているからであり、或る意味で任せざるをえないからである。赤ん坊の「自分のバラバラの断片が分析者という一人の人物によって知られる欲求《ニード》」が発達促進的なのは、上記のパーソナリティを纏め上げる「本能経験」を伴うからだろう。ビオンの用語で言えば、健康な赤ん坊の基本はそもそもアルファ要素的であり、そこには成長していく潜在力がある。それに対して、自閉スペクトラムのベータ要素は寄せ集められても自生的につながっていくことはない。

では、治療としてのon demand法には、どのような意味があるだろうか。一定の安定した治療構造は、退行からの再生を許容する設定である。それが目標なのに患者の防衛的な「欲求《ニード》」にのみ応じていたら、かつての環境の反復以上にはなり難い。しかし、そこに収まろうとしないが、或る種の支えがなければ、液状化を起こして存在流出や無限落下の危機に陥る、自閉スペクトラム傾向の患者もいる。この方法は、そうした事態への対処として直観的に考案されたようにも見える。

ただ、経験的に、そうした患者の治療の使い方は主観的で交流感は乏しい。そうした無統合を「抱える」ことは、解体を防ぐという意味で必要であっても、内的な変化をもたらすという意味では十分ではない。しかし、それができることのすべてという場合もありうる。身近な例では、北山修氏の「収まりの悪い患者」あるいは「解体する内側を包むヌイグルミ」の症例がある。失恋して「自分がなくなった」、下痢の悪化という訴えで来院した男子学生は、「アンチエディプス」など当時流行りの難解な言葉を並べ、棒人形の自己像を描いている。治療者は、欠席やキャンセルへの我慢を経て、来たときに次回の面接を決める on demand 法に移り、患者の意向を尊重して終結とする。そのとき残ったのがヌイグルミである。患者の身も蓋もなくなる事態（心的な「下痢」）は、対処され収まっている。もう少しアルファ要素つまり意味への志向がある症例では、当初の常同性や変化の乏しさが、数年から十数年の関与で変化していくこともありうる（Klein, 1990）。そうした見極めをどう行なうかも課題である。

以上をまとめると、従来の症例の中には自閉スペクトラムに該当する者がすでに含まれており、クライン派は、「病理的組織化」の概念でパーソナリティ障害の部分を理解し、高頻度の面接設定と重厚な情動的接触の提供によって「届き難い」患者たちに接近しようとしてきた。ウィニコットは、模倣のようで本態を見定め難い患者のその時々の「欲求《ニード》」に合わせる形で、on demand 法を考案して対処した。つまり、「病理的組織化」あるいは「偽りの自己」と判断されてきた症例の中にも、それぞれ、自閉的な中核に対する「殻型」あるいは「アメーバ型」として理解できるものがあるということである。今後、症例研究を通じて治療的因子について再検討する必要がある。

4　「自閉的部分」の臨床——シドニー・クラインとタスティン

最後に、「自閉性」を自覚的に扱った論考を参照しよう。それは、自閉性がもっと部分的だということである。

(1)　シドニー・クラインによる「神経症患者における自閉的現象」

シドニー・クラインの日本での知名度は、タスティンのスーパーヴァイザーということ程度かもしれないが、彼はこの領域の発展に重要な寄与を果たしている。ただ、論文で彼が提示している「神経症患者」にはアスペルガー的なところは全くないし、自閉スペクトラムの特性も一見したところ目立たない。彼らはビックとメルツァーが「二次元的」と形容した、こころの深みを欠いた患者たちと較べても高機能で、むしろ「高い知性を持ち、勤勉で成功していて、職業的にも社会的にも傑出した、好感の持てる人たち」であり、分析に来るのは「訓練上の理由からか、良い夫婦関係を維持できなくなった」ためである。彼らは夢を報告し、投影も象徴形成も行ない、こころの三次元性を或る程度達成している。こだわりや感覚過敏も明記されておらず、自閉スペクトラム特性はごく限局的である。

それでも「自閉的」と呼ばれるのは、パーソナリティの「精神病的部分」概念と合致しない、自閉症児に似た現象を呈し、分析が進んでいるようでも本当の進展はなく、触れられない患者のパーソナリティ部分があるためである。最も特徴的な類似性は、〝分離〟への強烈な不安とそれに対する防衛である。分離の不安と言っても、依存対象からの分離というより、対象による自己の庇護を失って解体や死・破綻に至る不安である。それらは殻の形成や胎盤様の対象へのしがみつきによって防衛される。そこには投影同一化・取り入れ同一化の機制があるので、適切な水準の解釈によって治療を進めることが可能である。逆に言えば、このような例だからこそ、敢えて「自閉スペクトラム（AS）」というカテゴリーを「自閉スペクトラム症（ASD）」とは別に立てる意味があるだろう。記述的な観点で既に自閉的特徴が散見される場合、結局ASDとして理解するのが適切であることが多い。

シドニー・クラインの理解は、ビック、メルツァー、タスティンらの概念と臨床の連なりにある。その後、オグデンは「自閉－隣接ポジション」の概念によって一般心性の一側面へと拡張し、ミトラーニは「擬似的対象関係」「特別防御」などの概念を展開している。

（2）タスティンの臨床経験

シドニー・クラインの先駆的な仕事に続いて、長年にわたって子どもの自閉症の精神分析的な治療に取り組んできたタスティンは晩年に、成人の「自閉的部分」についての着想を発表した。彼女の自閉症そのものに関する仕事は、平井の総説（第Ⅰ部第1章）を御参照いただきたい。タスティンは自閉症の殻型（shell-type）を主なモデルに、「落ちる」（falling）「こぼれる」（spilling）「溶ける」（dissolving）など、「私」の形がなくなる成人の自閉的不安を記述し、その防衛を論じた。

タスティンは、母親からの急激な身体的分離に耐えられなかった自閉症児がこの喪失と不安を否認する様式として、「自閉対象」（autistic object）や「自閉輪郭」（autistic shape）との関係を見出していた。「自閉対象」は、硬い質感によって自閉症の子どもが存在の連続性を人工的に維持できるようにする対象であり、「自閉輪郭」は柔らかく接する表面の感触だが、やはり対象の象徴的次元を無視して、感覚を通じた一体感を作り出す。前者は父親の機能の、後者は母親の機能の位置にとって代わる。こうした対象関係は、自閉的不安への特異的な対処として感覚刺激の世界に留まるために用いられており、その存在が隠されたままでいる限り、生き生きとした世界に戻ることは困難である。これは、ビオンが「言いようのない恐怖」（nameless dread）、ウィニコットが「無限の落下」（falling infinitely）と形容した、母親の情動に包容されない（uncontained）事態と同質である。

2冊の著作に書き残されたものを見ると、この領野に関しては、タスティン自身が探究の途上にあったように思われる。彼女の考察は「殻型」に集中しており、「アメーバ型」にはほとんど触れていない。著作に或る程度詳しく登場する自験例は、子ども時代に面接を受けたことがあって25歳のとき自ら治療を求めて来た、アリアドネくらいである。摂食障害があったマーガレットは成人というより思春期であり、他も子どもの症例の要約が大半で、あとはスーパーヴィジョン症例と総説である。無論そこにも、自閉性のサバイバル機能や、自閉的操作（口の中で頬を噛んで感覚刺激を与える）を禁止する介入など、多くの興味深い点が含まれている。

5　おわりに

先ほど引用したジョゼフィーヌ・クラインは、どうすれば「解釈をまだ活用できない患者たち」に治療的な接近が可能となるかを論じて、「私が推奨することで、すでに私たちがしていないことは何もありません」と断りつつ、「私たちが割合を変えて、もっと自信を持って、もっと適切に行なえば、今は精神分析に基づいた治療に向いていないと断られる人や治療初期に去る人、不必要に苦労する人たちが、もっとうまくいくだろうと思うのです」と提言した。25年以上のその論文で言及されていたのはかなり多様な集団で、必ずしも「タスティンが穴と呼ぶ」タイプの患者ばかりではない。現在ならば、診断的な理解はもう少し進んでいて、より細かく順当な分類をすることはできるだろう。では、その提言はすでに満たされて、先へと進められているだろうか。たとえ感度を少し変えることで済むとしても、それは振り返ってみればのことで、そこに至るまでにはパラダイムの大きな転換を要することがある。私たちの理解と経験の蓄積は、何かを生み出しつつあるだろうか、それとも、今なお続く変化には、まだ追い付き難いものがあるだろうか。第II部からは、自閉性をめぐる、今日のさまざまな臨床経験を検討していくことにしよう。

文献

Joseph, B. (1983) On Understanding and not Understanding: Some Technical Issues. *International Journal of Psychoanalysis*, 64: 291-298. 北山修（2016）「分析的枠組と分析的態度について」『精神分析研究』60巻1号、41－51頁

Klein, J. (1990) Patients Who are Not Ready for Interpretations. *British Journal of Psychotherapy*, 7: 38-49.

Klein, S. (1980) Autistic Phenomena in Neurotic Patients. *International Journal of Psychoanalysis*, 61: 395-402.

Mitrani, J. L. (1994) On Adhesive Pseudo-Object Relations-Part I: Theory. *Contemporary Psychoanalysis*, 30: 348-366.
O'Shaughnessy, E. (1992) Enclaves and Excursions. *International Journal of Psychoanalysis*, 73:603-611.
Riesenberg-Malcolm, R. (1988) The Mirror: A perverse sexual fantasy in a woman seen as a defence against a psychotic breakdown. In Spillius, E. B. *Melanie Klein Today: Developments in Theory and Practice*, Vol. 2. Routledge.
Tustin, F. (1986) *Autistic Barriers in Neurotic Patients*. Karnac Books.
Tustin, F. (1990) *The Protective Shell in Children and Adults*. Karnac Books.
Winnicott, D. W. (1945) Primitive Emotional Development. *International Journal of Psychoanalysis*, 26:137-143.
Winnicott, D.W. (1975). Through Paediatrics to Psycho-Analysis. Int. *Psycho-Anal*. Lib., 100:1-325. London: The Hogarth Press and the Institute of Psycho-Analysis.
Chapter XI The Manic Defence [1935]

第II部　児童期症例の理解

第4章　発達障害を持つと考えられる子どもとその家族のアセスメント

鵜飼奈津子

1　はじめに

本章では、まず筆者の体験を基に、英国の公的精神保健サービスにおける実践について紹介することを通して、発達障害を持つと考えられる子どもとその家族に対するアセスメントの一つのあり方を提示する。次に、それをわが国の相談機関に応用して取り入れる試みについて紹介したい。

筆者は、２０００年から２００４年まで、タヴィストック・クリニックという英国の公的児童・思春期精神保健サービス（ＣＡＭＨＳ：Child & Adolescent Mental Health Service）において、子ども・青年心理療法士（Child & Adolescent Psychotherapist）の資格を得るための臨床訓練を受けた。また、２０１３年には1年間、同クリニックを再訪し、それまでの自閉症チームから、そうした子どもと家族に対する生涯にわたる支援を見据え、その名もライフスパン・チームに生まれ変わった多職種協働チームに参加する機会を得た。

現在の筆者の主な仕事の一つは、臨床心理士を目指す大学院生の教育・訓練を行なうことである。大学院付属の心理臨床センターは、地域の住民に対する心理臨床サービスを提供することはもとより、そこで大学院生が実際に相談業務に就く（アセスメントを行い、必要に応じて心理療法を提供するなど）実習のための機関でもある。この点は、臨床訓練生が訓練の一環として多くの事例を担当する、英国の児童・思春期精神保健サービスと類似のシステムであると言えなくもない。そこで、第3節（80頁）で紹介するように、英国の児童・思春期精神保健サービスにおける筆者の経験から、有益であると考えられる方法を取り入れていこうと検討を重ねている。

ここで、本題に入る前に、そもそも現在の日本で盛んに用いられている発達障害という言葉が意味するところは何なのかということについて、若干の検討をしておきたい。

発達障害を持つ子どもという言葉は、そもそもどのような子どものことを指すのであろうか。これはあくまでも筆者の個人的印象であるが、現在の日本においては、本書のタイトルにも用いられている「自閉スペクトラム」という言葉があまり用いられなくなっており、その代わりに何やら一つのブームででもあるかのように、この発達障害という言葉がむしろ濫用されているのではないかと感じられることが少なくない。

教室の中で集団生活にうまく適応できない子ども。学習がうまく進まず達成度の低い子ども。ともかくも、大人の目から見て何か都合がよくない振る舞いをする子どもには、発達障害ではないかという「疑い」がかけられ、それが専門機関で「診断」を受けることによって「証明」されたならば、「やはり、この子どもは発達障害だったのだ（だから、あのような振る舞いをするのだ）」と、それでその子どものことがすべて分かったような気になり、周りの大人は安心してしまうようなのである。そして、もうそれ以降は、その子どもがどのような振る舞いをしたとしても、周囲の大人を煩わせることはない。なぜなら、その子どもは発達障害を持っているのだから（仕方がない）。こうした姿勢は、残念ながら、一部の専門家にも当てはまるようであり、たとえば発達障害だと診断された子どもには「心理療法は有効ではない」となかば自動的に判断が下されてしまうことも少なくないようである。

しかし、言うまでもなく、こうした「発達障害」の診断というお墨付きを得ることで、その子どものことが本当に理解できたということにはならない。たとえ発達障害を持っていたとしても、子ども一人ひとりには、個性がある。また、発達障害という診断を受けたからといって、その子どもの存在のすべてが障害を受けているということを意味するわけでもない。

自閉症を持つ子どもに対するポスト・クライン派の精神分析的心理療法における基本姿勢とは、「その子どもの自閉症ではない部分との関わりを持つことにセラピストが努め、その非自閉的な面を徐々に広げていこうとすること」であると要約できるであろう。このことは、一人の子どもの中には、自閉的な部分と非自閉的な部分の両方があるのであり、また自閉症という障害を持ってはいても、正常に発達する部分をも持っているという、ごくあたりまえのことを意味している。これは、日本で言うところの発達障害を持つと考えられる子どもの発達にも当然ながらあてはまるだろう。つまり、発達障害を持っていようがいまいが、子どもも一人ひとりには皆、個性がある。それぞれに異なる、豊かなパーソナリティを持つ一人の子どもであり、発達上、何らかの困難を抱えながらも通常の発達のプロセスをも日々歩んでいるということである。これは、どのような診断名がつけられようとも、その人がその人であることに変わりはないという基本的な視点である。こうした視点に関しては、すでに日本語版も出版されている『自閉症とパーソナリティ』(Alvarez & Reid, 1999)や『特別なニーズをある子どもを理解する』(Bartram, 2007)に詳しいため、ここではこれ以上繰り返さないが、本論の以下の各節はこうした視点から進めていくことをあらためて確認しておきたい。

2　タヴィストック・クリニックにおけるアンダー5・カウンセリング・サービスとライフスパン・チーム

(1) アンダー5・カウンセリング・サービス

タヴィストック・クリニックにおけるアンダー5・カウンセリング・サービスは、英国の公的児童・思春期精神保健サービスにおけるサービスの一つとして、英国の就学年齢である5歳以下の子どもとその家族に対して、5回までの面接を提供している。

主訴の多くは、夜泣きや授乳困難、トイレット・トレーニングなど、幼い子どもに一般に見られる問題から、分離不安や養育者の育児不安まで幅広い。また、同じ主訴であっても、その問題がより深刻になる前に対応できる可能性のある子どもと家族もあれば、背後に深刻で複雑な母子関係の問題や子どもの発達上の問題が存在する場合もある。いずれにせよ、長期にわたってその問題を放置することで、より深刻な母子関係の問題や虐待にまで発展する可能性を未然に防ぐ、早期介入の役割を担うことがこのサービスの目的の一つである。そこで、まずは母子間の緊張を解き、母親の不安を軽減することを目指すのである。

さらに、これら5回の面接は、子どもと家族の抱える問題の本質やニーズに対するアセスメントとしても重要な機能を持つ。たとえば、5回の短期介入モデルで十分に援助ができるものなのか、あるいはより長期にわたる広範な援助を必要とするものなのか。そしてその場合には、どのようなアプローチを行なうことが望ましいのかについて、ここでアセスメントをする。たとえば、一言で分離不安といっても、それが非常に激しい原初的な分離不安であるのか、あるいは発達の移行期におけるより正常なものなのかによって、介入の仕方は異なるであろう。また、相談に訪れた子どもと家族のニーズに対応するための最善の方法は何なのか。たとえば母子を「対 dyad」として見るのか、子どもよりもむしろ親に焦点を当てる必要があるのか。あるいは家族全体を一つのユニットとして見るのかなど、5回の面接の中で、それぞれの子どもと家族に対するより適切な介入について検討する。

要するに、幼い子どもとその子どもを抱える家族が、より迅速に問題の解決に向かえるように援助することがこのサービスの主眼であると言える。

(2) ライフスパン・チーム

▼ライフスパン・チーム

アンダー5・カウンセリング・サービスが乳幼児精神保健の領域に関わるものである一方、ライフスパン・チームは、先述のとおり自閉症チームからの発展を見たものであり、特別なニーズを持つ子どもの領域に関わるものである。従来の自閉症チームは、児童・思春期精神保健サービスに属しており、対象年齢も必然的に16歳程度まで（英国の子どもの義務教育終了年齢）とされていたが、そうした年齢制限を超え、生涯（ライフスパン）を通しての援助を提供していくことの必要性を考え、クリニックの成人部門の専門家との協働によって生まれたチームである。このチームもやはり多職種協働チームであり、子ども・青年心理療法士の他、児童精神科医、臨床心理士、教育心理士、成人心理療法士らと、それぞれの訓練生が所属している。

児童・思春期精神保健サービスからこのチームに紹介されてくるのは、知的発達の問題や自閉スペクトラムなどのコミュニケーションの問題が中核にあると考えられ、学校や家庭での関係がうまくいっていなかったり、行動上の問題を呈していたりする事例である。チームでは、現在に至る経緯を含め、その子どもと家族に関してできるだけ多くの情報を集め、チームとしてどういった援助を提供することができるのか、入念な受理会議を行なう。そして、どの職種の者がどういった形で子どもと家族に会うことが、その時点で考えられる最善の方法なのかを決定する。具体的には、臨床心理士や教育心理士による知能テストなどの心理検査を実施するのか、あるいは子ども・青年心理療法士による行動観察をベースとするアセスメントを行なうのかといったことであるが、ここで何よりも大切にされるのは、家族のみと面接を行ったり、子どもも含めた家族全員と面接を行ったりする中で、その子どもと家族が抱える困難について、時間をかけて明確にしていくことである。そうした多様かつ長期にわたるアセスメント面接の後に、どのような援助が考えられるのかについて、チームの中で、そして子ども本人や家族も含めた話し合いの中で検討する。

ここで提供されるサービスの代表的なものは、子ども・青年心理療法士による精神分析的心理療法や心理力動的集団療法、あるいは臨床心理士による行動的アプローチや心理教育グループ（8歳～13歳が対象）とその並行親グループの他、臨床心理士と子ども・青年心理療法士が協働で行なう思春期グループ、成人グループ（18歳～30歳が対象）、またペアレント・トレーニングなど幅広い。そして、学校などの関係機関への助言や定期的なケース会議への参加などを含め、地域の児童・思春期精神保健サービスとしてのサービスの展開が行なわれる。

ここで、多職種によるアセスメントの一例について簡単に紹介する。

【事例1】

特別支援学校に通う、重度の自閉スペクトラム症を抱える14歳の少女Lが、最近、学校でも家庭でも落ち着かずに、奇声をあげてパニックに陥ったり、頭を壁に打ち付けたりするなどの自傷行為が激しくなってきていることを主訴に紹介されてきた。母子家庭で母親は就労しており、これまでは一人娘のLと、特別支援学校での援助を受けながら静かに暮らしていたのだが、こうした娘の情緒的な不安定さを目の当たりにし、一体何が起きているのか言葉で説明することのできない娘の対応に疲労困憊した状態であった。

まずは、教育心理士が学校を訪問し、Lの様子を観察するとともに担当教員から話を聞いた。同時に、児童精神科医と子ども・青年心理療法士が母子との面接を行った。面接は当初、可能であれば母子を別々の部屋に分けて、前者が母親から生育歴を含めた現状について詳細に話を聴き、後者が子どもの行動観察をベースとしたアセスメントを行なう予定であった。しかし、母子でやってきた二人にそのことを提案すると、Lは途端にパニック様の叫び声をあげて母親にしがみつき、母親から離れようとはしなかった。そこで、母子同室で話を聴くことを提案し、現在の状況について聴くことから話を始めた。Lは、明らかに、はじめて訪れた見知らぬ場所で母親から引き離されることに恐怖とパニックを感じていた。

Lが話の内容の詳細をどれほど理解しているのかは定かではなかったが、椅子ごと身体全体を揺らしながら、時折、奇声をあげては母親の話を遮ろうとした。また、Lが夜、眠れないで困っているということに話が及ぶと、落ち着きなく部屋の中を立ち歩き、壁に頭を打ち付けるなどする。Lにとっては、自分について、そして母親が自分のことで困っていることについて、この見知らぬ場所で話をされていることが、どうにも落ち着かず、不愉快なようであった。面接者の一人であった児童精神科医は、このLの居心地の悪さを痛切に感じ取り、Lが大声で奇声をあげる様子にこれ以上耐えられないという切羽詰まった感覚を抱いていた。一方の子ども・青年心理療法士は、Lは奇声をあげたり頭をテーブルに打ち付けたりしながらも、時折、しっかりとこちらの方を見ており、その様子から、Lなりに何がしかのメッセージを伝えようとしているのではないかとの感覚を強く持った。

こうした母子同室での面接を2回ほど行った後、チーム内で検討を行った。そして、しばらくLと二人だけでの時間を過ごし、Lの様子をもう少し詳細に観察したいという子ども・青年心理療法士の意向を受けて、子ども・青年心理療法士による面接が開始されることになった。一方で、児童精神科医は、母親がこころの安定を取り戻し、ふたたび落ち着いてLとの関わりが持てるよう、もうしばらく母親との面接を続けることになった。そして、このことについてLと母親に提案したところ、今回はLは大きな不安を見せることなく、静かにうなづくことでこの提案を受け入れた。

また、Lの学校での様子を観察し、担任教師と話をした教育心理士は、Lはこれまで以上に周囲のクラスメートの言動に敏感に反応し、自分ができることとできないこと、またしたいけれど思うようにできないことについて明確に意識し始めているのではないかと考えていた。Lは、「できないこと」に対するこころの痛みをパニック様の叫び声を通して表現していたのかもしれなかった。

ここでは、現在のLの問題となっている行動について、早急に答えを出したり、たとえば投薬などのように即座に行動を抑えたりするためだけの介入をすることは控えられ、むしろ、言葉を話すことのないLのこころの中に起きているかもしれない変化や感情の波について、子ども・青年心理療法士の視点から時間をかけて理解していこうとする方針がとられることになった。そして、Lの行動観察をベースにしたこの子ども・青年心理療法士の面接は、チーム内の子ども・青年心理療法士によるスーパーヴィジョン・グループにおいて継続的に検討されることになった。

次に提示する事例は、自閉スペクトラム症が疑われる子どもの心理療法を希望する両親に対して、子ども・青年心理療法士がアセスメントに関わったものである。ここでは、たとえ子どもの心理療法という明確な希望が提示されてはいても、即座に子どものアセスメントに入ることはせず、家族の状況について整理しながら話を聞くことが優先された。

【事例2】

専門職に就く両親が、10歳の一人息子Dについて相談に訪れた。息子が自閉スペクトラム症など、なにがしかの障害を持っているといった診断を受けることを頑なに拒否するこの両親は、Dが幼い頃から友人関係がうまく作れず、集団生活の中では常に孤立していることを気にかけながらも、たくさんの習い事をさせたり、家庭教師をつけたりするなどして、母曰くDを「退屈させないよう」に常に配慮をしてきたという。しかし、初等学校の終了を目の前に控え、中等学校を選択しなければならない時期に入ってきた現実が、Dにとっては相当なプレッシャーになったらしく、最近では、素直に両親の言うことを聞かずに反抗的な言動が増えてきたという。また、学校でも他児のものを取り上げて床に投げ捨てたり、気に入らないことがあると教師にも他児にも暴言を吐いたり、奇声を上げてパニックに陥ったりするなどの問題が見られるようになってきた。学校では、かねてより、Dが一度専門的にアセスメントを受け、必要に応じて特別支援を受けることを示唆しており、今回もそれを強く勧めたが、両親は、それならば心理療法を受けることでDの状態が落ち着くのではないかと考え、それを強く希望してクリニックを訪れた。両親は、あくまでもDが何がしかの診断を受けることには否定的だったのである。

チームの受理会議では、心理療法を視野に入れつつも、もう少し詳しく両親からDと家族についての話を聞くという方針が取られることになった。そこで、子ども・青年心理療法士が、両親（時には都合により、父親のみ、あるいは母親のみが来談することもあった）の話を聞いていくことになった。両親は、当初より非常に威圧的な物腰で、子ども・青年心理療法士は、この両親が満足し、納得するような答えを与えなければならないといった強いプレッシャーを感じていた。また、時には、自分には何も有用な援助ができないという無能感に圧倒されることもあった。こうした感情について、チーム内で提供される子ども・青年心理療法士のためのスーパーヴィジョン・グループで話し合ううちに、子ども・青年心理療法士はこうした感覚こそが常にDが両親から受けているものであり、まだ出会ったことのないDの息苦しさを身も持って体験させられているのではないかと考えるようになっていった。

そうした面接を続ける中で、子ども・青年心理療法士は、徐々に、実はこの母親は、特に子どもを持って母親になりたいとは考えていなかったことや、赤ん坊だったDを見ても少しも可愛いとは感じられず、むしろ奇異な「生物」を押し付けられたような感覚に陥って、Dとどう関わったら良いのか分からずにずっと苦しんできたのだということが分かってきた。Dに多くの習い事をさせているのも、自分がDと二人きりになるのを避けるための手段のようであった。一方で母親は、Dにとっては全く関心も興味もなく、また退屈でしかないと思われるコンサートや芝居、博物館や美術館などに連れ出しては、その感想を「知的に」語り合うことを求めていた。そこでうまく会話が成り立たないことに、母親は非常な苛立ちを感じていた。この母親の苛立ちは、Dの父親である夫の仕事が不規則で、また収入にも波があることに対する苛立ちとも重なっていたようである。つまり、自分の周囲の人間は、誰も自分の意のままに動いてはくれないし、こころの安定を与えてくれないというわけである。母親は、夫であるDの父親に求めても得られないものをDから得ようとしていたのかもしれず、ここには両親間の夫婦としての問題とともに、そのような妻と息子Dのカップルから排除されている父親の姿が見て取れた。

こうした面接を重ねていく中で、両親ともに、当初の威圧的な雰囲気はかなり和らいでいき、担当の子ども・青年心理療法士には、当初のD（と担当子ども・青年心理療法士）を思い通りにコントロールすることばかりに躍起になっていた両親ではなく、むしろDのこころや今後の成長についてどのように考えて行ったら良いのかと、途方にくれる小さな迷い子のようにすら感じられるようになっていた。両親は今や、子ども・青年心理療法士に対して威圧的な態度で即効性のある助言を求めることよりも、Dは本来、両親とは異なる特性や個性を持つ一人の人間であるということを受け止め始めたようであり、そのことをむしろ子ども・青年心理療法士と共有するようになっていった。

そこで、子ども・青年心理療法士は、本当に心理療法がDの現在の状態にとって助けになるのかどうか、その判断を別の子ども・青年心理療法士に委ねるという提案をし、両親もそれに合意した。

この事例では、まずは問題となっている子どもDの両親との面接が、当初の要望であったDの心理療法に先立って行われた。その中で、担当子ども・青年心理療法士は、その逆転移を通じてDとDの家族の中で起こっているであろうことに対する理解を進めていき、両親との間でDについて考える「協働関係」（パートナーシップ）（Reid, 1999）が十分に機能してきたと考えられた時点で、ようやくDの心理療法のためのアセスメントに入ることを提案している。この時になってようやく、両親は教育心理士がDの学校での様子を観察するという提案も受け入れた。Dと家族の状況に対するアセスメントは、このようなプロセスを経ながら継続していくことになった。

▼ライフスパン・チームのサブグループとしてのASDクリニック

ライフスパン・チームに紹介されてくる事例の中には、特に確定診断を求めて訪れるものがある。その場合は、チーム内のサブグループであるASDクリニックにおいて検討することになる。このチームもやはり、多職種の構成である。ここで主な対象となるのは、8歳〜13歳のいわゆる高機能自閉スペクトラム症が疑われる子どもたちである。

ここではまず、その時点で確定診断が必要かどうかを見極めるために、異なる職種の2名が、まずは親のみと面接を行い、その時点で求められている診断のニーズの明確化をはかる。その次に、子ども含めた家族面接を行い、実際に診断プロセスを進めるかどうかの判断をする。この時点で、たとえば現在子どもが呈している問題にトラウマなどの情緒的な背景や環境要因が影響していると考えられる場合には、診断プロセスに入ることは見送り、ライフスパン・チームでの援助の可能性について検討する。

一方、診断プロセスを開始すると決定された場合には、先に親と子どもに対する面接を行った2名のうちの一人が責任者となり、以下の手順で診断プロセスを主導する。

(1) 責任者が、親に社会的コミュニケーションに関する質問紙（SCQ：Social Communication Questionnaire）を送付し、記入してもらう。

(2) 責任者が、親から子どもの生育史を聴取する。その際、子どものコミュニケーションの発達、ソーシャルスキル、これまで通ってきた教育機関における適応、友人関係、また子どもが特に関心を持っていることなどについて聴取し、子どもの生育史に関する遡及的アセスメントを行なう。また、現時点で問題となっていることとは直接の関係はなくても、学校生活に関するヒストリーは有益な場合が多いとの考えから、特に丁寧に聴取する。

(3) 責任者は、その子どもが過去に受けたアセスメントがあれば、そのレポートを見直す。

(4) 教育心理士が、親の了承を得た上で学校での子どもの様子を観察する。観察は、休み時間や移動時間なども含めた計1時間程度行い、同時に担任教師らからの聴取も行なう。

(5) チーム内で必要だと判断した場合には、教育心理士か臨床心理士が、主にＷＩＳＣなどの知能検査を行なう。また、過去の検査資料等の情報収集を行なう。

これらの手順を踏まえた後に、自閉スペクトラム評価のための標準化観察検査（ADOS：Autism Diagnostic Observation Schedule）を実施するかどうかを決定する。これを実施する場合には、その訓練を受けた者1名が子どもに一対一で対応し、他数名（うち1名は訓練を受けた者）が、マジックミラー越しにビデオ撮影、および評価を行なう。その後、施行者と観察者全員で協議し、評点を決定する。

これらのプロセスをすべて終了した後、診断について協議するための会議をASDクリニックのチーム全体で行なう。

ここで診断について検討する際の基本姿勢、および前提は、「診断は介入によって変化する」というものである。また、自閉スペクトラム症なのか、自閉的防衛を用いているのか。アタッチメント障害なのか、あるいは精神病レベルなのか。また、これらが混在しているのかについては鑑別の困難さがあり、診断はその時点で得られる情報に頼らざるを得ないという限界が強調されている。先述のとおり、情緒的要因、および環境要因が見え隠れする場合には診断は見送られ、その時点で適切であると考えられる介入を行いながら、診断についてはそのニーズも含めておよそ1年後に再検討することになる。

こうした複合的なアセスメントとチームでの協議のプロセスを経て診断を確定した後、親に対するフィードバック面接とともに、子どもとのフォローアップ面接を行なう。また、関係機関に向けた報告書等の作成をもって、ASDクリニックとしての役割は終結となる。その後、必要に応じて、教育心理士と責任者が学校との連携を行なう。

こうしたASDクリニックの診断プロセスを経た事例のうちのおよそ50%は、クリニック内の児童・思春期精神保健サービスの精神分析的心理療法、認知行動療法、あるいは家族療法に紹介となるほか、先述のライフスパン・チームのサービスが提供されることになる。
以下に、子ども自身には明らかに自閉スペクトラム症を疑われるような問題は認められないものの、母親の強烈な不安に対応するために、あえて診断プロセスに入った事例を提示する。

【事例3】

4人兄姉の末子である8歳の男児Kが、両親に伴われて診断を求めて来談した。Kは、学校では特に問題を指摘されたことはないのだが、母親は、Kには何か問題があるに違いなく、たとえばKは誰もが見過ごしてきただけで、実は自閉スペクトラム症なのではないかという不安に強くとらわれていた。ここで母親が考えていたKの問題とは、時折癇癪を起して駄々をこねたり、自分の思いが通らないと大泣きしたりするなどといった、8歳の子どもにとっては特別に問題があるとも言えないようなKの振る舞いであった。母親は、学校でもKには特別支援が必要であり、そうでなければKは大勢の子どもの中に紛れてしまって見過ごされ続けてしまうという不安を抱いていた。確かに、4人兄姉の末子として、Kは家族の中ではいつまでも「赤ん坊」であり、感情のコントロールや自分の考えを建設的に表現することができないといった点では、未熟な面もあるようには思われた。しかし、ここではむしろこうしたKを取り巻く家族、とりわけKが母親の不安の主たる投影の対象となっているという要因が無視できないであろうと考えられた。

しかし、母親の強烈な不安と要求を受け、チームとしては、敢えて母親が具体的な援助として受け止めやすいであろうASDクリニックでの診断プロセスに入ることを決定した。ここではむしろ「自閉スペクトラム症ではない」というお墨付きを与えることで、Kの成長にとって本当に大切なことは何なのかを考えるきっかけとして、診断プロセスを導入したと言える。

通常ならば、ADOSは、先述のとおり、施行者と子どもが二人で部屋に入り、それをマジックミラーの背後で数人が観察しながら記録を取るという実施方法である。しかし、この事例の場合には、両親がともにマジックミラーの背後で子どもと施行者の様子を観察し、それを臨床心理士が横について解説をするという異例の方式がとられることになった。母親の不安を軽減するための現実的なサポートとして、こうした方法が考えられたのである。臨床心理士は、施行者とKとのやり取りについて、マジックミラーの背後から両親に丁寧に説明を加えていった。両親は、施行者とやり取りをするKをマジックミラーの背後から熱心に見つめ、時折は質問をはさみながら、臨床心理士の説明に聞き入っていた。その後、いかにKが自閉スペクトラム症ではないのかということ、むしろ、母親の不安がKののびのびとした発達の枷になっている可能性があるということについて、臨床心理士が両親とともに観察した場面を振り返りながら話し合った。

むろん、Kに対しては何らの診断も下りなかったわけであるが、以後、母親の不安について考えるために、母親に対する心理療法の可能性が探られることになり、母親自身もそれを希望した。

この事例では、結果的には母親の不安について取り扱うことを目的とする母親の心理療法という経過を辿ることになった。ただ、そこに至る過程で、あえて子どもに対する具体的な診断プロセスを経ている。むろん、先に挙げたDの事例のように（Dの場合は心理療法への導入であったが）、本当にこの時点で診断プロセスに入ることが適切なのかどうかを両親との面接を重ねる中で検討して行くという選択肢もあった。このあたりのことに関しては、チームで議論を重ねた末に、まずは母親の不安の軽減を優先するべく、今回のようなアプローチがとられることが決定された。つまり、現実的なレベルで母親の不安を軽減する、あるいは母親の要望を満たすという方法がとられたと言える。その際、Kの「診断」が「密室」で行われるのではなく、両親の眼前で、丁寧な解説とともに行われたことが特筆に値すると言えよう。

(3) ポスト・クライン派の心理療法

現在の英国の児童・思春期精神保健サービスにおいて、自閉スペクトラム症について考える際の基本的な姿勢を一言で言うならば、器質的な問題を考慮に入れながらも、メルツァー（Meltzer, 1975）の次元論にも見られるような認知的視点を加味するものであると、まとめられよう。そして、タスティン（Tustin, 1995）がそうであったように、心因的な要因の強い自閉スペクトラム症に注目しつつ、「発達研究に裏打ちされた心理療法」（Alvarez, 1999）が提唱されている。つまり、従来の精神分析的心理療法といった言葉からまず思い浮かべられるような、いわゆる「葛藤－解釈」モデルのアプローチが取られているわけではないのである。

こうしたアプローチは、むしろ現代の精神医学や心理学における自閉スペクトラム症理解と矛盾するものではないと言え、自閉スペクトラム症に対する心理療法は、行動療法的なアプローチとは異なる選択肢として、特にヨーロッパでは広く採り入れられているということについても付け加えておきたい。たとえば、これまで紹介してきたタヴィストック・クリニックにおけるライフスパン・チームのアセスメント、あるいはASDクリニックのサービスを経た子どもと家族のうちのおよそ50%が子どもの精神分析的心理療法を提供されている。なお、タヴィストック・クリニックを含む、一般的な英国の児童・思春期精神保健サービスにおける子どもの心理療法は、おおむね週1回〜週3回の頻度で提供され、必ず親子並行面接、および概ね1学期に1回程度の振り返り面接が行なわれる。こうした子どもの精神分析的心理療法の実際については、これまでにもさまざまなところで紹介してきているため、そちらに譲ることとする。

3　日本の大学院付属心理臨床センターにおける実践

(1) 地域へのサービスとしての意義

わが国の公的機関における発達相談と言えば、まずは乳幼児集団健康診査という「場」を手がかりとした、乳幼児の心身の健康に関して相談できる機会が挙げられよう（これは現在の英国にはないシステムである）。また乳幼児の発達の問題に関しては，早期発見・早期療育という考え方が浸透しており，より低年齢の子どもに関する相談と，その後の療育のルートが確立されていると言えよう。

ただ，こうした発達相談は，一回の発達検査の実施とその結果に対するフィードバックのみに終始してしまいがちであったり，フォローアップ・グループへの参加など，集団療育を中心としたアプローチにとどまりがちであったりするのが現状であるといえる。そこで，こうした確立されたシステム内での相談ではサポートが不十分であると感じられる子どもと家族に焦点を当てることを目的に，筆者の勤務先の付属心理臨床センターでは，これまで述べてきた英国における理念と実践を参考に，「発達相談サービス」を展開している。

ここでは，タヴィストック・クリニックのアンダー5・カウンセリング・サービスと同様に，一件の相談につき5回の面接を提供する。また，サービスの対象となる年齢を高校生まで延長し，精神分析的行動観察による見立てを中心にしながらも，来談者からの要望に応じて，話し合いの上で必要だと判断した場合には，発達検査・知能検査も実施している。また，大学院生がより幅広い年齢の子どもの発達相談とそのアセスメントについて学ぶという，教育・訓練的な側面を含むことをも意図している。

(2) 方法

初回面接には，まず親のみで来談してもらう。そこで，担当臨床心理士が来談理由や問題となっている子どもの生育史および現在の状況などについて聴く。その際，親の同意を得て大学院生が陪席者として同席し，これらのやり取りについて観察し，詳細な記録を取る。その後，その記録を基に検討を行なう。

2回目以降の面接には，問題となっている子どもも共に来談してもらう。そして，親子の分離が可能であると判断された場合には、それぞれ別々の部屋に、それぞれの担当者と陪席者とともに入室し、子どもに対しては精神分析的行動観察を行なう。親の面接では、初回に引き続き、子どもや家族についての話を聴きながら、現在の困難について共に考えていくための面接を行なう。また、必要に応じて、関係機関との連携をとるよう努める。

初回面接時と同様に、こうした毎回の面接については、陪席者やほかの大学院生とともに検討し、子どもと家族についての理解を深めていくことを目指す。

5回目の面接では、親と子どもの担当者が、親子、または親のみとの面接を行い、それまでの面接を振り返りながら、こちらの考える子どもについての理解（見立て）を伝え、今後の方針について話し合う。たとえば、継続的な心理療法が必要であり、かつ適切であると考えられる場合には、親子並行面接を提案する。また、子どもの心理療法の必要性は感じられないが、親の不安が高い場合など、親の問題がより深刻であると考えられる場合には、親のみの心理療法を提案する。また、現時点では親子ともに心理療法の必要性は感じられないものの、すぐに相談を終了するのではなく定期的なフォローアップにより経過観察を行なうことが望ましい場合や、学校などの関係諸機関へのコンサルテーションが必要な場合には、随時それらを行なうことを提案する。むろん、こちらの提案に必ずしも同意されない場合もあるが、その際には5回の面接過程について振り返り、その時点での助言のみで相談を終結することになる。

（3）今後の展望

本発達相談サービスは、従来の公的機関における子どもの発達相談の枠組みをより充実した子どもと家族のアセスメントへと拡充することを目的に開始した。同時に、そうした視点を大学院生が学ぶ機会としての機能をも果たせるよう、日々、検討を続けている。

今後は、こうしたアセスメント形式の相談サービスを、子どもに関する相談全般に広げることで、子どもと家族の包括的アセスメントのシステムを確立することができるのではないかと考えている。

たとえば、発達上の問題は認められないが、不登校や不定愁訴などを主訴とする相談を本サービスの枠内で受け付け始めている。その場合もやはり、本サービスと同様の手順で面接を進め、サービス終了時点には、本人、および親とともに5回の面接過程について振り返り、以後の継続的な支援についての方針を定める。つまり、本人も家族も問題の所在や今後の目標について、ある程度の共通理解を持った上で、その後の心理療法などのサービスを受け始めることになるのである。

子どもの問題が主訴である場合、わが国の多くの相談機関では、子どもと家族のアセスメントを十分に行わないままに、「親子並行面接」を始めてしまうことが多いように思われる。極端な場合には、初回来談時に、即座に親と子どもを別々の担当者がそれぞれの部屋に案内して、いわゆる「親子並行面接」をスタートさせてしまうようなこともあるようである。そのような方法をとっていたのでは、問題の所在が不明確なままであるのはもちろんのこと、親と子どものそれぞれの訴えの間にある「ずれ」や認識の相違が不明確なままに、「心理療法」のみが独り歩きしてしまうことになる。そうした中で、相談が中断に至ってしまうことも少なくないように思われる。このように無目的に、あるいは自動的にとさえ言えるように「心理療法」を導入することには問題があると筆者は考えている。また、わが国においては、親の担当者が子どもと会って話をすること、あるいは子どもの担当者が親に会って話をすること、そして親と子どもの担当者と親子がすべてそろって話をすることに対する根強い反対意見もある。しかし、このこと自体が、子どもの心理療法を進めていく上での困難を呈する原因の一つになっているように思われる。

勤務先の心理臨床センターにおいては、本発達相談サービスをきっかけに、こうした子どもと家族の相談にまつわる包括的なアセスメントのシステムの導入が緒に就いたところである。今後も、発達障害の可能性の有無にかかわらず、子どもの相談における、こうしたいわゆる初期対応のプロセス――つまりはアセスメント――について、実践を重ねるとともに、その有効性について検討していく必要があると考えている。

文献

Alvarez, A.（1999）Addressing the Deficit: Developmentally informed psychotherapy with passive, 'undrawn' children. In Alvarez, A. & Reid, S.（eds.）*Autism and Personality*. Routledge.〔倉光修監訳／鵜飼奈津子・廣澤愛子・若佐美奈子訳（2006）『自閉症とパーソナリティ』創元社〕

Alvarez, A. & Reid, S.（eds.）（1999）*Autism and Personality: Findings from the Tavistock Autism Workshop*. Routledge.〔前出『自閉症とパーソナリティ』〕

Bartram, P.（2007）*Understanding Your Young Child with Special Needs*. Jessica Kingsley.〔平井正三・武藤誠他訳（2013）『特別なニーズを持つ子どもを理解する』岩崎学術出版社〕

Meltzer, D., Bremner, J., Hoxter, S., Weddell, D. & Wittenberg, I.（1975）*Explorations in Autism: A psycho-analytical study*. Clunie Press.〔平井正三監訳／賀来博光・西見奈子他訳（2014）『自閉症世界の探求――精神分析的研究より』金剛出版〕

Reid, S.（1999）The Assessment of the Child with Autism : A family perspective. In Alvarez, A. & Reid, S.（eds.）*Autism and Personality*. Routledge.〔前出『自閉症とパーソナリティ』〕

Tustin, F.（1995）Autistic Children Who are Assessed as Not Brain-Damaged. *Journal of Child Psychotherapy*, 20（1）: 103-131.

第5章

自閉症を持つ男児との集中心理療法
――アグレッションをめぐって

脇谷順子

1 はじめに

自閉症を持つ子どもたちはどのような世界に生きているのだろうか。そうした子どもたちにとって精神分析的心理療法（以下、心理療法と表記）はどのような助けになるのだろうか。母親や学校のティーチング・アシスタントへの攻撃性を理由に心理療法に紹介されてきたA男との心理療法を通して見えてきた彼のこころの世界の一端、そして心理療法を通してのA男のこころの発達について書いていきたい。

タスティン（Tustin, 1972）は、自閉症を持つ子どもの臨床素材は「テーマの万華鏡」のようであると記述している。ミラー（Miller, 2008）は、自閉症の子どもとの心理療法について、その子どもの心的状態をとても変わりやすい「イギリスのお天気」に喩え、一つのセッションの中に暴風雨、非情なほどの寒さ、気持ちのよい晴れ、陰鬱な曇天を含んでいるようだと表現している。そして、彼らの心的状態は、主に非統合の心的状態の間を揺れ動くため、異なる事象が逐次生じるという通常の発達の筋道はなく、遊びや行動は通常の仕方ではつながらなかったと述べている。A男に対して私は似たような印象を持ち、彼との心理療法において似たような経験をした。A男の心理療法のためのアセスメント開始時からA男と私との間には情緒的関わりがあり、A男のある面を私は理解しているように感じていた。しかし、そうした関わりが突然切れるということがしばしば起き、私は戸惑い、暗闇に残されたように感じた。そうしたことが起きた後、彼は再び突然私と関わり、彼の活動や遊びは意味のあるもののように思えた。それはまるでオンとオフから成る電気のスイッチのようで、中間の状態がないかのようだった。また、そのスイッチはA男のみが操作できるものかのようだった。A男の遊びや活動の意味ある連続性を見つけることは難しく、それぞれのセッションは統合と非統合、関わることと関わりが切れることといったさまざまな面からなっているように思えた。ミラーは、自閉症の子どもは心理療法を通して発達しているにもかかわらず、さまざまな心的状態に断続的に立ち戻り、それは心理療法開始時から最後まで続くと述べている。そして、彼女は非統合な面を持つ子どものそれぞれの側面について適切に関わっていくとき、そうした特徴を持つ子どもにどのように成長が生じるかを描こうとした。A男の発達を時間軸に沿って描くことは難しく、一つのセッションの中および、心理療法を通してさまざまな発達状態が見られ、彼の発達は行きつ戻りつしているかのようだったが、心理療法を通していくつかの領域で発達的な面が認められた。本章ではA男が心理療法に紹介されるきっかけとなった彼のアグレッシブな面[*1]について、臨床素材、および、転移–逆転移関係に着目しながら、A男の心理療法のプロセスを描きたい。そして、そこから見えてくる自閉症を持つ子どものこころの世界、対象との関係について考察したい。

2　家族背景と生育歴

A男は特別支援校に通っており、小学校低学年時、アウトリーチの心理士によって心理療法に紹介された。当時、彼は母親と3歳下の弟と住んでいた。母親との面接で得られた彼の生育歴や家族歴は次のようなものであった。父親は母親が弟を出産して間もなく家を出て以来、消息不明だった。周産期に異常はなかったものの出産に時間を要し、A男は帝王切開で生まれた。生後1ヶ月時に母乳からミルクに切り替えたとき、A男は抵抗なくミルクを受け入れ、よくミルクを飲み、よく眠る赤ん坊だった。幼稚園ではミニカーでのひとり遊びに没頭し、言語発達の遅れが顕著なA男を心配した幼稚園からの奨めで発達相談機関につながり、A男は特別支援学校内の保育園に通うことになった。その当時、A男はトイレの自立はまだであったが、保育園入園後1週間で日中のトイレは自立した。A男は自宅でも一人で静かに遊んでいることが多かったが、予測不能なことをしたり、窓から下に向かってつばを吐いたり、部屋の中を走り回ったり飛び跳ねたりするようになり、階下の住人からの苦情に母親は困っていた。そして、母親から注意されたり、思い通りにできないことがあったりすると母親をたたくなど、A男が乱暴になることが話された。A男と父親の関係について、たとえば、乳幼児期の父親との関係や、父親がいなくなったことへのA男の反応については、母親は「特に問題なかった」とだけ答えた。母親は父親のことについては話したくないと言い、それ以上の情報を得ることはできなかった。

3　心理療法のセッティング

A男の集中心理療法に先立って、観察とアセスメント・セッションを行なった。2回の観察の1回目は校庭、2回目はA男の教室で行なった。アセスメント・セッションは週一回50分の設定で、1学期間に渡って学校内のセラピールームで行なった。そこには砂箱、カラコロツリー、木製の電車とレール、おもちゃの楽器などいくつかの共有のおもちゃがあり、A男専用のおもちゃ箱も毎回用意した。おもちゃ箱には文房具類や筆記用具、ミニチュアの動物や家族人形、ミニカー、小さくてやわらかいボール、粘土、クマのぬいぐるみ、おもちゃの電話を入れた。その他に、A4サイズの紙、描画を入れるファイルを用意した。

A男の週三回（一回50分）の集中心理療法は2年間継続し、その後は週一回の頻度で2学期間続いた。セラピールームは、独立した建物として中庭に設置されていた。そして廊下から中庭へのドアは、子どもたちの安全のために常に鍵をかけることになっていた。セッションごとに私がA男を教室や校庭に迎えに行き、セッション終了後はクラス活動の場に彼を連れて行った。学校の休みのときには心理療法はお休みだった。母親面接は、A男の心理療法の最初の1年間は月に一度、その後は学期に一、二度のペースでアウトリーチの心理士によって行なわれた。また、学期に一度、心理療法でのA男の発達や今後の課題、家での様子を共有するために母親との振り返り面接はその心理士と私とで行なった。

4　A男との心理療法

(1) A男のアグレッシブな面

A男は母親やティーチング・アシスタントへの攻撃的行動を理由に心理療法に紹介されたが、A男との心理療法開始後しばらくの間、彼のそうした面について私は忘れていた。心理療法のためのアセスメント・セッションに先立って行なった最初の観察時、A男は校庭の遊具の一つにひとりでいたが、彼の表情は野性的で、私を睨《にら》んだり、つばを吐きかけたりした。そして、校庭の出入り口のドアの方を指して「行け！」と叫んだりした。私は彼に嫌われているように感じ、彼の心理療法を担当するのはあまり気が進まないと感じた。2回目の教室での観察時、A男の様子は一回目とはかなり異なっていた。A男は無表情で、ふらふらと歩いたり、棚の上にあったおもちゃの車を機械的に左右に動かしたりしており、教室でにぎやかに遊んでいるクラスメートたちもA男に関心を注いでいる私も彼にとっては存在していないかのようだった。その後、A男はドールハウス内の家具を並べ始めた。私が、「A君はドールハウスで遊んでいるんだね。近くで見てもいいかな」と言いながら近づいても、彼は私には全く関心を示すことなく家具を並べ続けた。しばらくすると、A男は私のことは見ないまま、おもちゃの家具を私に差し出した。私がそれを受け取り、「先生も一緒に遊ぼうよ、先生も置いてみてってことなのかな。どこに置くのがいいかな」と言っていると、彼は私が手に持つ家具を見て、それを私から取って自分で置いた。初回に比べるとA男は穏やかだったし、彼とは関わっていくことができそうだと私は感じたが、彼の心理療法を担当することに私はあまり気が進まないままだった。

アセスメントのためのセッションがセラピールームで始まったとき、A男の変化に私は驚いた。セッション前、私が教室にA男を迎えに行き、A男に声をかけると、彼はすばやく私のところに来て、自ら手をつないだ。彼のそうした態度に私は安心し、私の中にあった気の進まなさはどこかへ行った。そして、彼の変化の意味や私の気持ちの変化について考えることはなかった。

初回の観察時、A男は私の観察や存在を迫害的あるいは侵入的と感じたようだったが、それは〝自分でないもの not-me〟に対する彼の反応の一つの形だったのかもしれない。2回目以降の彼の穏やかさは〝自分でないもの〟に対して彼が経験する衝撃から身を守るための方法だったのかもしれず、そういった意味では、彼の穏やかさは〝自分ではないもの〟をスプリットしたり否認しようとしたりする性質を持つ反応だったのかもしれない。バロウズ（Barrows, 2002）は、自閉症を持つ子どものアグレッションについて言及し、アグレッションは分裂、排除されるため、現実生活に関わることが妨げられ、生命力のない自閉的な引きこもり状態につながると指摘している。

すっかり柔和になったA男に対して私は友好的で優しくなければならないように思い、それは心理療法開始後から2学期の終わり頃まで続いた。A男に対する私の接し方は、さまざまな形のビー玉の中でも球形の滑らかなビー玉を彼が好んで使っていたことや、「カラコロツリー」と呼ばれるおもちゃを使って玉を転がしてはその動きをコントロールしていたことと関連していたとも考えられる。A男にとって私は輪郭がなく摩擦もない滑らかな存在となり、「一体性」（Tustin, 1981a）という彼の幻想に私は影響されていたようだった。

(2) ものを叩くこと——フラストレーションの排出

A男はアセスメント・セッションが始まったときから、おもちゃのペグ[*2]や机やカーペットをおもちゃのハンマーで叩くことがあった。カラコロツリーは心理療法を通して彼がよく使用したおもちゃの一つだった。A男が木製の玉やビー玉をカラコロツリーに入れると玉は螺旋形に沿ってカラコロと軽快な音を立てながら受け皿へと転がり始めるものの、受け皿の外側に落ちてしまうことがあった。あるいは、A男が急いで玉をカラコロツリーに入れようとするとき、玉がカラコロツリーの外に落ちることもあった。玉をうまくコントロール出来ないと、A男はカラコロツリーからこぼれ落ちた玉をおもちゃのハンマーで叩くことがあった。そうしたとき、A男はアグレッシブな表情になり、それはまるで落ちた玉のことを怒っているように見えた。また、玉を叩くことによってコントロールできない玉へのフラストレーションを排出しているようでもあった。

A男のアグレッションが私を叩くという形で私に向けられることもあった。次はそうしたセッションから一部を抜粋したものである。

(3) アセスメント・セッション

〔セッション8〕

A男が棚の上のおもちゃを触っていたとき、その隣にあったおもちゃの太鼓に触れた。彼は「おー!」と少し大げさに言い、怒った顔で私を見た。前回までは破れていなかった太鼓の叩く部分が破れているのに私は気づいた。私が、「太鼓の皮が破れているね。破れているべきじゃないのにね」と言うと、彼はおもちゃのハンマーを取ってペグやビー玉やカーペットを叩き始め、表情はアグレッシブで野性的になっていった。この後、A男は急におもちゃを片付け始めた。私は「まだ終わりの時間ではないよ」と話したが、彼は片付け続けた。そして、おもちゃを片付け終わるとドアに行き、部屋の電気を消して、ドアノブを持った。A男の表情は硬くなっており、ペグやカーペットやビー玉をハンマーで叩いた後、何かに怯えたり不安になったりしているようだった。私は彼に、私と一緒に部屋にいるのは安全で大丈夫だし、もっと遊ぶ時間はあると話したが、彼はドアのガラスの部分をコツコツと叩き始めた。私が叩くのを止めるようにA男に言うと、彼は私を敵意のこもった目で見て、私のお腹と腕を叩いた。彼の突然の行動に驚いた私は、「A君は私に怒っているのかな」と言い、「教室に戻りたい気持ちも分かるけど、まだセッションの終わりの時間じゃないよ」と言った。A男はドアのガラスの部分を手のひらで叩き始めた。割れると危ないから、ガラスを叩くのは止めなければならないことを私が話すと、A男は私を睨んだかと思うと私を押し、突然押されたことその力に私は驚いた。

おもちゃの太鼓の皮の一部が破れていたことは、A男のアグレッシブな面や不安を刺激したのかもしれない。あるいは、彼はおもちゃの太鼓を壊してしまった誰かに同一化、あるいは一体化して、ペグなどをハンマーで叩いたのかもしれない。A男はおもちゃを片付けて部屋を出ようとしたが、これはこの時期、何かが彼の思い通りにいかないときや、何らかの不安や怖れを彼が感じたように思えるときの彼のパターンだった。タスティン（Tustin, 1981b）が自閉症を持つ子どものフラストレーション耐性の脆弱性について述べているように、A男にとってフラストレーションに耐えることは難しいようだった。また、A男は自分がしたいことができないとき、それは私のせいだと言わんばかりに私を睨むことがあり、私のことを彼の万能的世界を邪魔する人のように経験していたのかもしれない。

（4）対象との一体化

心理療法開始後も、A男はものを叩くことを続けた。それに加えて、彼はビー玉の入った小箱やおもちゃの入ったバスケットやペンや鉛筆が入れてあるカップをひっくり返して中のものを全部落とすことも始めた。

特に休み後のセッションでそうした行動が見られることが多く、A男が容器をひっくり返して中身をばらまくのは、セッションの休みを彼がどのように体験したかということと関係しているのかもしれないと私は考えた。

心理療法開始後の特に一学期間、A男はおもちゃの馬を使うことがあった。彼は白色、茶色、オレンジ色の3体の馬を使い、馬どうしを叩き合わせたり、色鉛筆やペンを使って馬を叩いたり、あるいは、鉛筆やペン同士を叩いたりした。

次の抜粋は、A男が馬やペンを使う様子を示している。これは、学校の学期半ばの休み後[*3]の最初のセッションである。

〔セッション14〕

A男は何台かのおもちゃの車両をつなげて、そのうちの一つにビー玉を入れた。車両のスペースはビー玉を入れるには小さく、ビー玉はすぐに落ちた。A男がビー玉を入れようとしても、ビー玉はすぐに落ちるのだが、A男は何度もこれを繰り返した。（中略）この後、A男は机に移動し、ペンと鉛筆が入っているカップをひっくり返し、ペンや鉛筆が机の上に散らばった。私は、それは学期半ばのセラピーの一週間の休みに対するA男の反応だろうと考え、「ペンや鉛筆が一緒になっていて、カップの中に入っているのがいやだったのかな」と言った。彼は黒色、こげ茶色、茶色の色鉛筆を右手に握り、他の色の色鉛筆を左手に握り、それらをまるで戦っているかのように動かし始めた。この後、A男は白色の馬を手に取り、暗い三色の色鉛筆を使って、まるで馬と色鉛筆が戦っているかのように使った。白色の馬が色鉛筆に叩かれたり、あるいは馬が鉛筆を蹴ったり体当たりしたりということを繰り返した。その後、A男はそれらを持って砂箱に移動し、白い馬を砂の上に横たえ、黒、こげ茶、茶の3本の色鉛筆で馬を叩き始めた。私は、「誰かが馬を怒っているのかしら」と言い、「先週は学校がお休みで、セラピーもお休みで、先生に会えなかったことをA君は怒っているのかな」と付け加えた。A男に私の言葉が届いているかどうか、彼の様子からは判然としなかった。

このセッションは学校の休みに伴う心理療法の休み後の最初のセッションであり、A男は私の不在やセッションの休みに反応しているように私は感じた。ビー玉がおもちゃの電車のスペースから落ちたとき、A男の顔とビー玉の距離はとても近く、A男はビー玉をじっと見ており、まるで〝落ちた〟ビー玉と一体化しているかのようだった。そして、容器に収まっている色鉛筆やペンを落としたときには、〝落とす〟側に一体化しているかのように思われた。A男は〝落とす側〟と〝落とされる側〟を瞬時に移動して、それぞれと一体化しているかのようだった。

A男は茶色の馬で白い馬を叩いたり、白い馬で茶色の馬を叩いたり、オレンジ色の馬で白い馬や茶色の馬を叩くこともあった。茶色の馬を使って他の馬を叩いているとき、A男の表情はアグレッシブで敵意に満ちているかのようなことが多く、彼は茶色の馬に同一化しているような印象だった。遊びの中で、オレンジ色の馬は母親対象を、白い馬は父親対象かきょうだい対象を表象しているように見えた。馬を使ったA男の遊びを観察しているとき、父親像やきょうだい像への彼の怒りの感情が表現されているように私は思ったが、2学期以降、A男はおもちゃの馬を使うことはなくなり、こうした形の遊びは発展していかなかった。

(5) セラピストの怒りを挑発すること

A男の心理療法を振り返って見ると、最初の観察のときから彼はアグレッシブな面を見せていたことが分かる。しかし、私は彼のそうした面から少し心的距離を置いており、しばらくの間、私が強く感じていたのは無力感だった。A男のアグレッシブな面を私が忘れていることについて、2学期目の終わり近くのスーパーヴィジョンで話し合われた。A男が思うようにおもちゃが動かなかったり，何か思い通りにできなかったりすると，A男はセラピールームから中庭に出て，中庭から廊下に通じる鍵のかかったドアに行き，ドアを蹴ることが時々あった。そうした後，A男は無表情になり，ドアノブを持ったままそこに居続けた。そうすると，私が何を言っても彼は動かず，時には30分近くもそこで過ごすことになり，私は無力感に圧倒された。スーパーヴィジョンでは，私の無力感の背後にあるかもしれない私のA男に対する苛立ちや怒り，そしてそれらを感じることへの私の不安について，A男の投影同一化の可能性も含めて検討された。そして，A男のアグレッシブな面は彼の発達にとって重要な要素であること，つまり，彼と私は別々の人間であるという感覚が彼の中で発達していくことを助け，言葉を使った私とのコミュニケーションの発達を促すだろうということも話し合われた。「一体性」という彼の幻想に過度に影響されないためにも，A男のアグレッシブな面や私の中に生じる彼に対する怒りや苛立ちについて考えていくことが必要なことを私は理解し始めた。そして，私は，境界や限界を設定し，A男がそれらを受け入れることができるのを助ける強さを持つ人としてA男とのセッションを行なうことを意識するようになった。A男のアグレッシブな面や私自身の中に生じる怒りに対して私がオープンであろうとすると，A男は彼のそうした面をより表現するようになった。しかし，彼はアグレッションを表出した後はまるですべての感情が消失し，こころが空っぽになったかのようなぼんやりとした表情で過ごすことがあった。あるいは，怒りと怯えの入り混じったような顔で部屋から出て行き，廊下に通じるドアのノブを持って無表情のままでその場に居続けることも続いた。それは，まるで彼の中から排出された怒りやアグレッションで部屋がいっぱいになってしまったように感じて，そこから逃れようとしているかのようでもあったし，彼のアグレッシブな面や怒りを私に投影し，私の怒りや攻撃性に怯えているかのようでもあった。

次は，A男が私の怒りを挑発しようとし，その後無表情になっていった様子を描いている。

〔セッション45〕

セッションの半ば、A男はおもちゃのレールをつなげて車輌を走らせていた。よく彼がするように、A男は両膝をカーペットにつき、顔を車輌に接近させて、まるでレールか車輌に一体化しているかのように電車を動かし、その動きに併せて彼の目玉も動いていた。私は彼がやっていることや彼の様子を描写してみたが、私の声は彼には聞こえていないかのようだった。少しすると、急にA男は連結されていたレールと車輌を一つずつばらばらにして、バスケットの中に収め始めた。「A君は電車で遊ぶのを止めることにしたんだね」と私は言ってみたものの、私が言っていることは彼には何の意味も持っていないようだった。彼はおもちゃを片付け終わるとドアを開けて中庭に出た。私は、「まだ、終わりの時間になっていないよ。お部屋で過ごす時間だよ」と言ってはみたが、彼にとっては、ドアとか時間という「境界」はまるで存在しないかのようだった。私は内心、ややうんざりしながら、「セッションの時間はまだ半分残っているよ。先生はお部屋の中にいるね」とか、「A君のことを部屋で待っているよ」と言った。A男は中庭をふらふらと歩いたり、庭に埋め込んであるレンガの上をつま先立ちで歩いたりしていた。ふと彼は溝の上に置いてあるふたに興味を持ったらしく、それを持ち上げようとした。私が「それは、そのままにしておこうね」と言うと、A男は私を睨み、中庭から廊下に通じるドアのところに行ってドアを蹴り始めた。私が、「ドアを蹴っても開かないよ。A君も知っているように、終わりの時間になったら、先生がドアを開けることになっているよね」とか、「A君は先生と一緒にお部屋で遊ぶことができるのにね。先生と部屋の中に居ても大丈夫なのにね」と言うと、少しして彼はドアから離れた。そして、何かを拾ってそれを他の部屋の窓に向かって投げた。それが小石だと気付いた私は彼のところに行き、石を投げるのは危ないからやめなければいけないと話した。するとA男は怒った顔をして、廊下へと通じるドアに行き、挑発するかのような目で私を見ながらドアを蹴り始めた。ドアを蹴った後、彼はすっかり無表情になり、セッションの終了時間までそこに居続けた。

A男が挑発的な目で私を見ながらドアを蹴り始めた時、彼がドアだけではなく、それに表象されている私が設定する境界や限界を蹴ろうとしているように感じ、私は苛立った。A男は私の怒りを挑発するためにドアを蹴っていたようでもあったが、ドアを蹴ることはフラストレーションや怒りの排出でもあるかのようで、無表情になったA男はまるで心も空っぽになったかのように見えた。そうすると、A男と私との関わりはすっかり途切れ、A男に何を話しかけても彼にとって私は存在すらしていないかのようだった。

心理療法が進むにつれて、A男が情緒的な性質を含むやり方で私の怒りを挑発するときも生じた。そうした変化に伴って、セッション中に彼が部屋から出ていくことは減った。次はそれを描いている。

〔セッション86〕

A男がビー玉の入った箱を開けると、そこには新しいオレンジ色のビー玉が入っていた。私は、セッションの前に共有のおもちゃの一つであるビー玉の箱の中をチェックするべきだったと思っていた。A男の様子から、彼が見慣れぬ新しいビー玉に気づき、何か不快な感情が彼の中に生じたように私は感じた。A男はそのビー玉を口に入れ、私を上目遣いに見ながら舐め始めた。彼が誤ってビー玉を飲み込んでしまうのではないかと私は少し不安になり、口から出すようにA男に言った。しかし、A男は私の目をじっと見ながら首を振り、なおもビー玉を口の中で舐めたり、舌で転がしたりしていた。少しすると彼は口を少し開け、それはまるで私に口の中を見せようとしているかのようだった。ビー玉は見えず、私は彼がビー玉を飲み込んだのかと思い内心焦った。とそのとき、A男は私に近づき、ビー玉を私の洋服の上に落とした。A男がビー玉を飲み込んでいなかったことに私はほっとすると同時に、彼の行動に驚きながら、「このビー玉は箱の中にあるべきじゃなかったね」と言いながらティッシュでくるんでポケットの中に入れた。A男はティッシュペーパーを取り、怒った顔で彼の口の中にティッシュペーパーを押し込んだ。A男の怒っている気持ちを私が話すと、彼はティッシュペーパーを自分の口から取り出し、私の口の中に押しこもうとした。私は驚き、やめるように言ったが、A男はなおも私の口の中にまるめたティッシュペーパーを押しこもうとした。A男に苛立った私が少し強い口調で「駄目だよ」と言うと、彼はそのティッシュペーパーをくしゃくしゃにまるめて、怒った表情で私に向かって投げつけた。そして、カーペットの上に落ちたティッシュペーパーを拾ってびりびりに破いた。

A男の怒りの表わし方には変化が認められる。彼は部屋から出て行ったりドアを蹴ったりするなど、身体的に怒りやフラストレーションを排出する代わりに、少し洗練された方法で怒りを表わし始めたようだった。A男はティッシュペーパーを使って、彼の怒りを私の中に押し込もうとしたようだった。A男は新しいビー玉を見たとき、他の子どもの存在を感じたのかもしれない。あるいは後に記述するように、新しいビー玉をライバルの子どものように感じて、彼の嫉妬心が刺激されたのかもしれない。このことは、三者関係という性質を含む対象という感覚の萌芽が彼の中に生じ始めていることを示していたのかもしれない。

(6) 怒りの投影

心理療法が始まって3学期目、A男の怒りが私に投影されたと思えるような印象深いセッションがあった。次はそのセッションからである。

〔セッション72〕

教室にA男を迎えに行ったとき、休憩時間が終わったらしくクラスの子どもたちはちょうど校庭から戻ってきているところだった。教室には見知らぬ女性がおり、出張中の担任に代わっての臨時教員と知って挨拶をした。A男は手に封筒を持っていて、それをとても幸せそうに眺めていた。封筒は手作りらしく、花や食べ物などの絵が描かれていた。休憩時間の間、彼がその封筒をずっと手に持っていたのだろうと私は思った。A男の満ち足りた表情から、彼はその封筒をとても気に入っていて、とても大切なのだろうと思った。私が「A君、こんにちは」と言うと彼は私を見て、私の方にやってきた。2人で教室のドアに向かって歩いているとき、臨時教員がA男に封筒を教室に置いていくように言った。私は、封筒はA男にとって大切そうだし、セッションに持っていくのは構わないと言おうと思ったが、教室では教員のやり方を尊重するべきだろうかという思いもあり、何も言わなかった。A男は立ち止まって身を固めた。教員が再び「封筒は置いていきなさい」とやや厳しい口調で言うと、彼は「いや！（〝NO〟）」と大きな声できっぱりと言った。セラピールームに行く際、A男は教室から何かを持っていくことが必要な場合もあるみたいだということを教員に話してみようかと思ったとき、彼女はA男の所に行き、封筒を取り上げた。私は教員の行動に驚き、A男はまるでショックで凍りついたかのようだった。そして、A男の目から涙がこぼれた。私は、A男の涙に驚き、彼に対して申し訳なく思った。私はA男に、封筒は教員が彼のトレイの中にしまってくれたから無事で、セッション後には封筒をまた手にすることができると話してみたが、A男は微動だにしなかった。少し時間が経ち、A男は両膝を折り曲げたままの前かがみの体勢で教室のドアから出た。そして、教室のすぐ外の廊下にしゃがみこんだまま、しばらく動かなかった。涙が頬を伝い、鼻水が流れているA男に、私は彼がどんなに悲しく思い、また、怒っているかを話した。

その後、A男にセラピーの部屋まで行こうと私が何度促しても彼は動かなかった。休憩から戻ってきた彼のティーチング・アシスタントがA男にセッションに行くように促すと彼はやっと立ち上がった。そして、彼女は「ペンギン歩きをして行こう」と言いながら、A男をお腹で押しながら中庭に通じるドアまで連れていった。ティーチング・アシスタントはA男がセッションに行くのを手伝ってくれていることを私は理解しながらも、私は彼女に対して怒りを感じ、その怒りに私自身戸惑った。ティーチング・アシスタントにはそんな意図がないことは十分理解しながらも、私はまるで、自分が役立たずで、彼に対して何もできない能無しのように感じさせられているような気がしていた。ティーチング・アシスタントが去った後、A男は中庭から動かず、私に背を向け続けた。私は、A男にとって封筒はとても大切で、ずっと持っていたかったことや、A男が封筒を持ち続けられるように助けなかった私に対して彼が怒る気持ちはよく分かると話した。しかし、A男は私に背を向け続けた。私は彼のこころから締め出されたように感じ、惨めで悲しい気持ちになっていった。しばらくして、今日はセッションの最後まで彼と中庭にいることになりそうだと思った私はA男に、「先生、コートを取ってくるね」と言って、セラピールームに向かった。コートを持って部屋から出ようとしたとき、A男が笑顔で部屋に向かって歩いているのに私は気付き、私はまるで彼が私のことを許してくれたかのように感じ、ほっとした。

A男にとって、封筒を取り上げられたことはまるで身体の一部を突然もぎ取られたかのようなショックだったのだろう。そして、封筒を取り上げた臨時教員への怒りは、封筒を守ってくれなかった私への怒りとして私に表現されたようだった。ティーチング・アシスタントに対する私自身の不愉快さや怒りの感情、そして無能力感は自分でも驚くくらいに強く、その強さに戸惑いながら、A男が感じた臨時教員への怒りや無力感が私に投影されている可能性について、A男の惨めさと怒りを私は実感しながら考えた。A男が私をこころを持つ対象と見なすようになってきた萌芽が伺えるように思う。

(7) A男の怒りと嫉妬心――「第三者」という感覚の萌芽

当初、A男は他の子どもたちには関心がないように見えた。セッション前、私がA男を迎えに教室に行くと、彼のクラスメートが私に挨拶したり話しかけたりして私の注意を引こうとしたが、彼は無関心な様子だった。心理療法が進むにつれて、A男は他の子どもに関心を持ち始めたようだった。そして、いつも私と一緒にいることのできる「特別な赤ちゃん」がいるという幻想を持ち始めたように思えることがあった。

次は、A男が赤ちゃん人形に対して怒りを表わしたときの様子を描いている。この頃、A男は初歩的なかくれんぼう的な遊びを始めていた。

〔セッション83〕

セッションの終わり近くに、A男は椅子に座っている私の後ろに立ち、生き生きとした大きな声を出した。それはまるで、「隠れたよ！　探して！」と言っているかのようだった。私は「A君の声だ！　A君、どこかな」とA男を探すふりをして、後ろを振り返りながら「A君、ここにいた！」と言うと、彼は満面の笑顔になるのだった。こうした一種のかくれんぼうのような遊びを繰り返しているとき、A男は私の背中にキスをし、「A君は先生と一緒に遊ぶのが楽しいって教えてくれているみたいだね」と私は話した。すると、彼は私の正面にやって来て、私の唇にキスをしようとした。私は彼が私のことを大好きだということはよく分かっているし、私たちは一緒に遊ぶことができると話した。彼は、私の椅子の下に入りこんだ後、這い這いで移動し、私は「A君は先生の赤ちゃんになれたらって思っているのかな」と言った。彼は赤ちゃん人形がゆりかごに寝ている場所に行き、とても狭いゆりかごの下を覗き込んだ。そして、A男は赤ちゃん人形を乱暴につかんで、洋服を脱がせ始めた。A男は人形の腕を持って、振り回し、人形の腕や身体にパンチし、人形を床に投げつけた。私は、「A君は赤ちゃん人形に怒っているみたい。どこかに行ってほしいと思っているみたい」と話した。彼は、人形をつかんで砂箱に行き、砂箱の中に人形を置き、その上に砂をかけ始めた。

これまでにA男が赤ちゃん人形に関心を示すことは稀だった。A男がゆりかごの下をのぞいたとき、まるでそこに誰か隠れているかのようだった。A男は、赤ちゃん人形は常に私と一緒にセラピールームに居て、私の唇にキスをすることも許されていると思っているかのようであり、そうした「特別な赤ちゃん」に彼が嫉妬心を抱いているようだと私は思った。A男は彼の怒りと嫉妬を赤ちゃん人形に向けたようであり、これは、彼が他の子どもについて考えること、すなわち、三者関係という感覚が芽生え始めていることを示唆しているようだと私は考えた。ウゼル（Houzel, 2001）は、想像上のきょうだいたちという考えを背景にもつタスティンの「赤ちゃんたちの巣窟」いう考えを発展させ、それは他者という感覚が子どもの中に生じ始めたサインだろうと考えていた。

心理療法が開始して2年目の2学期後のセラピーの休みから戻って来たとき、私はA男の別の変化を観察した。休み明け、中庭には新たに花のプランターがいくつか置かれており、木の根元の部分にも花が植えられていた。A男はセラピールームに行くとき、花の上を走り、わざとそうしているように見えた。ウィッテンバーグ（Wittenberg, 1975）は、ジョンとの精神分析開始後の最初の週末後のセッションで、「花の子どもたち」（flower children）へのジョンの嫉妬によって、彼の絶望と激しい怒りが増大したと述べている。休み明け、新たに、そして急に現れた花はA男にとって学校の他の子どもたち、あるいは私の子どもたちを表象していて、それらにダメージを与えたいかのようだった。休み後、A男の教室での変化も私は観察した。彼は、かつては他の子どもたちが私に挨拶したり話しかけたりしても無表情だったが、彼のクラスメートが私に話しかけたり私の方にやって来たりすると、急いで私と手をつないで彼らを睨みつけるようになった。それはまるで、セッションという特別な時間を私と過ごすのは自分だということを他の子どもたちに宣言しようとしているかのようだった。

（8）境界や限界設定へのA男の反応

境界や限界を設定し、それを守ろうとすることは、A男と私がそれぞれのこころを持った別々の人間であるという彼の感覚が少しずつ発達していく助けになったようだ。その一つの例として、セラピールームのある中庭に通じる廊下を走ろうとするA男とそれを止めようとする私との間で起きたやりとりの変化がある。心理療法の1年目、A男は私の隣を歩いていたが、2年目になると廊下を走り始めた。私は彼に安全のために皆が廊下を歩くことになっていると話し、「安全のために歩こう」と言って、彼と手をつなごうとした。しかし、A男は手をつなごうとはせず、廊下を走ろうとする彼に私は苛立った。スーパーヴィジョンで代替案が話し合われ、歩くことが難しい場合は手をつなぐ代わりに、A男の胸の前に私の手を置く方法を取ることをA男に伝えた。そして、A男が走ろうとするとき、「歩こうね」と言いながらA男の胸の前に私の手を置くようにした。A男は私の手を胸で押して走ろうとしたが、私の手を押しのけてまで走ることはできず、それによって彼のフラストレーションは高まったようだった。すると、A男はセラピールームのドアの開閉をコントロールし始めた。彼は先に部屋に入ってドアを閉めてドアノブをつかみ、私が部屋に入れないようにした。A男は私によって動きをコントロールされていると感じたようで、私がセラピールームに入ることを止めることによって、私の動きをコントロールしようとしているようだった。

心理療法開始後2年目の2学期、A男はより長い時間、私をセラピールームから締め出すようになった。私は彼に苛立つようになり、ドアの外に居る退屈さをより強く感じもした。A男は私を閉め出すことによって、廊下を走りたいのに私の手によって走ることができない苛立ちを私に伝えようとしているみたいだと私が話すと、彼は怒りのこもった声で、「ダメ！（〝NO〟）」と言った。セッションの開始時にA男が私を部屋から閉め出すことが続いたときのあるセッションで、彼がドアを閉め続けるなら、部屋に入ってセッションを一緒に行なうために私はドアを押して開けるつもりだと彼に話し、十数えるまで待つことを伝えた。私は数を数え始めたが、A男はドアのノブを持ったままそこから動かず、私は「十数えたから、ドアを押して開けるよ」と言って、ドアを押して部屋に入った。するとA男は怒った表情でドアと私を蹴り、紙をくしゃくしゃにまるめて、うなり声を上げながら私に投げた。その途端、彼は怯えた表情になった。私は、A男は私の仕返しを恐れているようだと話した。A男が廊下を歩くようになるまでに時間はかかったが，2年目の3学期頃，彼は廊下を歩くようになった。こうした経験を通して，境界や限界はA男がコントロールできないものだが，それは彼の情緒的および身体的な安全を守るものであることを彼は学んでいったようだった。

(9) かくれんぼう遊び

この時期，興味深いことに，A男は私を閉め出した後，部屋に入った私と初歩的な形のかくれんぼう遊びをするようになった。彼はドアノブをしばらくの間持って，私の入室をコントロールした後，ドアから離れ，机の下に隠れて私のことを椅子の後ろから覗くということを始めた。「A君はどこかな」と言いながら彼を探すふりをしている私をA男は好奇心，不安，あるいはその両方が混在したような表情で見ており，「みぃつけた！」と私が言うと，彼は「だめぇ！」とふざけた感じで笑いながら言うのだった。これはセッションの最初の二人のやりとりになっていった。A男は，怒ったりフラストレーションを感じたりした時に「だめ」と言っていたが，遊びの要素を帯びた「だめ」や「いや」を言うようにもなるという変化が生じ始めた。次は，A男がふざけて「だめ」と言っている様子を描いている。

〔セッション135〕

A男は，教室を出ると廊下を早歩きで歩き始め，それはスキップに変わり，A男は今にも走り出しそうだった。私は「歩こうね」と言いながら，彼の横を歩いた。私が中庭に通じるドアのカギを開けると，A男はセラピールームに走って行った。そして，笑顔で私を見ながらドアを閉め，ノブに手を置いているらしかった。私が部屋に歩いて行くと，A男はドアから離れた。私が部屋に入ると彼は既に机の下に入っており，椅子を自分の方に引きながら，大きな声で何か言った。それは「歩く」とも「かべ」とも聞こえた。[*4]「机の下にもぐって椅子で囲むとA君は安心するのかもね」と私が言うと彼は「だめーーー！」と言ったが，その声には遊びの響きが感じられ，彼は嬉しそうに笑っていた。そして、私が「A君どこかなー。A君みーつけた！」と言うたびに彼は楽しそうに「だめーー！」と言った。私が、「みんな廊下を歩くことになっているんだよね」と言うと彼は「だめーー！」と言った。彼は楽しそうに笑っており、私は「みんなが廊下を歩くことになっていることをA君はわかっているんだよね」と言った。

A男は、廊下での彼の動きを制限する私への苛立ちを部屋から私を閉め出すことや、「だめ」と遊びの中で言うことによって表現できるようになってきたようだった。そして、閉め出された私の怒りに怯え、報復を怖れる気持ちも彼にはあったと思うが、遊びによってそれらを表現し、対処しようとする力が彼の中に育ち始めてもいるように思えた。

かくれんぼう遊びには対象との分離や不在に耐えていくという要素もあり、アーウィン（Urwin, 2002）は、フロイトが記述したコットンリール遊びの背後にあるファンタジーと機能について、「イナイ・イナイ・バー」の一つの形だと想定している。そして、赤ん坊は依存している対象なしでは自己を失い、イナイ・イナイ・バー遊びの機能は、母親からの分離不安に赤ん坊が対処するのを学んでいくことも含まれていると述べている。心理療法開始後しばらくの間、A男は「カラコロツリー」にビー玉や木製の玉を入れて、出口へと転がっていく玉を指で止めたり、指を離して玉が転がりながら降下するのを再開させたりを繰り返していた。玉の動きのすべてを彼がコントロールしようとするやり方とは異なり、かくれんぼう遊びは、セッションごとに繰り返される私との別れと再会や彼のコントロールの及ばない私の行き来を練習し、それに何とか対処しようとする彼の試みでもあるようだった。これは通常の発達においては非常に重要な部分であり、対象の恒常性、あるいは想像したことやこころの中に取り入れた対象は、それらが不在の時でもこころの中にあり続けるという感覚と強く関連している。初歩的な形ながらもA男がかくれんぼう遊びを始めたことは、私と別れている間、すなわち、セッションとセッションの間やセラピーがお休みの時、A男がセラピーや私を以前よりは保持できるようになりつつあることの始まりを示しているようだった。さらには、A男が私をコントロール不可能な生きた対象として認識し始めたことを示唆しているように思う。

5 考察

クライン（Klein, 1930）は、現在では自閉症を持つ子どもだと理解されているディックと呼ぶ子どもの臨床素材について描き、彼がいかに受身的でアグレッションが抑圧されていたかを書いている。自閉症を持つ子どもにとって怒りという強い感情を持つことは、コンテイニング機能や投影同一化の力も脆弱な彼らのこころにとっては脅威であり不安や恐怖さえもかきたてる体験だと考えられる。また、対象および理由を伴う形の怒りの気持ちを持つこと、そしてそれを対象に向かって表現することは、対象の存在や対象と情緒的に関わることを衝撃として経験しやすい彼らにとってはさまざまな困難さを伴うものだろう。

集中心理療法を通じて、A男の怒りやアグレッションの表現には、やりとりという性質をより含むものも生じてきたようだった。当初、フラストレーションが彼のアグレッシブな行動のきっかけであることが多く、おもちゃを叩いたり、部屋から出ることで彼はフラストレーションを排出しようとしていた。次第に彼の怒りやアグレッシブな面は、私の怒りを挑発しようとしたり、彼の怒りや苛立ちを私に投影したりするという形で表現されるようになっていった。それは、こころを持つ対象、コンテイニング機能を含むこころを持つ対象として、A男が私のことを経験できるようになっていったことを示しているように考えられる。また、心理療法の中で、A男は怒りやショックや悲しみといった情緒と呼ぶことができるような感情を持ち、それを表現することもあった。こうしたことは「点」のように生じ、継続的な発達としては観察できなかったが、彼のこころの発達の一側面として捉えることができるように思う。

心理療法開始後の2年目に私が境界や限界を意識し、設定し始めると、A男のフラストレーションは高まったようだったが、これは彼の中に「他者」や「二者性」（Tustin, 1981b）という感覚が発達していくのをいくらかは促したようだった。境界や限界をセラピストである私が保つことは、私たちが心理療法を行なうことの妨げにはならず、別々の人間であるからこそ言葉を使ってやりとりしていくことも可能だという感覚がA男の中に芽生えていくのをいくらかは助けたように思う。おそらく、こうした感覚が芽生え始めることによって、A男は「だめ」とか「いや」という言葉を使うことによって、私が維持しようとした境界に抵抗できるようにもなったのだろう。そして、そうした抵抗が彼と私の関係性にダメージを与えることも、報復されることもなく、二人のやりとりは続いていくという体験を彼はしていったのだろうと思う。

A男が彼の怒りやアグレッションを私により伝え表現するようになると、彼はセッションの中だけでなく、教室場面でも生き生きとしていったようだった。

このようにA男と私との関係は心理療法を通して発達し始めたことは確かではあるが、本文の最初に書いたように、一つのセッションの中で彼はさまざまな面を見せた。また、彼の発達の様相は行きつ戻りつで、あるセッションではできていたことが、次のセッションではまるでそうした能力を失ったかのようにできなかったり、あるいは、彼がそうしようとはしなかったりということが繰り返し見られた。A男のいくつかの側面は発達していたと言えるが、ある能力を発揮できるかどうか、あるいは彼が主体的にそうするかどうかは予測不可能であり、これは心理療法を通しての彼の変わらぬ特徴の一つだった。

A男の臨床素材を理解しようとすることは、あたかも異なる文法をもつ言語を自分が使っている言語を構成する文法で理解しようとしているかのようであり、理解しようとする試み自体が無謀だったり、理解することは不可能なのかもしれないという思いを何度も私は抱いた。そして、度々訳が分からなくなり混乱に陥った。ウィッテンバーグ（Wittenberg, 1975）は、彼女が心理療法を行なっていた自閉症を持つジョンという子どもについて、彼の行動についての単なるコメントであろうと、話しかけ続けることが必要不可欠であり、それは、彼女の生き生きとした関心や反応が彼をコンテインするということと同等であり、彼女の声は彼を一つにまとめるもののように思えたと述べている。これは、後にアルヴァレズが発展させて「再生（reclamation）」と呼ぶテクニックの基本にある考え方だと言えるだろう。アルヴァレズ（Alvarez, 1992）はセラピストが生き生きとした対象であることが無思考状態で生きた対象のいない世界に生きているかのように思える自閉症を持つ子どもたちには必要不可欠だと考えている。A男は、セッションの中では繰り返し非統合な心的状態になり、彼が絵を描いたり、おもちゃを用いたりしてもそれが象徴的な意味を持たないことも繰り返し生じた。私は、何も感じることも考えることもできない状態や深い無力感に何度も陥りながら、A男のやっていることを観察し、描写し、コメントし、彼のやっていることの中に心理的意味を見出す試みを続けてきた。そうしたことが部分的ではあるがA男のこころの理解、そして一時的であるが彼のこころの統合と発達にわずかながら役立ったのだろうと思っている。

6　結び

自閉症を持つ子どもたちとの心理療法において、彼らの心的状態にセラピストが影響を受けることは避けられず、一体性やこころの麻痺状態となったり、無力感や無能感を抱いたりすることは少なくない。そして、非象徴的な臨床素材について考え、理解しようとするとセラピストの無力感や無能感が強まるということも生じる。セラピストが自身の心的空間を保ち、考える機能を維持するために、ケースやセッションを検討できる場を持つことは必要不可欠であることを最後に記したい。

付記

・本文は Tavistock and Portman NHS Foundation Trust & University of East London に提出した専門家博士論文（タイトルは、The body, words and the counter-transference in the growth of communication in a developmentally delayed boy with autistic features）の一部を加筆修正したものである。

・本文中の事例は、筆者が英国タヴィストックセンターで児童青年精神分析的心理療法の訓練を受けていたときの訓練ケースの一つである。A男との心理療法のスーパーヴァイザーだった Professor Maria Rhode に感謝の意を表したい。

注

＊1　攻撃的な面だけではなく、対象に向かうという主体的な面も含めるために、アグレッションとしている。

＊2　知育玩具の一つ。木製の円筒状のおもちゃ。

＊3　学期半ばの休み：各学期の半ばに設定されている一週間の休校期間。

＊4　「Walk」とも、「Wall」とも聞こえた。

文献

Alvarez, A.（1992）*Live Company: Psychoanalytic psychotherapy with autistic, borderline, deprived and abused children*. Routledge.〔千原雅代・中川純子・平井正三訳（2002）『こころの再生を求めて』岩崎学術出版社〕

Barrows, P. (2002) Becoming Verbal: Autism, trauma and playfulness. *Journal of Child Psychotherapy*, 28 (1): 53-72.

Houzel, D. (2001) The Nest of Babies Fantasy. *Journal of Child Psychotherapy*, 27 (2): 125-38.

Klein, M. (1930) The Importance of Symbol-Formation in the Development of the Ego. In *The Writing of Melanie Klein*, Vol. 1. *Love, Guilt and Reparation and Other Works 1921-1945*. Hogarth Press (1975). Reprinted by Vintage（1998）.

Miller, B.（2008）A Kaleidoscope of Themes: Intensive psychotherapy with a girl on the autistic spectrum. *Journal of Child Psychotherapy*, 34(3): 384-399.

Tustin F（1972）*Autism and Childhood Psychosis*. Hogarth Press.〔齋藤久美子監修／平井正三監訳（2005）『自閉症と小児精神病』創元社〕

Tustin, F.（1981a）*Autistic States in Children*. Routledge.（Revised Edition: 1992）

Tustin, F.（1981b）Psychological Birth and Psychological Catastrophe. In Grostein, J. S.（ed.）*I Dare Disturb the Universe?* Karnac Books.

Urwin, C.（2002）A Psychoanalytic Approach to Language Delay: When autism isn't necessary autism. *Journal of Child Psychotherapy*, 28(1): 73-93.

Wittenberg, I.（1975）'Primal Depression in Autism – John'. In Meltzer, D., Bremner, J., Hoxter, S., Weddell, D. & Wittenberg, I. *Explorations in Autism: A psycho-analytical study*. Clunie Press.（pp.56-98）.〔平井正三監訳（2014）『自閉症世界の探求』金剛出版〕

第6章　自閉症を抱えた子どもとの精神分析的心理療法

西村理晃

1　はじめに

子どもの精神分析的心理療法はその発展の歴史の中で、自閉症を抱える子どもにも精神分析的心理療法が有効であることを示してきた。特に1990年代のアルヴァレズらによる自閉症を抱えた子どもたちとの仕事によって、心理療法士が従来の精神分析の知見だけではなく、乳児観察を含む発達研究を参照した実践の重要性を認識したことは、精神分析的心理療法に大きなパラダイム転換をもたらした。人生早期（生後0ヶ月〜24ヶ月）の乳児観察および乳幼児の発達研究は、人間のこころの成り立ちについて多くの知見をもたらし、それを受けて子どもの精神分析的心理療法は従来の他者とのこころのやりとりを前提としたモデルから、他者とのこころのやりとりを可能とする能力の発達のサポートを包含するモデルへと変化を遂げたのである。このモデルに従えば、自閉症のような情緒的認識力の欠損により他者とのこころのやりとりが成立する以前の発達状態に子どもがある場合、心理療法士はまずこころのやりとりを成立させる能力の発達を人と人との相互交流の中でサポートしていく必要があることになる。

この心理療法のモデルの変化は、心理療法士のあり方に大きな変化をもたらした。従来、心理療法士は子どもが遊び等の相互交流を通して心理療法士のこころの中に投げかけてくるもの（投影同一化）を受け止め、関係の中で理解し、子どものこころが消化できる形にして言葉（解釈）で返していくという、受容あるいは包容的態度をとっていた。しかし、自閉症のようなこころの基盤が未発達な問題を子どもが抱えているとき、そもそも子どもが心理療法士のこころの中に何かを投げかけてくることは生じにくいか、あるいは生じない。関係性の中で〝なにか〟が生じているのは、こころのやりとりが可能となる以前の身体感覚や行動といった領域（非象徴領域）である。目の前で子どもが展開しているのはこころの内容が伝わる遊びではなく同じ動作の反復あるいは感覚刺激的運動であり、それに対峙する心理療法士が経験しているのは、思考、情緒の平板化、注意の散漫あるいは欠如、眠気、退屈さ、麻痺といったものであることが多い。心理療法士は、そういった非象徴領域で展開するものに積極的に注意を払い、子どもとの関係の中で、自らが陥っている状態の意味を考え、そして子どもが陥っている状態の意味を考えて、子どもとの間で生じているその〝なにか〟を捉え理解していく（平井〈2011〉の「対人相互作用フィールドモデル」参照）。そうして、その理解に基づいて、心理療法士は言葉だけでなく、声のトーンや表情などの非言語メッセージ、時には行動によって、こころというものが意味をなす関係の世界に子どもの注意を積極的に引きつけていく（アルヴァレズ〈Alvarez, 1992〉の「再生技法」参照）。

以下、本章では自閉症を抱えた子どもの精神分析的心理療法の実際を例示していく。その際、自閉症を抱えた子どもが示す状態には、生きた対象の注意を引き、そして生きた対象に引きつけられる自己の部分を自分のものとして生きることができていない問題が背景にあり、その自己部分を心理療法士との関わりを通して取り入れていくことが課題となることについても検討していく。

2　事例の背景

私がここでジェレミーと呼ぶ男児の背景について紹介したい。

ジェレミーは移民の両親の下、英国で生まれた。両親は母国にいる家族を経済的に養うため英国に移住していた。育児休暇中、母親は職を失う不安からうつ状態に陥っていた。ジェレミーは2歳までに視線が合いにくい、偏食、言葉が遅いといった問題を示していた。

一方、ジェレミーが1歳11ヶ月のときに妹が誕生した。妹は予定より4ヶ月早く生まれ、新生児特定集中治療室で9ヶ月間過ごすが、治療の甲斐なく死んでしまった。母親の抑うつは悪化し、心配した家族のすすめにより母国に一時帰国した。ただ、経済的に家族を支える責務により、両親はジェレミーの養育を祖母に委ねて、1週間後に英国に戻った。

妹の死後ジェレミーは毎晩夜驚を示すようになり、これは心理療法開始時まで続いた。心配した祖母は彼を子ども病院に連れていき、そこで自閉スペクトラム症の診断を受けた。ジェレミーは約6ヶ月間祖母と暮らし、再び英国の両親の元に戻った。

英国帰国後、母親はジェレミーを連れて地域の小児発達センターを訪れた。4ヶ月のアセスメント期間にジェレミーは発達センターと連携関係にある保育園に通い始めた。アセスメント経過中、児童精神科医がジェレミーの自閉状態に抑うつの混在を疑い、心理療法アセスメントの導入が決められた。心理療法アセスメント後、担当者はジェレミーに情緒接触を図る能力の存在とその発達の必要性を認め、週3回の心理療法を勧めた。両親による定期的送迎が見込めなかったため、心理療法は保育園で設定され、私が担当した。

3　心理療法の経過

(1) 第一期——対象のこころに位置づかない関係

2010年5月〔第1回〕～8月〔第33回〕

私は心理療法の予備面接でジェレミーに初めて会った。このときジェレミーは3歳7ヶ月で、身体的にはもっと成熟して見えた。周りに気をとられているように頭を揺れ動かしながらもバランスを失わずつま先立ちで歩いていく様子にはバレリーナさえ思わせるところがあった。しかし、それはとらえどころのなさとして印象形成され、これは心理療法導入後しばらく私の彼に対する印象の中核を占めた。次に挙げるのは心理療法初回からの抜粋である。

〔第1回〕

〔保育室にジェレミーを迎えに行くと、彼は他の子どもたちに背を向けた状態で、「きかんしゃトーマス」[*1]を行き来させていた。担当保育士の助けにより私とセラピールームに向かうことができたが、その間、彼は無関心で受け身的であった〕

セラピールームに入り、私が手を離すと、彼は玩具箱の置いてあるテーブルを器用に通り過ぎ、部屋の奥のガラス扉に歩いていく。そのまま窓ガラスに顔をつけ、ドアノブをガチャガチャと回す。そうしているなか、トーマスが彼の手から落ち床に転がるが、全く注意を払わず、額を窓ガラスにつけたままドアノブを回し続ける。彼が部屋の中に全く注意を払っていないようなので、「そっちは外だよ、ジェレミー。こっちの中には興味ないかな」と伝えるも反応はない。しばらくして、私は階下の2歳児教室からの声が響くことに気づき、気をとられはじめる。ジェレミーが時折鳴らすドアノブの音よりも、それは私の気を引き付ける。

ある時点で私はかなりの時間が経過していることに気づく。焦燥感から「今、何を見ているんだろう?」と声をかけるも反応はない。どうしようもない感じを覚えたが、もう少し近づく。距離を詰めると窓に映るジェレミーの表情が窺える。彼は窓を通してですら、私を見ていない。そのうちふと私は床に転がっているトーマスに気づく。トーマスを取り上げ、それに向かって「痛いよー。落ちちゃったね」と言う。その瞬間、ジェレミーは振り返り、私を見てすぐにトーマスに目を移す。私がその接触に期待を膨らませた途端、彼はドアから跳ね返るように私に向かってきて、トーマスを私の手から奪い、テーブルの下に移動する。そして、そこで何かぶつぶつと言いながらトーマスに目を近づけ、前後に動かし、その動きをなぞるように見る。

ジェレミーはセラピールーム入室後すぐに視線の先の外へ続く出口へくっついていくように移動した。ここに見られる表面から表面へとくっついていく付着的経験の様式(Bick, 1968)は、もっと細かなやり取りの中でも展開しており、たとえば、それは彼がトーマスに目を近づけ表面をなぞるように見る様子にも窺うことができた。この二次元的経験のモード(Meltzer, 1975)は、心理療法開始からしばらく優勢であり、その状態にある彼はまるで何も感じず考えない、つまりこころを持たないかのように振る舞っていた。

一方、私が落ちていたトーマスを取り上げたとき、刹那ながらもジェレミーと実質的な接触が成り立ったことは、彼との心理療法に希望を感じさせた。この接触は〝落とされたものが誰かによって抱えあげられる〟という経験への期待(ビオン〈Bion, 1962〉の「前概念」参照)を示しているようだった。私の――痛かったね――という言葉がこの時点で彼にとって意味を成したか定かではないが、少なくとも私がトーマスに向かって何かを話しかける様子、つまり誰かと誰かが痛みを共有する様子は彼の注意を引き付けていた。

後で振り返ると、心理療法初期に私がジェレミーと情緒的接触がとれたと感じたのは、たいてい私が彼の落としたものを拾い上げ、痛みを連想させる言葉を発したときであった。また私がそれらを取り上げるのは、その何かが落とされた時ではなく、かなりの時間を経た後であった。この私の鈍い反応は、彼の自閉的行動に晒されてこころが鈍磨していくことで生じていた一方で、部屋の外からの音等に気を取られていた私のこころの状態によっても引き起こされていた。

心理療法初期の私の逆転移反応を大きく括れば、マインドレスな状態と他に気を取られている状態が錯綜している状態となる。ここには、抱えるという点で凝集力が脆いだけでなく、別のことに気を取られ向けるべき対象に焦点を当てることができない内的対象の存在が浮かびあがる。これら二つの側面は明確に区分しうるものではないが、後者は三次元的であり、さらにそれはジェレミーにとってはこころの痛みと結びついている点で、情緒的意味を包含する可能性は備えていた。ただ、この三次元的側面は他の対象にこころが奪われている状態であり、ジェレミーに固有の心的空間を提供する対象ではなかった。

そのため、第一期は例外的な瞬間的情緒接触を除いて、おおむねジェレミーは心理療法の中で私の存在に気づかず、独り、感覚刺激の世界に浸っていた。ただ、3ヶ月に入り心理療法の構造に慣れた頃から、保育室へ迎えに行く私に対する態度に変化が現れた。保育士が私の到来を伝えると、すぐに私の方に走り寄ってくるようになった。ただ、私と手をつなぐと、私にぶら下がり、視線をあちこちさせながら歩いていったは鏡の前に座ってそこに映る自身に視線を向けていた〔第22回〕。〔第27回〕以降、ジェレミーは感覚刺激的〔第20回〕。セッション中も私と身体接触した状態で過ごすことが多くなり、その場合は、一緒に窓、あるいな遊びにふけっていると思いきや、突然、玩具箱やテーブルをひっくり返し、周囲のものを散乱させた。そのつど私は何が生じたのか把握できず、しばらくしてから私自身がマインドレスな状態に陥り、ジェレミーを私の注意から落としてしまっていたことに気づくことになっていた。そして私は、散乱したおもちゃを拾い集めた〔第29回〕。

（2）第二期——二次元的対象関係の拡張

2010年9月〔第34回〕～12月〔第77回〕

4週の夏休みの間、ジェレミーはいくつか発達を遂げた。一つは、言語の急速な発達で、それは主に、トーマスの絵本とDVDによって促されたようであった。そのため、発する言葉は多くの場合、「きかんしゃトーマス」に出てくるセリフであり、それらを状況に関係なく口にしていた。もう一つは、トイレットトレーニングの達成であった。また、この間に、夜驚がほぼ消失した。

言葉の発達は休暇後の心理療法でも確認された。〔第34回〕では、入室後おもちゃ箱をひっくり返して中身を散乱させたあと、線路を拾い集め組み立てながら「きかんしゃトーマス」のフレーズを口にしていった。前のセンテンスと後のセンテンスを出鱈目につなげているようであった。この時期、センテンスにしろ、線路にしろ、つなぐリズムが突然崩れることがあり、その際にはパニックに陥ったように叫んだ。

〔第37回〕

「トーマスは疲れてしまったんだ。パーシー（トーマスの友人）はいたずらっこだから、いつも怒られるんだ。でもね、だめなんだよ、そんなことをしたらいたずら貨車にとられてしまうんだ。うん、こうしよう。それはすごくいいアイデアだ」（この後もフレーズは続くが、私の記憶に残っていない）と延々と言い、時折私に目を向けるが、目が合うとはじかれるように目を背ける。ジェレミーは散乱した玩具をお構いなしに足で踏み、トーマスのフレーズを口にしつつ、線路のパーツをつなげる。私が先ほどから感じていた切迫感は激しさを増していく。休暇の影響を考えたが、確信を得なかったため、私は、「とにかくつなげておかないとって感じ。つながれ、つながれーって」と伝える。彼は線路のパーツの凸部分と凸部分を組み合わせようとし、急にいらだったように「トーマスとパーシーはとても仲の良い友達なんだ！」と叫んで私に目を向け、そうして目を別の方向に投げ出す。この瞬間、私は痛烈な切迫感を感じる。私が即座に反応できないでいると、ジェレミーは手元のパーツをかき回し「あーっ！！」と大声で叫び、金切り声をあげる。そしてガラス戸の方に走っていき、顔を窓に押し付け、窓ガラスを舐めている。私は線路のパーツをかき集め、「あー、大変。ばらばらになって大変だ」と言う。そうして、各パーツを少し大げさに動きと音を出してつなぎ、「はい、つながった」と言う。私がしばらく同じことを続けていると、彼は顔を窓から少し離し、窓に反射する私を見はじめる。しばらくして、彼は私のそばに歩いてきて体を私に傾け、私がつなげていく様子を眺める。私は「ジェレミーとマサアキもつながっている」と言う。ジェレミーは私の手を取って線路のパーツをつなげさせる。

このセッションの前半で際立っていたのは切迫感であり、それは言葉や線路を強迫的につなげることを促していた。これは後に続く内容から、バラバラになる不安（Tustin, 1972）に関連していると考えられる。ただ、強迫的ながらもつなげる行為には一定の方向が想定されているようであり、その方向の先にある対象である私に切迫感を喚起させていた。ここには、とにかく付着することでバラバラになる不安を回避する二次元的動きと、対象のこころに耐え難い情動を放り込む三次元的動きが混在していた。後者について、彼の接触を持った途端にはじかれる視線と、私の経験していた切迫感という身体感覚に近い拡散した情動は、この段階でジェレミーがいかに後者を維持できないかを示していた。私はここでも後者の動きに即座に反応できず、情緒接触は断絶し、ジェレミーは再び二次元的世界に引きこもった。ただ、この時期、それまでの彼との心理療法の経験より、遅い反応でも彼が戻ってくることを促すことができる感覚が私にあったため、私は断絶した〝つなげる〟営みを拾い上げ再開させた。ジェレミーはそれによって関係の中に戻ってくるのだが、二次元的な付着関係（ここでは私を自分の体の一部のように扱おうとする動き）に引き込む動きは強かった。私は拒絶的にならないように気を配りながら、2次元的な世界への誘いに引き込まれず、彼と私が別の形でつながることができることを示した（ウゼル〈Housel, 2005〉のコンテイナーの父性機能参照）。

その後、ジェレミーの言語は応用行動分析のサポートもあって現実場面に照合するようになった。心理療法でも、ジェレミーが自分の関心の向いた対象の名前を言葉にしていく様子（「あれは壁」「あれは鏡」「あれは窓」）が観察された〔第40回〕。しかし、彼の言葉は、自身の情緒や経験を誰かに伝えるためのものではなく、外的な規範やモデルに合わせてつなぎ合わされたものであった。この時期、私は彼の二次元的な言葉に、それが対象の注意を引き付ける力を持つこと、意味の広がりを持ちうることを示していった。たとえば、〔第48回〕にて彼が鏡の方を見て何気なく「あれは鏡」と言ったとき、私は「そう、ジェレミー！　あれは鏡で、いろんなものを映してくれるよね。こないだは、ジェレミーとマサアキを映してくれてたよ」と伝えた。

（3）第三期——分離への気づき

2011年1月〔第78回〕～2012年7月〔第148回〕

その後、冬休みの間にジェレミーは常に持ち歩いていたトーマスを紛失した。母親の報告ではこれに対する彼の反応はほとんどなかった。一方で、彼は母親に身体接触をよく求めるようになっていた。休暇後の心理療法で顕著だったのは、ジェレミーが頻繁に便意を催すことだった。私はそのたびに彼をトイレに連れて行き、排便の補助をした〔第82回〕。当初、彼はトイレという狭い空間に私といることに興奮し、自分を感覚的に刺激した。時折ジェレミーは大便をしたあと、肛門をさわって臭いをかぐという行為にふけり、私にもその臭いをかがせようとした〔第85回〕。それは、自らが保持していたものを失ったことからくる不安を、自他を感覚的に刺激して回避する試みと考えられた。しかし、あるセッション〔第98回〕では大便をした後、私に便を流させて、便が流れていくのを私の手を握って見つめた。冬休みによるセッションの喪失、トーマスの喪失は、主に身体レベルで経験されていた。

トイレをめぐるやりとりが落ち着いた頃、玩具箱の木製の機関車をトーマスと名付け使用するようになった〔第105回〕。ジェレミーはこの新しいトーマスをセッション開始後と終了間際に部屋の隅にある1メートルの長さのパイプの中に落とすことを繰り返した。〔第108回〕では、筒の中の暗闇をじっと眺めたあとその中にトーマスを落とした。彼はトーマスが反対側から出てくることに全く注意を向けていなかった。私は落とされたトーマスが見えなくなったことを指摘し、彼に私に拾ってほしいみたいだけど、と尋ねた。彼は私を見てうなずいた。私はトーマスを拾い、「落としてもマサアキが拾ってくれる。だから、安心ね」と言ってトーマスを渡すと、私に笑顔を向けた。

3週間の春休みが近づいた頃、ジェレミーは私が迎えにくることを待つようになった。〔第111回〕では私が迎えに行くと、彼は私がいつも入ってくるドアの小窓に顔を近づけていた。私を確認すると「マサアキ！」と笑顔で叫んだ。同時に彼は自分をジェレミーと呼ぶようになり、「それはジェレミーのトーマスだ！」という形で所属を言葉で表現するようになった。分離に対する耐性が少しずつ培われることによって、自己意識が発達するとともに、対象を自分とは離れた存在として認識し、それと関係を取ることが少しできるようになっていった。

春休み前、専門家会議（両親も出席）が催され、9月のジェレミーの小学校入学[*2]以降のサポートについて話し合われた。結果、ジェレミーが加配教員をつけた形で小学校教育を受けること、応用行動分析の終結、心理療法の継続（場所は小学校に移す）、が同意された。春休み明けのセッションでは、私が迎えに行くと、待ち構えていたように「マサアキ！」と顔を輝かせて近づいてきたと思ったら、踵を返し、ドアに走り窓に顔をくっつけ感覚刺激にふけった〔第116回〕。

休みの動揺が落ち着いた頃、ジェレミーは電車遊びに話を加え始めた。〔第125回〕では、線路に不安定な橋を作り、玩具箱からホイールローダー[*3]を取り出し、「これ、ジャック」と言って、線路の脇に据えた。

「危ない橋がある」と言い、トーマスを線路に乗せ、「トーマスは危ない橋を渡るんだ。でも、危ないんだ」と言って橋の上まで移動すると、トーマスは脱線し落下した。その瞬間、ジェレミーは痙攣したように体を震わせた。私が「大変だ！　落ちちゃったよ、トーマス」と言うと、彼は揺らいだ視線を私に定めて「大丈夫」と言った。そして「ジャックが助けるから大丈夫」と言って、ジャックでトーマスを掬いあげて線路に戻した。この遊びは彼が落とされたものを拾い上げ戻していくという心理療法士の機能を内在化しつつあることを示しているようであった。その後、困ったトーマスをジャックが助ける素材は何度も現れ、そこでジャックはトーマスを助けようと試行錯誤する思考する対象としても扱われた。しかし、それらのやりとりは関係性に根ざしていながらも極めて限定されたテーマと機能が何度も反復して表われており、いつしか私はするべきことをこなすという機械的な状態に陥っていた。

以下に挙げるのは夏休みを2週間前に控えたセッションである。この時期、私はジェレミーの遊びに対して、そこに見え隠れする空想を拡張すべくそれを言葉で描写するようにしていた。

〔第141回〕

（前半ジェレミーはトーマスがジャックに助けを求めるが、ジャックはファット・コントローラー〈「きかんしゃトーマス」に出てくる、鉄道の局長〉に邪魔されてしまいトーマスを助けることができない、という内容の遊びを展開する）

（助けが得られず絶望しているトーマスの気持ちを私が言葉にしたあと）ジェレミーはファット・コントローラーを手に取り、それを思いっきりジャックに衝突させ、椅子の隙間に押し込む。私は大げさに、「ああ、大変！ジャックがどっかにいっちゃった、トーマスもどうしていいのかわからない！」と言うとジェレミーは私を見たあと、ファット・コントローラーをソファに置き、絵を描くと言う。紙を取り出し、私にトーマスを描くように言い、ペンを並べていく。表情は硬直しており、全身の動きも固い。黒色のペンを取り上げ、ペン先を眺める。私が何かを言おうとしたとき、私の口に目をやり、そして持っていたペンを「いけーっ！」と叫びながらテーブルに叩きつける。私はその激しさに内心動揺する。不意に彼はペンを私に投げつけ、私の目のふちを直撃する。動揺と痛みと怒りで私自身、自らを取り戻すのに時間がかかる。私が再び注意を向けたときには、彼は床に寝そべってトーマスを走らせている（セッション終わり際、私はペン先が押しつぶされていることを発見する）。

この時期、ジェレミーの中で分離への気づきにより対象の取り入れが進んでいたことを考えると、ペン先への攻撃は、乳首が自分の口ではなく乳房につながっているという認識が引き起こす情緒に関係していると考えられた。以前ジェレミーは、対象に付着することで分離のない、乳首が自らの口に備わっているような自己充足的な世界にいた。しかし、この段階における分離への気づきにより、乳首は栄養の供給源である乳房という自らとは離れた独立した対象に結びついているという認識が生まれ、羨望が刺激されたように見えた。ただ、攻撃の的がインク量をコントロールするペン先に向けられていたように、それは栄養の供給源である乳房ではなく、ミルクの量を調整し、乳房とつながっている乳首に攻撃が向けられていた。このとき、乳首としてのペン先は、ジャックの行動を規制し、トーマスを悩ませるファット・コントローラーと対象の性質を同じくしていると思われた。ここで乳首（ペン先）は乳房のミルクを独占する迫害対象として経験されていた。同様の素材は夏休み前に繰り返し表われ、多くのペン先を破壊していったことから、乳首は乳房を独り占めする別の赤ん坊として経験していた可能性もあった。

（4）第四期――融通の利かない超自我

2011年9月〔第149回〕～2012年7月〔第260回〕

夏休み後、ジェレミーは特に問題なく小学校に通い始めたようであった。休み後のセッション〔第149回〕では、新しいセラピールームにはほとんど反応せず、玩具箱の玩具を一つひとつ「僕の～」と言いながら確かめた。この「僕の～」はしばらく続き、心理療法の外でも、トイレを「僕のトイレ」〔第152回〕、走っている子どもを指差し「あれは僕のサム」〔第163回〕と言った。そこにある強迫性と拡散性より、これは自己を対象に付着させる試みのようであった。つまり、彼は周囲の対象を自分に所属させることで、再び分離性が曖昧な世界を取り戻そうとした。

小学校入学から半年間、心理療法においてジェレミーが二次元的に振る舞うことが多くなった。私はしばしば堪え難い退屈さを感じたが、この時期は積極的に退屈さや彼の機械的な応答を扱った。たとえば、彼が無心に線路をつなげ続けているとき、「ジェレミー！　なんだか、私がここにいるの忘れてない？」と声のトーンを強調して伝えた〔第165回〕。別のセッションでは、私の言葉に対して彼が機械的に「そう、マサアキ。その通りだよ」と言い、反復作業に戻ろうとしたとき、「ねえ。私の言ったこと、全然考えていないよね」と伝えた〔第171回〕。私の仕事の多くは、再び彼を三次元世界に呼び戻すことに費やされた。

一方、小学校入学以降、ジェレミーは学校での課題に従順に取り組むようになり、両親や教師を喜ばせた。早い段階でアルファベットを習得し、計算も他の子よりもできるようになった。彼は文字の筆記や計算を休み時間を費やしてまで行なっていた。彼はまた家庭にて、乗り物図鑑や昆虫図鑑を読んで多くの時間を過ごした。

小学校での心理療法に慣れてきた頃より、ジェレミーが心理療法の中でファット・コントローラーに同一化することが多くなった〔第216回〕。ファット・コントローラーはトーマスら機関車の行動を管理し、石炭の量をコントロールした。他のセッションでは、彼は牧場を作り、門番を置いた〔第219回〕。門番は子どもたちが従順なときは親に会わせることを許し、そうではないときは親とのアクセスを禁止した。

セッションを経る中で明らかになったのは、こういった超自我的対象がジェレミーの自閉的側面と馴染みが良いことであった。ファット・コントローラーは基本的に対象が自分の一部であるかのように振る舞っており、対象に独立した意思や気持ちがあることを認めなかった。また、ファット・コントローラーはシステムを乱す対象に対して、腹を立てそれを自分のコントロール下におくことで、システムの安定を維持する対象であった。ジェレミーの自閉的側面（分離を消失させる付着性・強迫的反復性）はこう言ったシステムを構築し、維持するのに非常に役立った。その中で多くの場合、私は退屈さと眠気を感じていたが、しばらくして身動きのできなさを感じていることに気づいた。これは、彼の中で少しだけ発達した、対象とは独立した考えと感情をもつ自己部分に呼応していると思われ、私はセッションの中でこの部分について彼の注意を促すように努めた。ただ、彼のファット・コントローラーへの同一化は、彼の自閉的側面と馴染みが良いだけでなく、小学校というシステム、そして彼の両親の〝子どもはこうあるべき〟という期待にもよく馴染み、彼の行動面および学業面に望ましい影響をもたらしたため、変化することが困難な状態を導いた。

一方、春休み後、何度も災難に見舞われるトーマスをジャックがファット・コントローラーの目を盗んで助けるといった遊びを繰り返した〔第228回〕。この内容は形を変えながらも執拗なほど反復して表われた。次に挙げる素材は、春休みから2ヶ月を経た頃のセッションからの抜粋である。

〔第254回〕

（最初、脱線し身動きのとれなくなったトーマスをジャックがファット・コントローラーの目を盗んで助けるという話が展開。私はこのテーマが反復して膠着しているところに注目し、彼がそれ以外の部分に目を向けることの困

難を話した）

ある時点で、ジェレミーはトーマスの上に男の子人形、貨車の上にお父さん人形、もう一つの貨車の上にお母さん人形を乗せる。そうして、満足げに、トーマスを線路の上で動かした後、女の子人形を取り出し、それを何の設定もないところに置く。私は直感的に彼の妹を思い出す。その後、彼は再びトーマスに関心を向け、線路の上を走らせる。「あの橋の上はあぶないぞー。でも、大丈夫。ほら、みてよ。うわぁー」。トーマスたちは滑り落ちるように高架を下る。ジェレミーは次第に興奮していく。私は置き去りの女の子人形が気になって仕方なく、ここで介入する。「ねえ、ジェレミー。あそこに、女の子が独りで置き去りになっているみたい」。ジェレミーは私の方をちらっと見るが、再びトーマスに焦点を移し、「それー！　振り落とされるなー！」と列車を加速させる。列車は脱線し、皆バラバラに飛び散る。ジェレミー自身も痙攣を起こしたように、体を震わせる。笑顔が硬直し視線が定まらない。私は彼の背中に手を置き、「私はここだよ。なんだかこの女の子のこと考えると、マサアキがジェレミーと一緒にいるってことが分からなくなったみたい」と伝える。彼は、振り返って私を見たあとトーマスを拾い上げ、「飛び出しちゃったんだ。分からないんだよ」と言う。私は「きっと、トーマスがどうして落ちちゃったのか分からないし、あとどうしてこの女の子が置いてかれているのかも分からない。たぶん、どっちもマサアキに考えてほしい」と言う。彼はトーマスをファット・コントローラーに見つからないようにと私の胸ポケットに隠し、「これで見つからないよ」と言う。私は、依然として床の女の子が気になっていた。

このセッションで女の子は置き去りになっていると同時に、対象の注意を引き付ける性質を備えていた。私はこれまでの経過により、この対象は彼の死んだ妹に関係していると直感した。親面接者によれば、母親はこの時期になっても娘の死を受け入れられず、考えることさえままならなかった。母親はそれが自らを鬱に導くと信じており、ジェレミーのニーズに応えるために娘のことは考えないようにしていた。母親のこころを引き付け虜にしている対象が同時に母親を鬱に導く対象でもあるという、彼の死んだ妹を巡る対象関係の布置は転移関係にも展開していた。そのため、彼が対象の注意を引き付ける自己部分（死んだ妹に託されている）を取り戻すことは、対象を鬱に導くことと等しく経験されており、その取り入れは困難を極めていた。心理療法の中で彼が対象の注意を引き付ける自己部分を取り戻せるとしたら、彼の内的対象が転移される私が、置き去りのままの死んだ対象に向き合い、その対象が私にとって、そして彼にとってどういう対象であるのかを情緒的に考えることが必要であった。つまり、置き去りのままの死んだ対象に注意を向け、情緒的思考によってその対象を象徴化することで、その対象をこころの中で生きたもの、つまり誰かのこころの中で考えることができるようにする必要があった。この後も死んだ妹のテーマは断続的に出現したが、この仕事が困難を極める中、心理療法は夏休みを迎えた。

（5）第五期――中断

2012年9月〔第261回〕～2013年4月〔第335回〕

夏休みの間に両親はジェレミーを母国の母方祖母のもとに移住させることに決めた。この取り決めは母国では慣習的に行なわれているようで、ジェレミーの誕生時より計画されていた。母親はそれまでジェレミーの発達の問題から父親を説得してその計画を延長してきたが、今回はジェレミーの発達が進んで行動上の問題が改善されていたため、父親はこれ以上の延長を認めなかった。また、夏休み前の専門家間ミーティングでも、ジェレミーの改善が確認される中、心理療法継続の必要性について疑問が投げかけられた。私はその時期に心理療法の中で取り組んでいる問題が、家庭および学校において、いかに深刻なものと見なされにくいかを痛感した。私はジェレミーの心理療法の継続を訴え、その結果、心理療法はジェレミーが祖母のもとに移住する直前の3月まで行なわれることになった。

夏休み後の2週目のセッション〔第264回〕で、ジェレミーは幽霊になった大勢の子どもがおもちゃのトーマスを悩ませるという空想を展開した。トーマスの中の食べ物を子どもたちが狙っていると彼は話した。食べ物はミルクとしてトーマスの煙突から出ており、子どもたちはそれに群がった。その後もジェレミーは他の子どもたちに対して迫害的になっていき、少しでも他の子どもの声が聞こえると、彼は落ち着きを失ってドアに駆け寄り、「なんなんだいったい！」と叫んだ〔第266回〕。これらは、ジェレミーが三次元空間を備えた乳房と乳首の結びついた対象を取り入れたことを示唆しているようであり、またそのことによって置き去りにされていた対象が息を吹き返し、食べ物を求めて乳房に吸い付いてき始めたことを示していると考えられた。つまり彼の対象を希求する自己部分が活性化されたことを示唆していた。この内的な構造変化の兆しは、彼に大きな動揺と混乱を与え、彼はしばらく心理療法に来ることに抵抗するようになり、「あそこはお化けがいるからいやだ！」と訴えた〔第272回〕。あるセッションでは、私を怖がり、私が教室に迎えに行った際に怯えて逃げ回った〔第273回〕。

この動揺はしばらく続いたが、10月半ばには心理療法に収束され、私は心理療法の中断を伝えた。私が次の3月で心理療法が終わることを伝えた後、ジェレミーは部屋の隅でトーマスの車庫を作って残りの時間を過ごした〔第278回〕。その後も車庫は繰り返し現れ、それはファット・コントローラーによって守られた。ファット・コントローラーはトーマスを守るという保護的な側面をもつと同時に、支配的かつ強迫的な自閉的側面を感じさせる対象であった。私はこの時期、ファット・コントローラーが守っているトーマスがどのような状態にいるのか、何を感じているのかを終結に関連させた形で話した。そうすることによって、言葉が壁を貫くこともあること、壁は浸透性を持ったとしても壊れないことを示すことを試みた。次に挙げるのは、冬休み後のセッションの抜粋である。

〔第318回〕

（前半ジェレミーは外で遊ぶ子どもに気を取られ、執拗にセラピールームから出ていこうとした。私はドアを背にし、彼が部屋の中で私と一緒にいることの難しさと、私と部屋にいることがこの先彼がこころの成長を遂げる上でとても大切になること、について話していった）

彼は右腕の肘のかさぶたを掻き始める。「その怪我、どうしたの？」と私が尋ねるが、彼は私を見て一心にかさぶたをかきむしっていく。そして私に「なんで、ここ固くなっているの？」と尋ねる。私は「そこが固くなってるのが気に入らないみたい」と言う。彼は頷いて、「ママはこれはなおるためっていうんだけど、嫌なんだ」と言う。私は、「ママは君にとって今嫌なことは、この先とっても大切なことだって言っているんだ」と伝える。彼は頷き「でも嫌なんだよ！」と訴える。私は「多分、今、私と一緒にいるのも嫌なんだろう」と伝える。私は続けて、「でも、この嫌なセラピーがこの先君が成長していくために大事だって……そういうふうに私が思っていることには気づいているみたい」という。彼は部屋の隅に移動していく。そうして、テーブルの上に置いてあるトーマスの絵に目をやって、「ねえ。どうして、マサアキはあそこにいたの？」と尋ねる。私は彼に近づき「あそこってどこのことだろう？」と尋ねる。彼は視線を私に移して「ほら、ええと。鏡があって。大きな鏡。あの鏡があったところ」と言う。私は「A保育園のことかな？」と尋ねる。彼は笑顔で、「そう。僕が赤ちゃんだったとき。あれ、マサアキだよね」と言う。私が、「なんだか、とてもうれしそうだ」と言うと、大きく頷き「あれマサアキだよね。いっぱい落としてたね」と言う。私は、思わず記憶を辿る。彼は私を見たまま「でも、拾っていたよね」とうれしそうに言って「僕たちはどれくらい会っているの？」と尋ねる。私は「2年半、いやもっとかな」と言うと、彼は笑顔で「それは長いの？」と聞く。私が答えずにいると、彼は私を見たまま「ねえ、マサアキって、ずーっとジェレミーといるの？」と尋ねる。私はここでようやく彼の言葉の含みを察し、胸を打たれる。言葉に詰まるが、「今、私がずっと君に会い続けていたことに気づいたみたい。――あっ、マサアキ、ずっと僕といたんだ――って」と伝える。彼はじっと私を見る。「で、今、君が知りたいのは、マサアキがこれからも、会えなくなってもずーっとジェレミーのこころの中にいるのかってこと」。ジェレミーはここで目を逸らし、右肘にあるかさぶたをかきむしっていく。かさぶたがはがれた部分に滲む血を見ている。

私はこの時期、彼が情緒的思考を届かせることができない領域を言葉によって貫くことを意識した介入を行なっていたが、この介入は彼がそういった領域に注意を向けて、それに伴う情緒を経験することを助けていったように思われる。このセッションでは、彼は私が示している、極めて象徴的で抽象的なこころの成長というものに注意を向け、それが重要であることへの気づきを示しているだけでなく、その気づきを維持し、それに関わることがこころの痛みを伴うことを訴えているようであった。この気づきは、同時に時間的展望というものを彼に提供したようで、彼の自閉状態がより強かった時期におそらく混乱した感覚印象として放置されていた記憶にまとまりを与えて現在という時間に再生させたようだった。彼の時間に対する経験に現れている貫通性は、彼が用いる言葉にも機能し始めていた。それによって彼の言葉は字面以上の含み、つまり象徴性を持つように感じられ、私の注意を自ずと引いた。彼が私がこれからも彼と共にいるのかを尋ねてきたとき、そのとき私たちの間で展開していた関係性の中で生じるその言葉の含みに、私は実際、こころを貫かれる思いになっていた。

結果的にこのセッションが、中断前にジェレミーが私のこころと生き生きと関わることができた最後のセッションとなった。この直後、ジェレミーは風疹に罹り、心理療法を3セッション休んだ。回復後登校したその日に彼は階段から転げ落ち、右腕を骨折し、続く4セッションも休んだ。その後、心理療法に戻ってきた際、ジェレミーは元気な様子をみせ、トーマスの話をしたが、表情にも声にも抑揚がなく、全体的に平板化したようであった。続くセッションでの会話も機械的な応答かモノローグが大半で、彼はこころに関わることから遠く引きこもってしまったような状態を示した。私はこのような形でしか彼が両親および私からの分離に伴う痛みを訴えることができなかったのかもしれないと思い、ひどく動揺し、堪え難い絶望感を抱いた。最後の別れ際、彼は「またね、マサアキ」といつもの言葉を言い、いつものように手を振って、いつもの調子で教室の中に走っていった。

4 結論

私たちの乳児観察の経験、およびスターン（Stern, 1985）やトレヴァーセン（Trevarthen, 2001）らの発達研究が示すように、人間は生まれたときより母親をはじめとした周りの〝生きた対象〟の注意を引き、そしてそれに引きつけられる中で、情緒のやりとりを含めた相互交流を交わし、こころを成長させていく。ここでいう〝生きた対象〟とは、こころを持って赤ん坊と生き生きと関わろうとする対象であり、関わりの中に生まれるさまざまな情動を経験できる対象である（Alvarez, 1992）。この生きた対象との関係という観点から言えば、自閉症を抱える子どもたちの中核的な問題は、生きた対象に積極的に注意を向けることが難しく、また生きた対象の注意が自らに積極的に向いてくることも難しい状態にあり、そのため特に情緒の相互交流が困難になっている状態にあることだといえる。ジェレミーも心理療法の初期、そのようなこころの状態にあり、彼は心理療法のほとんどの時間をあたかもこころがないかのように振る舞うか、あるいはこころを持たない対象（たとえそれが生きた対象であっても、その対象のこころには関わらない側面）と関わっていた。

平井（2011）は自閉症の問題の背景には、現在する対象との関わりに大きな困難があると考え、そこには対象の魅力が持つ吸引力に気づいていない状態があるとし、対象の魅力という吸引力を取り戻すことが心理療法の課題であるとした。平井は自閉症の心理療法の目的として、生きた対象に引かれる自己は同時に生きた対象を引きつける自己でもあるという交互作用を前提とした相互交流の状態を達成することを示唆している。この交互作用には生きた対象の魅力に引かれる自己と、自己の魅力に引かれる対象という二つのベクトルが存在している。私は、ジェレミーのように生きた対象に関わり合うことから引きこもっている自閉状態にある子どもたちと心理療法を行なうとき、技法的には後者のベクトルを活性化することが焦点になり、それによって前者のベクトルが活性化されるのではないかと考えている。そのためには心理療法士が自閉症の子どもたちが保持していないように見える生きたこころに関係する自己の部分に積極的な関心を払い、彼らが生きた対象のこころにインパクトを与えていること、彼らの営みが関係の中で意味を持ちうるということを示すこと、つまりアルヴァレズや平井の主張する再生技法が重要となると考えている。

ただ、私がジェレミーとの心理療法で経験したように、自閉症を抱える子どもたちの生きたこころに関わる自己部分は、彼らに優勢な自閉状態と相容れない。そのため、その自己部分は断片化され全く関係のないところに追いやられているかもしれないし、もしかしたらないに等しい状態になっているかもしれない。そして、自閉状態が生きた対象に及ぼすインパクトはあまりに大きく、私たちのこころもまた自閉状態が導く退屈さや平板さにさらされて機能不全の状態に陥ることになるかもしれない。このような状態に陥っている彼らそして彼らに向き合う私たちを生きたこころの交流に導くには、私たちは絶えず自らの生きたこころの部分に注意を向けてその活性化を促さなければならない。そして、それと並行して、彼らの生きたこころの部分を探し出し、そこに注意を向け活性化していくこと、この絶え間ない営みが必要となると思う。彼らと私たちの間で展開する現象の綿密な観察、特に非象徴レベル（行動や行為のレベル）で展開する転移・逆転移の吟味を絶えず行なっていくことは、アルヴァレズがこころの再生と呼んだこの試み、つまり心理療法を根幹で支える営みとなる。

結果的に、ジェレミーは約3年という自閉症の心理療法としては比較的短期間で、生きた対象と関わることに喜びを感じるこころの成長を部分的ながらも遂げることができた。精神病理学的観点から、この結果をもって彼に提供された自閉症診断に疑問を持つ方もいるであろう。可能性として，リード（Reid, 1999）がトラウマティックな経験の積み重ねで示すとした「自閉的外傷後発達障害」やラター（Rutter, 1999）がルーマニア孤児の研究で見出した「擬似自閉状態」（3歳の段階では自閉症中核群との鑑別がほぼ不可能な状態を示すが，その後，適切な養育的アプローチへの反応が良く，予後が良いとされる自閉状態）に近い状態であったことも考えられる。ただ，私が注目したいのは，診断的にどの自閉状態が当てはまったとしても，彼の自閉部分は，心理療法初期だけでなく，言語・社会スキルの発達が進んだあとでも，彼を対象との生きたこころの交流から遠ざけていたことである。そして，そこには強烈な反復性と粘着性があり，彼のこころの発達に多大な困難をもたらしていた。私は，認知発達と社会スキルの発達が進んでいったときには，子どもの自閉部分は一見それとは分からない形でこころの成長に困難をもたらすかもしれないと考えている。ジェレミーがそうであったように，この段階で子どもが示す状態は，社会的に適応的で，もしかしたら行動，学業という表面に現れる部分ではむしろ優れた部分を示すことがあるかもしれない。ただ，その実は，自閉部分が見えにくい複雑な形で機能して，生きた対象とのこころのやりとりを絶えず阻んでいる状態にあるかもしれない。私とジェレミーの心理療法は，表面的には問題が感じられないが，内的にはこころの成長を阻む動きと促す動きが非常に複雑な形で展開していた段階で中断を迎えた。この中断には，ジェレミーをめぐっての環境のあり方，そして私自身のあり方が強く影響していたと思われる。そこには，生きたこころのやりとりを無意味化し，遠ざける動き，つまり自閉的な動きが展開していた可能性がある。その意味で，私は心理療法を支える環境およびそこにあるシステムそのものにももっと注意を向けていく必要があったかもしれないし，ある場合は積極的に介入していく必要があったかもしれない。これらに存在する自閉的な動きが心理療法に，あるいは私に及ぼしていた影響に私が無自覚であり，私自身が無意識に中断を促していた可能性もあるように思う。これらの点は私の反省点であり，今後ジェレミーのような子どもと心理療法の仕事を行なう際の課題となると考えている。

注

＊1　英国の人形劇で日本でも人気がある。トーマスは機関車を擬人化したキャラクターで主人公。
＊2　英国では子どもが5歳になる年（9月初め）から小学校に通い始める。
＊3　ダンプカーに土砂等を積むための四輪の機械。

文献

Alvarez, A. (1992) *Live Company: Psychoanalytic psychotherapy with autistic, borderline, deprived and abused children*. Routledge.〔平井正三・千原雅代・中川純子訳（2003）『こころの再生を求めて——ポスト・クライン派による子どもの心理療法』岩崎学術出版社〕

Alvarez, A (2008) Finding the Wavelength: Tools in communication with children with autism. In Barrows, K. (ed.) *Autism in Childhood and Autistic Features in Adults*. Karnac Books.

Alvarez, A. (2012) *The Thinking Heart: Three levels of psychoanalytic therapy with disturbed children*. Routledge.

Alvarez, A. & Reid, S. (1999) *Autism and Personality*. Routledge.〔倉光修監訳（2006）『自閉症とパーソナリティ』創元社〕

Bick, E. (1968) The Experience of the Skin in Early Object Relations. *International Journal of Psychoanalysis*, 49: 484-486.〔古賀靖彦訳（1993）「早期対象関係における皮膚の体験」松木邦裕監訳『メラニー・クライン　トゥデイ2』岩崎学術出版社〕

Bion, W. (1962) *Learning from Experience*. Heinemann.〔福本 修訳（1999）「経験から学ぶこと」『精神分析の方法Ⅰ——セブン・サーヴァンツ』法政大学出版局〕

平井正三（2011）『精神分析的心理療法と象徴化——コンテインメントをめぐる臨床思考』岩崎学術出版社

Hobson, P. (1993) *Autism and the Development of Mind*. Psychology Press.〔木下孝司監訳（2000）『自閉症と心の発達』学苑社〕

Houzel, D. (2005) Splitting of Bisexuality in Autistic Children. In Houzel, D. & Rhode, M. (eds.) *Invisible Boundaries*. Karnac Books.〔長沼佐代子訳（2009）「自閉症児のスプリッティング」木部則雄・脇谷順子監訳『自閉症の精神病への展開——精神分析アプローチの再見』明石書店〕

Meltzer, D., Bremner, J., Hoxter, S., Weddell, D. & Wittenberg, I. (1975) *Explorations in Autism: A psycho-analytical study*. Clunie Press.〔平井正三監訳／賀来博光・西見奈子他訳（2014）『自閉症世界の探求——精神分析的研究より』金剛出版〕

Meltzer, D. & Harris, M. (1988) *The Apprehension of Beauty: The role of aesthetic conflict in development, art and violence*. Clunie Press.

Rhode, M. (2005) Mirroring, Imitation, Identification: The sense of self in relation to the mother's internal world. *Journal of Child Psychotherapy*,

31 (1): 52-71.

Rutter, M., Andersen-Wood, L., Beckett, C., Bredenkamp, D., Castle, J. & Groothues, C. (1999) Quasi-autistic Patterns Following Severe Early Global Privation. *Journal of Child Psychology and Psychiatry,* 40 (4): 537-549.

Rutter, M., Kreppner, J., Croft, C., Murin, M., Colvert, E., Beckett, C., Castle, J. & Sonuga-Barke, E. (2007) Early Adolescent Outcomes of Institutionally Deprived and Non-deprived Adoptees. III. Quasi-autism. *Journal of Child Psychology and Psychiatry,* 48 (12): 1200-1207.

Rutter, M., Kreppner, J., O'Connor, T. & The ERA Study Team (2001) Specificity and Heterogeneity in Children's Responses to Profound Privation. *British Journal of Psychiatry,* 179: 97-103.

Stern,D. (1985) *The Interpersonal World of The Infant*. Basic Books.

Trevarthen, C. & Aitken, K. J. (2001) Infant Intersubjectivity: Research, theory, and clinical applications. *Journal of Child Psychology,* 42 (1): 3-48.

Tustin F (1972) *Autism and Childhood Psychosis*. Hogarth Press.〔齋藤久美子監修／平井正三監訳 (2005)『自閉症と小児精神病』創元社〕

Tustin, F. (1992) *Autistic States in Children*. Rev. ed. Routledge.

第Ⅲ部　成人例での臨床経験

第7章 「重ね着症候群」（衣笠）について

皆川英明

1 はじめに――「重ね着症候群」概念の発見の歴史

本章では、衣笠（2004, 2006, 2007, 2008, 2010, 2011）が提唱した「重ね着症候群」（layered-clothes syndrome）の概念について説明する。衣笠は１９９３年に広島市精神保健福祉センター（以下、当センター）の初代所長に就任した。当センターには行政面の業務の他に保険診療部門があり、統合失調症などを対象にした一般的なデイケアを行なう一方で、パーソナリティ障害や重症神経症に対する個人精神分析的精神療法や分析的グループ療法を実践してきた。そのため当センターの初診患者は、精神分析的精神療法を目的に近隣の医療機関から紹介されるものが多い。その中から精神療法の適応となるいわゆるサイコロジカル・マインドのある患者群と、想像力や空想力の貧困な精神療法の適応とならない患者群を峻別する必要がある。そのため当センターでは一回50分、計3～4回の力動的診断面接をほぼルーチンで行なってきた。

加えて１９９０年代の後半になって「引きこもり」問題に世間の注目が集まるようになり、その頃から当センターが設置している「引きこもり相談窓口」への相談件数が急速に増加した。それらのほとんどは本人が受診することは稀で、多くは両親による来所だった。それでも一部には、本人が家族とともに受診するケースがあり、当センターがルーチンで行なっている力動的診断面接を行なうことができた。さらには両親に対して「引きこもりの親グループ」への参加を勧めたところ、数年にわたって親が通所する中で家族内力動に変化が起こり、やがて本人が来所するというケースも認められるようになった。

紹介されたパーソナリティ障害や神経症への精神療法の適否の検討、および引きこもり相談への対応という作業をしていく中で、これら患者の中に、特有の雰囲気と発達史的特徴を備えているものが存在していることに気づくようになった。特有の雰囲気とは、双方向のコミュニケーションの困難さ、特有の情緒交流の困難さ、本人の独特のこだわり（杉山、1994, 2002；十一、2002, 2004）などだった。また発達史的特徴とは、幼児期から思春期青年期までの間に広汎性発達障害の特徴が部分的に存在しているということだった。この発見に強い関心を抱き、当センターでは１９９８年～２００４年の間に当センターを受診した全初診患者７８８名を対象に詳細な生育歴聴取を行ない、背景に発達障害の傾向を有していないかどうかを調査した。調査にあたっては、診断面接のみならず、ＷＡＩＳ、ロールシャッハテスト、ＭＭＰＩ、ＡＱ－Ｊ（若林ら、2004）などの心理検査に加え、発達問診表を用いた両親への聴取も可能な限り行なった。

調査結果（世木田ら、2005）によると、ＤＳＭ－Ⅳに基づく操作的診断名は、７８８名の大半が社会恐怖や各種パーソナリティ障害に該当した。統合失調症や気分変調性障害に当てはまるケースもあった。このうち58名（７・４％、18歳～48歳）に高機能型の軽度広汎性発達障害が認められた。引きこもりを主訴として初診となった患者に限ると、37・５％がこれに該当した。ＤＳＭ－Ⅳに当てはめた場合、その大半は特定不能の広汎性発達障害だった。多くの場合、広汎性発達障害としての特徴は軽微で、時間に制限のある通常の一般診療では発見するのが困難なほどだった。大学などの高等教育を受けているものも少なくなく、一部は高い知能を呈していた。58名のうち18例は、小児期において神経症様症状が出現したり不登校になったりしたために医療機関や児童相談所などに相談していたが、そのほとんどが当時は発達障害とはみなされず、短期間のうちに通所を終了していた。広汎性発達障害としての特徴が軽微であったために、幼稚園や小、中、高校を通して周囲は「変わった子」としての認識はありながらも診断には至らなかったものと思われた。そして

表7－1　重ね着症候群の定義

1. 精神科初診：18歳以上の患者（広義には16歳以上）一部に精神科受診の既往。
2. 種々の精神症状、行動障害を主訴にして受診。
3. 臨床症状としては、統合失調症、感情障害、パーソナリティ障害、神経症、摂食障害、依存などほとんどの精神疾患が認められる。
4. 精査を行なうと、背景に軽度の高機能型広汎性発達障害が存在している（ただしアスペルガー症候群の診断基準を満たさない）。
5. 高知能（IQ85以上）のために達成能力が高く、就学時代には発達障害とみなされていない。
6. 一部に、児童、思春期に不登校や神経症、うつ状態、精神病状態などの症状の既往がある。しかし発達障害を疑われたことはない。
7. 小児期に発達障害が発見されて成人期に達した個人や、アスペルガー症候群の診断基準を満たすものは、「重ね着症候群」に該当しない。

〔衣笠，2011より引用〕

思春期後期・成人期になって種々の精神症状を呈して受診に至った。そこで初めて、背景にある高機能型の発達障害の傾向を持っていることが明らかとなったのだった。これら患者群を、衣笠は「重ね着症候群」と名づけた。

2　重ね着症候群の定義

衣笠による「重ね着症候群」の定義を表7－1に示す。初診時年齢は18歳以上（広義には16歳以上）で、そのときに初めて背景にある軽度の高機能型広汎性発達障害が明らかとなった患者群を指す。この中には、幼少・児童期に何らかの訴えで相談機関を訪れているか、中学—高校時代に何らかの主訴により精神科受診をしたが、その時には発達障害の診断には至っていないものも含まれる。これは発達障害としての特徴が軽微だったことに加え、知的障害はなく高知能（IQ85以上）なために達成能力が高く、発達障害の傾向がマスクされていたことも関係している。種々の精神症状、行動障害を主訴により受診し、表現型としての臨床診断は、各種パーソナリティ障害、各種神経症、感情障害、統合失調症、依存など多彩である。力動的発達診断を基軸にし、各種心理検査も併用して全体像を把握した結果、部分的に広汎性発達障害としての特徴が得られる。これら所見は一回50分、計3～4回の力動的診断面接によってようやく得られることも少なくない。すなわち重ね着症候群とは、病いを衣に例えるなら、軽度の高機能広汎性発達障害という薄手の〝衣〟をまとった人物が、その衣の上にさらに各種パーソナリティ障害、各種神経症、感情障害、統合失調症、依存などの〝衣〟を「重ね着」している状態である。なお、小児期から発達障害が指摘されていた事例が大人になって別の精神疾患を合併した場合は重ね着症候群には含まない。また18歳以降に受診した場合であっても、明らかにアスペルガー症候群の診断基準を満たすものは、たとえ他の精神科臨床症状を合併していても重ね着症候群とはせず、アスペルガー症候群とその合併症として診断する。すなわち「重ね着症候群」の定義および診断には、背景にある発達障害の傾向が軽微であったために長い間認識されず、成人になって何らかの主訴によって精神科を受診し、詳細な診断を経てようやく背後にある発達障害の傾向が発見されるという、一連のプロセスの存在そのものが重要なのである。このプロセスを重視する理由は、背景にある発達障害の問題があまりに軽微であるが故に通常の一般診療では発見が極めて困難なことにある。ここには、短時間で多くの患者を診察することを強いられるわが国の診療報酬制度の問題も少なからず影響している。衣笠が「重ね着症候群」を提唱する背景には、長い時間をかけた診断面接を含む丁寧な診断プロセスの重要性を強調する意図がある。

3　重ね着症候群の診断にあたって

診断にあたっては、力動的診断面接、家族からの発達歴聴取、各種心理検査が重要である。力動的診断面接は通常一回50分、計3〜4回行なう。診断面接において重要となる情報は表7-2の通りである。診断面接においては、患者の連想から転移が読み取れる場合には試験解釈としての転移解釈を行ない、それにどの程度反応できるかも観察する。これは投影と取り入れの機能がどの程度働いているかを確認するためのもので、分析的精神療法を適応するか否かを判断する上で極めて重要な所見である。面接者への転移を理解する

表７－２　力動的診断面接

〈本人のこころの発達〉
1. 幼少期から現在に至るまでの、本人の主観的な体験（良い思い出・悪い思い出）
2. 特に思春期・青年期の、親友・仲間体験・性の問題・初恋・知性化・男性性や女性性の獲得
〈家族〉
1. 家族構成（両親・祖父母・兄弟姉妹）
2. 家族構成員（特に母親）の性格・イメージ・幼少時期からの家族との体験（暴力・別離などの剥奪体験の有無）
3. 両親の生い立ち、祖父母との体験（両親自身の剥奪体験、祖父母の生い立ち）
〈現症、夢など〉
1. 面接場面での情緒的あり方、態度や振る舞い
2. 夢（最近見た夢・繰り返し見る夢）
3. 最早期の記憶（良い体験・悪い体験）
4. 自己イメージ・職業選択・男性性・女性性

〔衣笠，2011より引用〕

上では、夢が極めて重要な素材となる。家族からの発達歴聴取には、当センターでは独自に作成した発達問診票（資料参照）を用いている。小学校や中学校での通知表や作文が入手できれば、さらに詳しい情報を得ることができる。最終的に重ね着症候群を診断する際に重視すべき所見を、衣笠は表７－３にまとめている。その詳細は次の通りである。

（1）臨床診断は多彩で、基盤にある発達障害との相関関係はない。

（2）乳幼児期に関する養育者の報告の中に、言葉の遅れ、過剰記憶、感覚過敏など発達障害の特徴を示している記載があれば、確定診断となる。それは児童期においても同様である。思春期の情報に関しては、過剰記憶やタイムスリップなど、特異的な情報がある場合はほぼ確定診断となる。なお寺本（2008）は、重ね着を疑うべき重要所見を発達段階別に一覧にまとめている（表７－４）。

（3）現在の対人関係の特徴：引きこもる傾向が強い孤立型（しばしばスキゾイドとの鑑別が重要）、受け身的で過度の従順さを示しほとんど自己主張しない受動型（回避性パーソナリティや受動・攻撃型パーソナリティ障害との鑑別が重

表7－3　重ね着症候群診断のための重要所見

〈本人の発達〉

1. 乳児期・幼少期
   言葉の発達、運動能力の問題、社会性、過剰記憶、関心の偏りなど。
2. 児童期
   社会性・言葉・運動機能の障害、過剰記憶、衝動的暴力、ADHD の存在。
3. 思春期青年期
   虐め、不登校、社会性、攻撃衝動と性的衝動の制御、親友、初恋、信頼の出来る人物などの不在、特殊な趣味。

〈家族〉

1. 家族の葛藤
   a）虐待など、家族からの剥奪体験による葛藤を持っているとは限らない。
   b）葛藤が存在する場合
   しばしば両親による厳しいしつけ、折檻が存在　→　二次的に破壊的な衝動傾向を持った性格を形成。
2. 親族の中に精神科疾患、発達障害が比較的多い。

〈最近の社会性、面接場面〉

1. 現在の社会性（対人関係の特徴）
   孤立・引きこもり型（孤立し、引きこもる傾向が強い）
   受動型（受け身的で過度の従順さを示し、自己主張しない）
   積極・奇異型（積極的に他者に関わろうとするが、過敏で衝動的でしばしばトラブルを起こす）
2. コミュニケーションの特徴
   情緒の平板、共感能力の欠如
3. 「自明性」の障害
4. 激しいこだわり
5. タイムスリップ現象

〈心理テスト〉

1. AQ-J（Autism-Spectrum Quotient Japanese version）：26点以上で疑い、32点以上でほぼ確定
2. MMPI
   ①全体の不安指数が平均よりかなり高く、偶数尺度がのこぎり状に高得点。
   ②全体の不安指数が平均よりかなり低得点で、情動の低活動状態を示す。
   ③抑うつの指標が極端に高く、社会参加の困難さが極端に強い。
3. ロールシャッハテスト
   ①想像機能が貧困で、回答数が極端に少ない低生産型。
   ②細部へのこだわりが強く、比較的回答数はあっても想像作用が偏っていて全体像の把握力が貧弱。
   ③認知機能の歪みが強く、統合失調症のパターンに近い傾向を示す。
4. WAIS-III
   言語性 IQ と動作性 IQ の差が12点以上あれば疑わしく、15点以上でほぼ確定できる項目とできない項目の差が大きい（差が見られない場合もある）。

〔衣笠，2011より一部改訂して引用〕

表7－4　重ね着症候群を疑う所見（発達段階別）

	社会性	コミュニケーション	想像性	その他
乳児期	・親の邪魔をしないで一人で遊ぶ ・おとなしい ・後追いがない ・一日中泣く ・ひどい夜泣き	・授乳の時に目が合わない ・喃語が少ない ・指さしをしない ・バイバイしない、しても奇妙 ・表情が乏しい（あやしても笑わない）	・運動に関連した行動が繰り返される	・光や音に敏感 ・寝てばかりいる ・ちっとも寝ない
1歳代	・人見知りが全くない ・外で迷子になる（多動） ・一人でも平気 ・後追いがない ・人見知りがひどい（特定の要素のある人だけを極端に恐れる） ・母親ベッタリで父親になつかない	・発語が遅い ・名前を呼んでも知らん顔 ・耳が聞こえないか心配 ・言葉の理解が遅い	・特定のものにこだわる ・偏った強い興味（教えてないのに文字が読める、自動車や電車などの形名に詳しい） ・顕著なマイペース主義	・自分の得たいものが得られないとパニックに陥る
2歳代	・思うとおりにならないとすごく怒る ・しつけができない ・真似をしない ・人の道具使用	・言い聞かせても分からない ・人の言うことを聞かない ・オウム返し ・独特な言葉遣い（誰にでも丁寧語を使用する）	・特定のものを怖がる ・病院などへ恐がって入れない ・初めての場所・ものを恐がる ・妙に神経質 ・トイレに行くのを拒否する	・ひどい偏食 ・自分で食べようとしない ・耳を押さえる ・横目で見る
3歳代	・一人で遊ぶ ・友達に興味がない ・子どもを恐がる ・集団を嫌がる ・ルールのある遊びが苦手（同じやり方のごっこ遊びを好む）	・コミュニケーションの取り方が一方的で、会話にならない（注意されても口達者で、言い返して従わない。場面ごとに違ったルールがあることが理解できない）	・特定のものにこだわる（カタログ的知識） ・同じ服しか着ない ・靴下を絶対に脱ぐ ・便をパンツの中でしかしない ・就寝前や外出前の儀式	・偏食が治らない
幼児期以降	・勝手な行動をする ・急に友達にからんだり、叩いたりする ・教室から外に飛び出す ・行事に参加できない ・好きなことしかしない ・いつも一人で遊んでいる	・単調な話し方 ・難しい語彙で達者に話すのに、例え話・比喩・冗談などが分からない ・抽象的概念、仮定が分からない ・相手の言葉を字義通りに受け取る ・注意しても聞かない ・気持ちや感情を会話でうまく表現できない	・危ないことを平気でする ・質問癖 ・政治や死について議論してくる ・確認癖（災害や病気への過剰な不安など） ・ファンタジーへの没頭 ・学習能力の著明な不均衡	・いじめの対象 ・衝動的暴力 ・歩行時のバランスの悪さ、手先の不器用さ ・特定の感覚に対する過敏性 ・給食が食べられない ・昼寝ができない
思春期	・羞恥心が乏しく、場面に相応する行動が取れない（社会的慣習に従えず、自分のルールを頑なに守る） ・場当たり的行動 ・集団行動が取れない ・他者に敏感 ・同年代の友人を作りにくい	・相手の意図の読み取りが困難（相手の気持ちを逆なでする発言） ・形式張っていたり、不必要に難しい言い回しを選んだりする ・話し方に抑揚がなく、一本調子で、妙に甲高い声で話す	・特定の事物に対する限局的な興味の継続（特殊な趣味への没頭） ・ファンタジーへの没頭傾向	・いじめ、不登校、引きこもり ・自傷行為（しばしば常軌を逸した方法） ・睡眠障害 ・幻覚妄想状態 ・気分障害 ・パニック ・てんかん ・過剰記憶 ・タイムスリップ現象

＊エピソードによっては健常児にも一時期見られることがあるので、それがどの程度で、生活にどの程度支障を来してきたかを評価する。

〔寺本，2008より引用〕

要）、積極的に他者に関わろうとするが過敏で衝動的でしばしばトラブルを起こす奇異型（境界性パーソナリティとの鑑別を様子）などの特徴は、重要な参考情報である。これらに自明性の喪失、強いこだわり、タイムスリップ現象などが加わると、重ね着である可能性が極めて高い。なおここで言う自明性の喪失とは、「なぜ人を傷つけてはいけないのか」「人はどうして自殺してはいけないのか」「死ぬとはどういうことなのか」など、通常であれば自明のこととして、あるいは暗黙のうちに自然に了解されているはずのことに疑問を持つことを指す。

（4）診断面接：コミュニケーション障害、情緒的平板、自明性の喪失などは、強い疑いを持たせる所見である。

（5）家族に関しては、葛藤がほとんどないものから葛藤的なものまでさまざまである。一般的には、両親の剥奪体験が顕著でより葛藤的な場合ほど、重ね着よりはパーソナリティ障害が疑われる。幼少期からの不器用さ、新しいものを学習することへの困難さ、顕著な衝動性などがあって一見重ね着のようであっても、両親による虐待があった場合には、重ね着の診断には慎重になるべきである。

（6）心理検査：心理検査の情報は、重ね着を考える上でしばしば重要である。次に挙げる四つをセットで実施するのが良い。まずスクリーニング・テストとしてはAQ－J（若林、2004）が有用である。これは、50点満点で33点以上をカットオフ値として高機能自閉症ないしアスペルガー症候群をスクリーニングするテストである。重ね着症候群は自閉スペクトラムとしてはより軽度であるため、衣笠は26点以上で重ね着を疑っており、32点以上では確定診断の可能性が高くなるとしている。筆者の経験でも、臨床的総合診断として重ね着症候群と思われるケースでも、AQ－Jが33点を超えることはあまり多くはなく、26点～32点の範囲であることが多いように思われる。MMPIはスクリーニング・テストとして優れており、特徴的なパターンを示すことが多い。代表的なものとしては、①全体の不安指数が平均よりかなり高く、第4尺度（Pd：精神病質的傾向の尺度）、第6尺度（Pa：パラノイド尺度）、第8尺度（Sc：統合失調症尺度）、第10尺度（社会的内向性尺度）などの偶数尺度がのこぎり状に高得点になっているタイプ、②全体の不安指数が平均よりかなり低得点で、情動の低活動状態を示すタイプ、③抑うつの指標が極端に高く、社会参加の困難さが極端に強いタイプ、などの3型が典型的である。ロールシャッハテストでは、①想像機能が貧困で、回答数が極端に少ない低生産型、②細部へのこだわりが強く、比較的回答数はあっても想像作用が偏っていて全体像の把握力が貧弱であるタイプ、③認知機能の歪みが強く、統合失調症のパターンに近い傾向を示すタイプ、などがみられる。想像機能の貧困さを情緒機能の防衛によるものと判断し、スキゾイド・パーソナリティとして総合判定を下してしまう場合があるので注意が必要である。また想像機能があまり障害されていないタイプでは、正常に近い結果を出すものもある。WAIS－Ⅲでは、言語性IQと動作性IQの差が12点以上あれば疑わしく、15点以上になればほぼ確定診断が付くという。また下位項目間のばらつきが目立ち、できる項目とできない項目の差が激しいことも特徴の一つである。

上記に加えて寺本（2008）は、激しすぎる衝動行為も重ね着を疑う所見だとしている。筆者の経験でも、自傷行為がリストカットや大量服薬にとどまらず、絞首や割腹、高所からの飛び降りなどを呈する場合はその多くが重ね着症候群であった。その他にも、初対面の場であるにもかかわらず相応の緊張感が認められなかったり、あるいは過度の緊張や無表情が15分～30分の診察時間を経ても一向に変化する様子がなかったり（他者との情緒的相互作用が乏しいことを示している）、表情の変化や動きがぎこちなかったり、視線の合わせ方がどこか不自然だったり、声が単調だったり、動作全体に滑らかさが欠けていたりする場合は、重ね着症候群を疑う必要があるだろう。なお被虐待などの顕著な剥奪体験がある場合には重ね着のように見えることがあるので、診断には注意を要する。

次の節では、重ね着症候群と診断した二つの事例を紹介する。最初の事例は、かつてわれわれが別の機会に報告した（土岐ら、2005）ものである。

4　事例の紹介

【症例1】 20歳代前半、女性A——従来診断：摂食障害、境界性パーソナリティ障害

［生育歴・生活歴］同胞2人長女。予定日より2週間遅れて吸引分娩。精神運動発達に特記所見はなく、言語発達も正常だった。幼児期は友達が少なく、一人でままごと遊びをしていることが多かった。偏食はなかったが少食で、食事摂取に長時間を要した。動作は他の園児に比べて緩慢だった。小学校入学後も友人は少なく、高学年のときにクラス全員からいじめられた。中学入学後も友人は少なく、担任教師とも全学年を通じて折りあいが悪く、妹とも不仲だった。学業成績は中の上。小説や映画は筋を追うことができず、好きではなかった。教師からは「マイペースで課題にゆっくり取りかかる」と評価されていて、生徒会副会長だった。

［現病歴］中学入学頃から授業中や公共交通機関に乗っている際に緊張し、頻尿や下痢が出現するようになった。高校在学中に両親が別居することになり、母と妹との3人暮らしとなった。この頃にメンタルクリニックを受診し、抑うつ状態の診断で薬物療法を受けた。学校は欠席がちで、出席しても授業中に寝ていることが多く、やがて学校側の勧めで退学した。その後就労したが、飲み会で同僚が嘔吐して介抱される姿を見て「他人に心配されたい」と思うようになり、自己誘発嘔吐が始まり体重が減少し、総合病院精神科を受診。食事摂取に関する教育を目的とした初回入院時、〝母親からの虐待〟体験について語ったり、情緒不安定性や希死念慮の訴えなどがあった。ロールシャッハテストでは、「内的世界は迫害的要素で満たされ、迫害的で、衝動統制は著しく阻害されており、BPO圏」であり、当時の主治医によって摂食障害の背景に境界性パーソナリティ障害が存在すると診断された。半年後には体重が37kgまで減少したために2回目の入院となり、経鼻栄養が開始された。入院中、摂食障害のグループセミナーに参加したが、他者が深刻な話をしている最中でも平然とした様子で入退室を繰り返したり、会話の流れを

無視した発言を認めるなど、場の空気が読めていない様子であった。退院後に再就職したが、抑うつ状態を呈して2ヶ月で退職し、家に引きこもるようになった。その後、前医の異動に伴って私が外来主治医を担当するようになった。しばらくして過食嘔吐が増悪したため、主治医引き継ぎから1年後に第3回目入院となった。

【入院後の経過】「自分の太い足が嫌い」と言いながらも丈の短いスカートを穿いて足を露出していた。他者の視線は気にならないようだった。表情に乏しく、抑揚のない声で話し、視線は会話中も虚ろであった。入院後も拒食は続き、病院食はこっそりと捨てていた。それを指摘すると隠すことなく素直に認めた。なぜ隠さず素直に認めるのかを問うと、「先生と嘘をつかないって約束したから」と淡々と述べた。外来時から関わっている私にも新たに関わり始めた研修医にも全く同じ態度で接していて、まるで私との1年間の関わりでは何も積み重なっていないかのようだった。またその接し方は、敬語や丁寧語を用いることはなく、まるで同級生と接するかのようで臆することはなく、しばしば無遠慮だった。面接時は寡黙で、多くの場合は予め手紙に自分の要求を書いて、面接時にそれを主治医に渡した。文面には読み手がどう感じるかを気にする雰囲気はなく、一方的に自分の要求だけが綴られていた。Aには主治医を試したり操作しようとしたりする様子は全くなく、そのため通常であれば境界性パーソナリティの患者に接する際に感じるような独特の不快な逆転移は、われわれの中に芽生えなかった。

これら一連の経過や所見から重ね着症候群を疑い、WAISと母親からの生育歴聴取を行なった。WAISの結果は、全検査IQ＝85、言語性IQ＝97、動作性IQ＝72で、下位項目間のばらつきも顕著だった。また母親からは上述のような生育歴が聴取された。初めて会った母親は包容力があり支持的な人物で、いわゆる境界例の母親とはずいぶん異なった印象だった。これら情報を総合的に判断して重ね着症候群と考え、特定不能の広汎性発達障害を背景に持つ摂食障害と診断変更した。本人と母親にこれを説明し、一般的な広汎性発達障害の特徴を伝えた。本人は「なぜ体重が減らないのか?」という場違いな質問をするだけで何も感じていないかのようだったが、母親は長年の疑問が氷解したと言わんばかりに賛意を示し、腑に落ちた様子だった。その後、デイケアにおける療育的アプローチを実施する方針とし、退院となった。

【症例2】 40歳代男性B――従来診断：気分変調症（抑うつ神経症）

［生育歴・生活歴］ 見合い結婚の妻と2人の子どもの4人暮らし。同胞2人第1子長男として出生。父親はサラリーマン、母親は専業主婦。満期正常分娩で、精神運動発達に特記すべき所見はないが、幼少期は孤立しがちで友人はおらず、独りで遊ぶことが多かった。記憶力が極端に良く、図鑑に載っている動物や昆虫の名はあっという間に覚えて両親を驚かせた。中・高一貫の進学校に進んだ。友達はごく限られた数名しかおらず、クラブ活動もしていなかった。孤高の存在でいじめはなかった。テストはいつも一夜漬けで臨んだが学業成績は優秀で、特に数学や暗記系の科目が得意だった。教科書は一度見たらどのページに何が書いてあったかほとんど覚えていた。有名国立大学に進学し、一部上場企業に入社した。

［現病歴］ Bは職場での成績が優秀だったために比較的早く管理職に昇進し、あるプロジェクトチームのリーダーを任された。しかし部下たちをうまくまとめ上げることができずチームは機能せず、プロジェクトの進行は滞るようになった。やがて仕事への意欲が低下し、活気もなくなり、「部下たちとうまくやっていけないのは、皆とどう接したら良いのかをちゃんと指導してくれない（自分の）上司のせいだ」と恨み言を言うようになった。不眠や食欲低下も出現して変調が周囲にも見て取れるようになり、社内の健康管理センターを経てメンタルクリニックを受診した。うつ病の診断で休職しSSRIを中心とした薬物療法が開始されたが、改善はみられなかった。悲哀感やエネルギー水準の低下は目立たず、自責感よりは他罰的傾向が目立っていたことから、主治医は神経症性の抑うつ状態ではないかと考えるようになり、まずロールシャッハテストが実施された。情緒は貧困で、細部へのこだわりが強く、全体像の把握力が貧弱で、higher level BPOという結果だった。この結果から主治医は、生物学的なうつ病や職場のストレスによる適応障害としての抑うつ状態と言うよりは、パーソナリティの問題を背景にした気分変調症（抑

うつ神経症）だろうと診断した。そして主治医の勧めで、臨床心理士による週一回50分の対面法による精神分析的精神療法が導入された。治療を担当した心理士は、指導的立場にある経験豊富な治療者だった。治療場面でBは上司への恨みを延々と語り、時には殺意さえほのめかした。その他の連想は乏しく、家族との交流についてもあまり語らなかった。治療者は転移を中心に解釈していったが、それに続く連想からは解釈が伝わっている感じが乏しく、交流は全く起こっていないかのようだった。2年にわたる治療の末、治療者は主治医に対し、Bの病態の再評価と治療方針の再検討を申し出た。そこで主治医は、これらを目的にBを私に紹介した。

［初診時現症と入院後経過］当時私が勤務していた単科精神科病院にBは妻とともに来院した。身なりは整っていて不潔感は全くなく、年齢相応の服装をしていた。礼節は保たれていて、言葉遣いはむしろ過剰に丁寧でさえあった。初対面の医師を前にしても何らの緊張も感じていないかのようで、態度は冷静かつ堂々としていた。言葉遣いや立ち居振る舞いは、まるで皇室の人物を思わせた。抑うつの原因については、「部下をうまく指導できるような状況を作ってくれなかった上司が原因のすべて」と語った。他罰的ではあったが、その言い方には〝恨み辛み〟といった情緒は全く感じられず、〝ただ事実を淡々と語っている〟かのような雰囲気だった。2年間続けている精神療法に対する印象は「意味がよく分からない」とだけ語った。私が病態の再評価と治療方針の再設定を提案するとBは了承し、「家にいるとストレスが溜まる」と入院を希望し、開放病棟の個室に入院した。

病院内は禁煙だったにもかかわらず、Bは自室で喫煙した。スタッフが注意すると、トイレ内で隠れて吸い、吸い殻もこっそり処分するようになった。スタッフがさらにそれを注意すると、ようやくBは自室内では喫煙しなくなった。この間、Bは反抗的な態度をとることはなかったが、だからと言って反省している様子もなく、ただ淡々と〝スタッフの指示に従っている〟だけのように見えた。一回50分計4回の診断面接では、事実を事実としてただ淡々と語るだけで、情緒はほとんど伝わってこなかった。両親は「普通の人」として語られたが、詳細は分からず、その人物像はほとんどつかめなかった。しかしそれは、こころの中で両親像そのものが貧困であることを反映しているようで、両親のことを話すのを避けたいと思っているような防衛が働いている印象は乏しかった。「ルールを破って喫煙し続けた」ことを主治医がどのように見ているのかに関する不安も、連想からはほとんど読み取ることができなかった。妻から得た情報によると、Bの両親は遠方に住んでいたが、それなりに愛情深い人物で、大きな葛藤を抱えたパーソナリティという印象には乏しかった。実際に妻は、Bの両親と良好な関係を作っていた。実母に発達問診票を送付すると、記入した上で速やかに返送された。そこには上述した生育歴上のいくつかの特徴が記載されていた。心理検査を実施したところ、AQ-J＝32点、MMPIは全体の不安指数が平均よりかなり低得点で、情動の低活動状態を示していた。もっとも特徴的だったのはWAISで、全IQ＝97、言語性IQ＝110、動作性IQ＝82で、下位項目間のばらつきも顕著だった。以上から、重ね着症候群と診断した。退院後、紹介元主治医には、抗うつ薬を抗精神病薬に変更することと分析的精神療法の中止を提案した。その後、Bは一定の改善を示し、やがて職場復帰を果たした。

5　おわりに

衣笠が提唱する「重ね着症候群」について解説した。従来から、パーソナリティ障害や神経症などの診断基準に該当する患者でも、診断面接時にサイコロジカル・マインドが不充分として分析的精神療法の適応外と判断される場合があった。また分析的精神療法に導入しても激しい破壊的行動化を起こして短期間でドロップアウトする患者や、長年に渡る治療でもほとんど変化が起こらない患者がいる。これらは重ね着症候群の場合が少なくないと思われる。未だ充分には明らかになっていないが、そこには少なからず生物学的要因が関与していると推測される。そのため分析的アプローチでは突破できない「生物学的な岩盤」が存在する可能性がある。このような成人の患者群には、自己理解を促すような精神分析的精神療法の適応を避け、療育的支持的アプローチと、衝動性を抑制し思考障害や認知機能障害の改善をもたらすような薬物療法を組み合わせることが有効と思われる。しかし重ね着症候群に該当する例でも、分析的アプローチが奏功するという報告もある（浅田、2013）。衣笠（2011）自身も、想像機能や象徴機能がよく発達している場合には、自己理解を促す精神分析的精神療法が有効な場合があるとしている。これら患者群は、一個人の中に自閉的パーソナリティの部分と神経症的パーソナリティの部分が併存していて、病理的組織化（Steiner, 1993）の概念と関連している可能性がある。この分野は発展途上にあり、さらなる研究が必要であろう。

文献

浅田護（2013）「対象喪失とカタストロフィックな不安の行方――自閉の病理を持つ人たちの対象喪失」『精神分析研究』57巻、２４６－２５４頁

衣笠隆幸（2004）「境界性パーソナリティ障害と発達障害：〝重ね着症候群〟について――治療的アプローチの違い」『精神科治療学』19巻、６９３－６９９頁

衣笠隆幸（2006）「重ね着症候群と軽度発達障害」『スペクトラムとしての軽度発達障害Ｉ　現代のエスプリ』至文堂、２１５－２２６頁

衣笠隆幸・池田正国・世木田久美・谷山純子・菅川明子（2007）「重ね着症候群とスキゾイドパーソナリティ障害――重ね着症候群の概念と診断について」『精神神経学雑誌』１０９巻、36－44頁

衣笠隆幸（2008）「パーソナリティ障害と発達障害――重ね着症候群の研究」『精神医療』49巻、35－45頁

衣笠隆幸（2010）「重ね着症候群の診断と治療」『児童青年精神医学とその近接領域』51巻、３４５－３５１頁

衣笠隆幸（2011）「パーソナリティ障害の治療――〈重ね着症候群〉概念の意義」『子どもの人格発達の障害』中山書店

世木田久美・谷山純子・池田正国・衣笠隆幸（2010）「当センターを受診した種々の精神症状を呈する思春期以降の高機能型発達障害について――「重ね着症候群」」『精神分析的精神医学』3巻、１０１－１１２頁

Steiner, J. (1993) *Psychic Retreats: Pathological organizations in psychotic, neurotic and borderline patients.* Routledge.〔衣笠隆幸監訳（1997）『こころの退避』岩崎学術出版社〕

杉山登志郎（1994）「自閉症に見られる特異な記憶想起現象――自閉症の time slip 現象」『精神神経学雑誌』96巻、２８１－２９７頁

杉山登志郎（2002）「Asperger 症候群と高機能広汎性発達障害」『精神医学』44巻、３６８－３７９頁

寺本勝哉（2008）「重ね着症候群について」中四国グループ療法デイケア研究会第12回研修会発表

十一元三（2002）「自閉症障害の診断と治療」『臨床精神医学』31巻、1035-1046頁
十一元三（2004）「青年期以降の高機能広汎性発達障害」『精神科臨床サービス』4巻、332-338頁
土岐茂・皆川英明・梶川直子・森信繁・山脇成人（2005）「神経性無食欲症を合併し、境界性パーソナリティ障害との鑑別が困難であった高機能広汎性発達障害の成人例」『臨床精神医学』34巻、1151-1156頁
若林明雄・東條吉邦・Baron-Cohen, S., Wheelwright, S.（2004）「自閉症スペクトラム指数（AQ）日本語版の標準化――高機能臨床群と健常成人による検討」『心理学研究』75巻、78-84頁

第8章　パーソナリティ障害との異同は何か？
――成人の自閉スペクトラムの臨床に向けて

岡田暁宜

1　背景と目的

近年、児童臨床のみならず、青年期や成人期の臨床においても、広汎性発達障害、アスペルガー障害、自閉スペクトラム症（ASD：autism spectrum disorder）などのいわゆる発達障害の概念が話題になるようになった。実際に精神医療や精神保健の現場では、そのようなケースに遭遇することは少なくない。だが筆者のこの四半世紀の臨床経験に限って言えば、以前には、パーソナリティ障害、境界例、摂食障害、解離性障害、心的外傷などの概念が主な精神分析的トピックスであり、実際にそのようなケースに遭遇することも多かった。このような臨床現場におけるパーソナリティ障害から発達障害への流行的変動には、社会文化的水準の力動もあるかも知れない。パーソナリティ障害に対しては、重症度や病態水準に応じて精神分析的マネジメントとともに精神分析的精神療法が積極的に検討されて、今日の治療技法の発展に貢献したと言える。一方で自閉スペクトラム症に対しては、探索的‐表出的アプローチよりも支持的‐療育的アプローチが選択されるように思われるが、それはパーソナリティ障害の治療を含む精神医療全体の動向を一部には反映しているようにも思われる。以上は、本書や本章のテーマの背景にあるだろう。

本書の目的は、精神医学的に自閉スペクトラム症と診断される成人例に対する精神分析的治療について論じることではなく、成人における精神分析的特性としての自閉スペクトラム（AS：autism spectrum）の臨床について論じることである。その中で本章の目的は、成人の自閉スペクトラムの臨床に向けて、精神分析的特性としてのパーソナリィ障害と自閉スペクトラムとの異同について論じることである。そのために筆者は、障害（症）を特性と連続性を有するものとして捉えて、精神医学的なパーソナリティ障害と自閉スペクトラム症の異同を通じて、特性としての両者の異同について力動的視点から論じたい。

2 臨床的意義

次に本章のテーマの臨床的意義について述べる。第一に、パーソナリティ障害の診断で精神分析的治療を長期に渡って実践しても変化に乏しいケースがある。そのようなケースの再評価に際して自閉スペクトラムの理解は重要になる。衣笠らが提唱する「重ね着症候群」の概念は、それに当たる。また成人に対する精神分析や精神分析的精神療法などの精神分析的治療における分析可能性や適合可能性の評価として自閉スペクトラムの理解は重要である。これは本章のテーマの治療的意義と言える。

第二に、精神医学的な診断学や病理学において、近年、パーソナリティ障害と自閉スペクトラムの近接性や重複性が論じられている。その異同を論じた精神医学論文はそれに当たる。それに関連して近年の精神医学において複数の疾患や障害の関係を論じた二次障害や併存障害などの概念やカテゴリー診断に伴う定型、亜型、非定型などの疾患の類型化は、パーソナリティ障害と自閉スペクトラム症の関係を考える上でも重要である。これは本章のテーマの診断的意義と言える。

第三に、学校や職場や家庭や地域などの精神保健、触法犯罪行為に関連する司法精神医学、精神的に傑出した人物を対象にした病跡学などの非医療領域において、従来のパーソナリティ障害の概念のみでは、理解困難なケースに対して自閉スペクトラムの概念は重要である。一般向けの啓発書や精神鑑定を含むマスコミ的な話題はそれに当たる。これは発達障害の概念を幅広い分野に広げたと言える。これは社会的意義と言える。

3　異同について

二つの臨床概念の異同を論じるためには、それらを同じ視点で捉える必要がある。それらが異なる視点に基づいていれば、そこに見える異同には視点の違いが含まれるからである。自閉スペクトラム症やパーソナリティ障害などの疾患概念は、本来、精神医学的な疾患概念であり、力動論や構造論や発達論や心的決定論に基づく伝統的な精神分析的な疾患概念ではない。伝統的な精神分析では、健常な発達過程を正常と捉えて、固着や退行などの概念によって病理を理解し、正常と異常の連続性を前提にして、患者や治療者の主観的体験や無意識の力動を病理や臨床事象の理解の中心に置いている。これに対して精神病理学では、正常と異常の異同を前提にしており、記述精神医学では、客観的に観察可能な現象を記述し、生物学的統計学的根拠に基づいて、無意識を想定していない。よって精神分析的視点から、成人における特性としてのパーソナリティ障害と自閉スペクトラムの異同を論じる際には、自ずと精神分析的視点と精神医学的視点の違いが現れるだろう。

これまでに成人のパーソナリティ障害と自閉スペクトラム症の異同を扱った論文はあるが、その多くは記述的――現象学的な精神医学の立場から論じられたものであり、精神分析的な立場から論じられたものではない。これまで精神分析は、精神医学との異同を強調しながら、精神医学と交わってきたし、そこに精神分析の創造性の萌芽もある。本章のテーマを精神分析的視点から論じることは一つの試みかも知れない。それに向けてパーソナリティ障害と自閉スペクトラム症を精神医学と精神分析の二つの視点から論じる。

4　精神医学から見たパーソナリティ障害――DSMを中心に

精神医学的視点として、ICDにも影響を与えているDSMにおけるパーソナリティ障害の変遷を辿る。

パーソナリティ障害という診断名は、DSM-I（1952）からDSM-5（2013）に至るまで存在している。DSM-IとIIは、力動精神医学の影響を受けていたが、DSM-Iでは、パーソナリティ障害はパーソナリティ構造の発達的欠陥や病理的傾向によって特徴づけられると記されているし、DSM-II（1968）では、パーソナリティ障害は主に脳機能不全によって決定づけられていると記されている。つまり米国の精神医学が力動精神医学の影響を受けていた頃より、パーソナリティ障害の生物学的要因が強調されている。その後、DSM-III（1980）とDSM-IV（1994）で採用された多軸診断は、多角的総合的な視点を提示したが、パーソナリティ障害は、発症の年齢特性、障害の不変性や持続性などの視点から第II軸に位置づけられることになった。第II軸は、DSM-IIIでは特異的発達的障害と、DSM-IVでは精神遅滞と、それぞれ同じカテゴリーである。だが生物学的視点が優勢になるにつれて、臨床現場では徐々に第I軸と第II軸の異同の意味は少なくなっているようにも思われる。以上のようなパーソナリティ障害の生物学的要因の示唆や第II軸へのカテゴリー化は、パーソナリティ障害と後述する自閉スペクトラム症との類似性を示唆しているだろう。

DSM-5では、従来のカテゴリー的視点に加えて、ディメンション的視点から精神疾患の代替モデルを提示している。ディメンション診断は、正常と異常に連続性のある現象の記述に適すると考えられる。DSM-5の代替モデルにおいて、パーソナリティ障害とは、パーソナリティ特性が不適応的に逸脱し、正常との間で、あるいはパーソナリティ障害の各型の間で、区別せずに融合しているものと捉えている。このような連続性を認める疾患理解には、精神分析的視点との共通点が感じられる。パーソナリティ障害の全般的基準には、「パーソナリティ機能が障害される」「病的なパーソナリティ特性が存在する」「比較的柔軟性がなく個人的および社会的状況の広範に広がる」「長期に渡って比較的安定し青年期あるいは成人期早期にまで遡ることができる」「他の疾患によるものではない」「発達段階あるいは社会文化的環境にとって正常とは理解されない」などの記述的な特徴が示されている。

ここで言うパーソナリティ機能には、自己機能（アイデンティティと自己方向性）と対人関係機能（共感と親密さ）がある。病的なパーソナリティ特性には、陰性感情（情動不安定、不安さ、分離不安、服従性、敵意、固執）、疎遠さ（引きこもり、親密さ回避、アンヘドニア、抑うつ性、制限された感情、疑い深さ）、敵対（操作性、ずるがしこさ、誇大性、気を惹こうとする、冷淡さ）、脱抑制（無責任さ、衝動性、注意散漫、危険を冒す、硬直した完璧主義）、精神病性（普通でない信念や体験、奇抜性、認知および知覚の制御不能）の五つの特性の領域が記述されている。この代替モデルでは、前述の全般的基準のうちパーソナリティ機能と病的なパーソナリティ特性を組み合わせて、反社会性、回避性、境界性、自己愛性、強迫性、統合失調型の六つの特定のパーソナリティ障害群を提示している。

以上、ＤＳＭを中心にパーソナリティ障害の歴史を辿ったが、本概念は、ディメンション的視点を有し、パーソナリティの傾向や障害の重症度などを含んでいるので、精神分析的視点と同様に、健常から障害までの連続性やそれぞれの障害群の間の重複性を考慮した概念と言える。

5　精神分析から見たパーソナリティ障害

パーソナリティとは、自己親和的で観察可能な行動様式を指しているが、性格は発達の中で身につけた自我親和的な内的特性を、気質は生得的な内的特性を指している。既述のようにパーソナリティ障害という用語は主に精神医学の中で用いられてきたが、精神分析では伝統的に性格（フロイトの肛門性格、アレクサンダーの神経症的性格、ライヒのヒステリー性格や男根自己愛的性格など）や性格傾向（フェニケルの昇華型や反動型など）や性格障害（ドイチュの「かのような性格」）などの用語が用いられてきた。今日では性格とパーソナリティは、ほぼ同義に用いられるだろう。

パーソナリティ障害の要因には、大別して体質的要因と養育的要因があるが、精神分析的治療から得られた理解に基づけば、養育的要因を支持する臨床家が多いように思われる。精神分析的治療では、環境を含む養育体験の中で形成された、患者の内的世界を転移を通じて扱うからであろう。パーソナリティ障害の理解は、学派やその理論の影響を受ける。たとえば、自我心理学では、自我の防衛機制、自我の葛藤外領域、自我の欠損、自我同一性などに注目してきた。カーンバーグはパーソナリティ構造を神経症性、境界性、精神病性の三つに分類した。対象関係論では、部分対象関係と全体対象関係、妄想‐分裂ポジションと抑うつポジション、偽りの自己と本当の自己、精神病的パーソナリティ部分と非精神病的パーソナリティ部分などの力動性に注目し、重症例では自己愛組織化や病理的組織化などの組織化された病理にも注目してきた。自己心理学では、自己の発達停止や自己の欠損などに注目してきた。本稿では、パーソナリティ障害の学派や理論による違いについては言及しないが、パーソナリティ障害の病態理解には、主に葛藤モデル、外傷モデル、欠陥モデルの三つのモデルがあると言える。パーソナリティ障害の理解について各学派に共通することは、パーソナリティが形成される青年期以前の体験を重視し、パーソナリティ障害を健康な発達から逸脱し歪曲した病理的な発達を想定していることだろう。

6　精神医学から見た自閉スペクトラム症――DSMを中心に

ここではDSMを中心に近年の自閉スペクトラム症に至るまでの歴史を振り返る。自閉現象については、DSM‐Iでは、統合失調性反応や統合失調症性パーソナリティの中で、DSM‐IIでも統合失調症（幼児型）や統合失調症パーソナリティの中に記述されている。DSM‐IIIでは、第I軸の中に広汎性発達障害の概念が設置されて、その下位概念として幼児自閉症や小児期発症の広汎性発達障害などの概念は位置づけられた。DSM‐III‐Rでは、パーソナリティ障害と同じ、第II軸の発達障害の中に精神遅滞、広汎性発達障害、特異的発達障害などの下位概念が設けられて、広汎性発達障害の中に自閉性障害や特定不能の広汎性発達障害などの概念が含まれている。第II軸に位置づけられたのは、小児期または青年期に発症した後、成人期以降も安定した形で持続するという理解に基づいているからであろう。

ところがDSM-IVになると、それまで第II軸にあった広汎性発達障害は、第II軸から第I軸に再び移動し、広汎性発達障害の中には、上記の自閉性障害や特定不能の広汎性発達障害などに加えて、アスペルガー障害、レット障害、小児期崩壊性障害などの下位概念が新たに加わった。広汎性発達障害が第I軸に移動したことで、広汎性発達障害は一つの臨床疾患として臨床的関与の対象となったと言える。この広汎性発達障害の概念は、DSM-5では幼児期に特有の概念ではないとして、その下位概念も含めて新たに自閉スペクトラム症の概念の中に位置づけられた。自閉スペクトラムという用語は、元々はウィングが提唱した概念に基づいている。それは社会的相互交渉の障害、コミュニケーションの障害、想像力の障害の三徴候に加えて、反復した常同行動などによって特徴づけられる。スペクトラムという言葉が示すようにDSM-5の自閉スペクトラム症は、DSM-IVにおける広汎性発達障害との重複性や正常との連続性を認める幅広い概念である。DSM-5の自閉スペクトラム症は、社会的コミュニケーションおよび対人的相互的関係性における持続的な欠陥、さらに限定した反復的な行動様式によって特徴づけられている。社会的コミュニケーションの持続的な欠陥はあるが、限局した反復的な行動様式のないものは、社会的コミュニケーション障害として自閉スペクトラム症とは別のカテゴリーに配置されている。しかし自閉スペクトラム症は、そのスペクトラムという言葉が示すように、社会的コミュニケーション障害を含む他のカテゴリーとの間にも連続性があると言えるだろう。

以上、DSMを中心に自閉概念の歴史を辿ったが、現在、精神医学の中でも自閉スペクトラム症の概念にはさまざまな見解がある。DSM-5ではディメンション診断が導入されて、自閉症についてはさらにスペクトラムの概念が導入されたことで、自閉スペクトラムの概念は、その特性を有する正常者から自閉スペクトラム症として重度の病態にまで広がる幅広い概念になったと言える。

7　精神分析から見た自閉スペクトラム

精神分析的視点から見て、自閉を正常な発達過程における現象や心性として捉えることができるのかという問いがある。マーラーは、正常な母子の分離個体化過程の先駆期として生後最初の約2ヶ月間を正常自閉期と概念化し、この時期は母親への依存の自覚を欠くことで幻覚的万能感や絶対的な一次ナルシシズムの状態にあると考えた。さらにマーラーは、母親に対して特別な備給をせず、母親と無生物の区別をしない自閉性精神病の病態について述べている。しかしその後、乳児は最早期から外界に活発に反応していて自閉的ではないという観察から自閉期を覚醒期という名称に修正した。それは正常な発達過程には自閉という現象や心性は存在しないという考えを示唆しているようである。

自閉症の病因論には、パーソナリティ障害を含む他の精神疾患と同じく、器質論と力動論があるが、生物学的知見から今日では器質論が主流である。自閉症の力動論として、米国では環境論が主流であったのに対して、英国では環境論は主流ではなかったようである。そのため自閉症の精神分析的治療は、児童臨床を中心に英国でクライン、ビック、メルツァー、タスティン、アルヴァレズらによって発展したと言える。これらの研究は、成人の自閉スペクトラムを理解する上で重要である。中でもメルツァーの心的次元論は、成人の自閉スペクトラムを理解する上で有用である。メルツァーは、自閉症の心的構造には、心的空間がないことを示して、思考の欠落したマインドレスで点や線のように一次元的な心的構造を有する自閉症プロパーと付着同一化による対象との関係様式を主とする平面のように二次元的な心的構造を有するポスト自閉心性に自閉症を分けた。自閉症プロパーとは中核的自閉症であり、ポスト自閉心性とはアスペルガー障害など中核的自閉症の周辺群と言える。心的空間を有する三次元的な心的構造では、排泄や投影/投影同一化などによって対象との関係様式が可能になり、妄想－分裂ポジションを体験する。四次元的な心的構造になると、心的空間に時間性が加わると、変化や喪失を体験し、取り入れ同一化などの関係様式が可能になり、抑うつポジションを体験する。

またメルツァーの心的次元論は、バロン＝コーエンによる自閉症における「こころの理論」の欠如説やウイングによる自閉スペクトラムの三徴など、他の理論の理解をさらに深めるだろう。「こころの理論」が成立するためには、他者の視点と自分の視点を複眼的に捉えて見えるものを立体的に理解する心的空間が必要である。こころの中で何かを想像することや想像世界の中で遊びを体験することは、在と不在を同時に体験できる心的空間が必要である。フロイトは、局所論において、抑圧という蓋や無意識という底なしのこころの容器を想定し、構造論において超自我、エス、自我という三つの領域を想定している。フロイトの自我の概念は、三次元的な心的空間を前提にしている。他方でフロイトも言及している身体自我やアンジューの言う皮膚自我の概念は、二次元的な心的構造に基づく自我であるように見える。メルツァーの心的次元論は、自我心理学の視点からも重要であり、精神分析的臨床全体に影響を与えたと言える。

さらに心的次元論自体を力動的に理解することは重要である。心的次元論における一次元性や二次元性は、正常な心的発達過程において体験するものではなく、心的欠陥に基づいているのかも知れない。だが心的欠陥を部分として捉えれば、心的次元性についてもスペクトラムとして理解することができる。つまりこころの中に一次元的部分から四次元的部分まで併存すると理解し、心的次元性を力動的に捉えることが精神分析的臨床では重要である。それはアルヴァレズの言うような自閉的部分と非自閉的部分を立体的に捉えることによって自閉スペクトラムを捉えることでもある。自我は危険に直面すると防衛を発動させるが、抑圧などの神経症的防衛や分裂や投影同一化などの原始的防衛は、正常な発達過程に見られる防衛規制であり、基本的に三次元的な防衛と言える。しかしそれらの防衛が十分でない場合には、防衛として自閉を発動させる

(Kilchenstein & Schuerholz, 1995)。それは二次的自閉と言える。オグデンは自閉‐隣接ポジションを抑うつポジションや妄想‐分裂ポジションよりもさらに早期の第三の心的ポジションとして位置づけているが，基本的に妄想‐分裂ポジションや抑うつポジションと共時的で弁証法的な関係にあると考えている。それによれば，誰でも自閉的部分を持ち続けていると言えるだろう。これらの概念は，成人の自閉スペクトラムの臨床において重要である。

一次的であっても二次的であっても自閉状態では，一次ナルシシズムのように外界や対象へのリビドー備給から撤退し，情緒的に引きこもっていると言えるが，自閉状態と対象との関係についての理解は，成人臨床において重要である。自閉症では，母親との身体的感覚的な分離を否認した一体性に基づいている。分離の否認のために自閉対象を使用したり，母親の体内に存在する感覚によって，対象との分離を否認したりする。対象との分離の体験は，ブラックホールに吸い込まれるが如くパニックをもたらす。対象との分離をめぐる自閉スペクトラムの情動や行動は，このようなパニックに基づくものであるが，第三者には違う意味として理解されることで，成人臨床において問題になることが多い。

8　成人におけるパーソナリティ障害と自閉スペクトラムの異同――主に精神分析的視点から

今日，さまざまな臨床の現場において，確定診断はついていないが，パーソナリティ障害のみでは説明できないような成人例や自閉スペクトラムのみで説明できないような成人例に遭遇することがある。パーソナリティ障害と自閉スペクトラムの異同はさまざまな観点で論じることができる。

（1）病理の力動的理解について

まず発達と病理の関係からパーソナリティ障害と自閉スペクトラムの異同について論じたい。パーソナリティ障害は、前エディプス期の問題として、自閉スペクトラムは最早期の心理的誕生の過程の問題として理解することができるだろう。力動的病態モデルについて言えば、パーソナリティ障害では主に心的葛藤（原始的葛藤など）や心的歪曲（対象の倒錯など）であり、自閉スペクトラムは主に心的欠陥（自我の欠陥など）として捉えることができるだろう。心的次元性について言えば、パーソナリティ障害は主に三次元的であり、自閉スペクトラムは主に二次元的であると言えるだろう。防衛機制について言えば、パーソナリティ障害では分裂や投影同一化が中心で、自閉スペクトラムでは分解（dismantling）が中心と言えるだろう。著者の経験に基づいて、比喩的に述べれば、両眼で歪んだ内的世界を外的世界に映し出すのがパーソナリティ障害だとすれば、単眼で純粋に外的世界を見るのが自閉スペクトラムと言えるだろう。

次にパーソナリティ障害と自閉スペクトラムの力動的関係について論じたい。自閉スペクトラムが生得的な心的欠陥であれば、それ自体がその後の心的成長過程で外的内的に適応するために心的欠陥を補うような心的構造を発達させる。自閉スペクトラムの成人の精神分析的治療において、子どもの頃に親を含む重要な他者との関わりの中で外傷的な体験をしてきたという患者のストーリーはしばしば描き出される。心的欠陥の上でその後の発達過程の中でさまざまな心的外傷を経験し、心的葛藤や心的歪曲を生じた結果、成人期までにパーソナリティ障害を形成する可能性もあるだろう。自閉スペクトラムの子どもは成人になる過程で自らの心的欠陥を自覚し受容する心的過程が必要になる。そのようなこころの作業をするのが、青年期や成人期の自閉症スペクトラムの臨床では、重要であるが、その作業がとても難しいのも自閉スペクトラムの特徴でもある。

近年、精神医学において既述のように二次障害や併存障害の概念が広がっている。これらの概念は複数の精神疾患を立体的に捉える見方でもある。それに基づけば、自閉スペクトラム症の二次障害としてのパーソナリティ障害という理解も可能である。特性としての自閉スペクトラムがその後の発達過程でパーソナリティに取り込まれれば、成人期には自閉的パーソナリティが形成される可能性もある。DSMでは既述のようにパーソナリティ障害の生物学的要因が強調されてきたが、それは自閉スペクトラム症でも同じである。つまりパーソナリティ障害の欠陥モデルの中に自閉スペクトラムがあるという理解も可能である。心的次元性をめぐる力動を考えれば、先述のようにアルヴァレズの言う自閉的部分と非自閉的部分に加えてビオンの言う精神病的パーソナリティ部分と非精神病的パーソナリティ部分の併存を立体的に捉える必要があるだろう。人間のこころをカテゴリー的ではなくディメンション的に捉えれば、パーソナリティ障害的な部分と自閉スペクトラム的な部分を立体的に捉えることは重要かも知れない。自閉スペクトラムにおける妄想形成や抑うつ反応などは、しばしば二次障害や併存障害や症状変遷などとして理解されるだろう。しかしそれらは自閉的部分そのものの問題ではなく、むしろ非自閉的部分の中の精神病的パーソナリティ部分が防衛的あるいは病理的に発動していると理解することができるかも知れない。

最後に精神分析的視点と精神医学的視点の複眼視によって、パーソナリティ障害と自閉スペクトラムを捉えたい。自閉スペクトラムは、心的欠陥を基盤にした心理的な単眼による二次元的世界で生きていると言えるだろう。障害としての自閉スペクトラム症における社会的相互交渉の障害やコミュニケーションの障害は、例えば自己と他者、全体と部分、前景と背景、基本と応用、総論と各論、本音と建前、言語と非言語、行と行間、内容と文脈などの関係をこころの中で想像できない二次元世界に基づいていると理解できるかも知れない。常同行動と呼ばれる反復行動は、具象的で身体的でデジタル的であり、二次元的世界における平行移動の結果として理解できるかも知れない。既述のパーソナリティ障害における自己機能や対人関係機能などのパーソナリティ機能の障害は、自分が相手のことをどのように思っているか、そして相手が自分のことをどのように思っているかなど、社会や家族や他者との関係を相互的に捉える能力の欠陥による結果として理解できるかも知れない。自閉スペクトラムの二次元的世界は、相互的な対人関係機能を求められる三次元的世界や四次元的世界においては、病的なパーソナリティ特性として捉えられる可能性がある。例えば、自己愛性の病理に見られる他者を必要としない誇大性や他者への非共感性、境界性の病理に見られる分離不安や不安定な情動や操作性や敵意、統合失調性の病理に見られる親密さの欠如や冷淡さや奇抜性や普通でない信念や体験、強迫性の病理に見られる完璧主義や固執など、病的なパーソナリティの特性は、すべてではないが、自閉スペクトラムの心的二次元性によるものとしても理解できるかも知れない。

【症例A】

症例Aは、高校を中退した初診時10代後半の女性で、境界性パーソナリティ障害の診断で大学病院から精神療法の目的で精神科病院に紹介された（岡田、2013）。父親は慢性精神疾患で、姉は父親とは違う慢性精神疾患で、それぞれ通院中である。Aは他者への攻撃性を伴う支配感や万能感を抱いており、主に分裂や投影同一化などの防衛を使用していた。また治療者に執拗に共感を求めて、治療者を万能的に理想化していた。治療者は境界性および自己愛性パーソナリティと診断し、薬物療法に加えて週一回50分の精神分析的精神療法を開始した。家族や治療者を自分の思うように支配できないときのAの怒りは転移として劇化し、Aは治療者に対する理想化と脱価値化を繰り返した。治療者の共感的支持的アプローチの中でAの精神症状は徐々に安定していった。ところが治療開始から2年が経過した頃、治療者の勤務のために、Aは他の施設で同じ治療者の一般外来に通院するか、それとも同じ施設で他の治療者に担当を交代するかを決めることになった。Aは迷うことなく、治療者との治療継続を選択した。治療者との自己愛的絆を保つことをAが選んだと治療者は理解していた。治療の場が診療所へと移り、週一回10分程度の予約制の精神科外来での治療が始まった。新しい治療構造をAと治療者との間の共通の現実と捉えて、Aも治療者の双方がそれに適応する過程を経て、Aは治療者や家族に対する万能的期待を徐々に諦めるようになり、以前にはあった母親への暴力もなくなっていった。Aはそれまでにアルバイトなどを幾度か試みてどれも続かなかったが、万能的自己を諦めるにつれて，働くことを考えなくなった。その代わりに漫画の原作者になる夢を抱くようになり，Aは執筆活動を始めたが，その内容はオリジナリティに乏しく，Aは，不採用になることを恐れて一度も出版社に作品を持ち込むことをしない。これまでAは自ら「鮮明発作」と呼ぶ目の前に閃光が走る癲癇発作様の異常知覚をしばしば訴えていた。それらは家族などの対人関係における不満状況と心身相関があったし，それらを治療者に訴えることは，症状を取り除けない無力な治療者を攻撃するための材料になっていたが，現在ではほぼ消失している。

現在の治療の場に移ってから，約12年が経過しているが，Aは今まで一人で通院したことは一度もなく，治療者や母親との分離を体験することはない。これまでに父親の退職，両親の加齢，姉の結婚に伴う実家からの独立など，治療者にはAの周囲にそれなりの時間的変化が感じられる。しかしAは家族や自分自身を含む時間変化を全く体験することなく，結果として自分自身の将来や現在の治療の行方などを想像することはない。Aの将来を心配した両親は，障害年金の取得を考えるようになったが，Aはその意味を実感することはない。治療者は当初は本症例を境界性および自己愛性パーソナリティ障害と見立てていたが，現在ではその背後に自閉スペクトラムの存在を感じている。このような治療者の見立ての変化には，生活における不変性，生活空間や思考の狭さ，治療者や家族との分離に対する態度などからAの二次元的な心的構造が感じられるようになったことが大きいだろう。またこの間に自閉スペクトラムの概念が社会文化的にも筆者の臨床感覚の中にも浸透し始めたことも影響しているだろう。

(2) 治療方針と治療過程について

成人におけるパーソナリティ障害と自閉スペクトラムの異同は，精神力動的理解のみならず，精神分析的精神療法の適応を含む治療方針の選択についてもしばしば議論になる。パーソナリティ障害であっても自閉スペクトラムであっても，適応や病理の程度が重度であれば，自ずと支持的‐現実的アプローチが必要になる。神経症では，無意識から意識への開放を目指すのに対して，パーソナリティ障害では，患者の心的葛藤の統合や心的歪曲の健全化を目指すことになるだろう。これに対して自閉スペクトラムでは、心的欠陥を補うことを目指すことになる。それは治療者が積極的に患者の心理的な眼となり、単眼視による患者の平面的世界に少しでも心的空間を作ることでもあるだろう。自閉スペクトラムに対しては、治療者の解釈において、分解によって切断された関係をつなげることや欠けたものを補充するような具体性やストーリー性が重要であるが、それは決して容易ではない（岡田、2012）。自閉症児の治療でアルヴァレズが提唱する再生（reclamation）の技法は、健常な母子関係における能動的な関わりによって生きた人間として相互に関わる姿勢であるが、それは成人例においても重要である。

精神分析的治療への適応については、治療者が提供する治療設定への外的適合性がある程度備わっていれば、精神分析的治療への導入は外的には可能かも知れないが、内的には治療者に転移を向けることができて、内的体験を治療者とともに作業できる心的空間がある程度存在することが重要である。パーソナリティ障害では、それらはある程度期待できたとしても、治療構造や治療者の態度を含めて患者の破壊性や攻撃性を含む陰性転移を抱えることが可能かどうかが臨床的に重要である。これに対して自閉スペクトラムでは、その付着性による対象との一体感や接触の難しさなどから内的体験における変化の可能性は乏しいかも知れない。その一方で対象との反復的な接触様式によって治療への外的適合性が高ければ、無限治療になる可能性もあるだろう。実際の臨床現場では治療方針についてもスペクトラムがあると言えるだろう。

自閉スペクトラムでは、治療者に対する付着的転移や治療者や治療者の解釈に対する付着的同一化が特徴である。自閉スペクトラムに対する治療者の逆転移感情の中には、相互性の欠如による不快感、無意味な反復感、無時間の感覚、無意味感や不毛感などがあるだろう。それらはパーソナリティ障害に対する逆転移のように治療者の心的空間の中に激しく投影される情緒や思考とは異なり、患者の欠陥に対する逆転移と言えるかもしれない。

9　おわりに

成人におけるパーソナリティ障害と自閉スペクトラムの異同について、精神医学的視点と精神分析的視点から複眼的に論じた。前者は主に心的葛藤や心的歪曲により、後者は心的欠陥によると思われるし、心的次元論で言えば、前者は三次元性が中心で、後者は二次元性が中心と言える。伝統的な精神分析的視点、自閉スペクトラムの概念、ＤＳＭ－５におけるディメンション診断などは、いずれも正常との連続性や他の疾患カテゴリーとの連続性を認める見方と言える。臨床的には、パーソナリティ障害と自閉スペクトラムの異同を踏まえて、パーソナリティ障害と自閉スペクトラムあるいは精神医学と精神分析を連続体として捉えることが有用であろう。

文献

Kilchenstein, M. W. & Schuerholz, L. (1995) Autistic Defenses and the Impairment of Cognitive Development. *Bulletin of the Menninger Clinic,* 59 (4): 443-459.

岡田暁宜（2012）「広汎性発達障害を抱える成人の精神分析――「ない」と「わからない」をめぐって」『精神分析研究』56巻3号、２８０－２８７頁

岡田暁宜（2013）「一般外来におけるパーソナリティ障害の診療について――「純金」から「合金」へ」『精神神経学雑誌』１１５巻、ＳＳ６７６－ＳＳ６８３頁

第9章　ADHDのこころの発達――症例報告と発達の展開

木部則雄

1　はじめに

注意欠陥多動性障害（以下、ADHD）という発達障害は、今やごみ箱的な診断となり、生物学的な基盤のあるADHDから被虐待児に至るまで雑多なものが含まれる。またADHDの治療は薬物療法、行動療法、ペアレント・トレーニングなどが中心となり、そのこころの発達に焦点を当てた臨床報告、精神分析的な知見は乏しい。ここでは、あるADHDと診断された子どもに対して、6歳～20歳まで精神科医として治療に関わり、その間の5年間は心理療法士による週に一度のプレイセラピーが行なわれ、そのスーパーヴィジョンのヴァイザーの役割も担った経験も踏まえて、本児のこころの発達に関して論じたい。さらに、この臨床経験を踏まえてADHDのこころの発達の自然史に関して考察を深めたい。

2　症例

（1）現病歴・生育歴・家族歴

〔現病歴〕本児Aは小児科の医療機関を初診し、私は小児科医からリファーを受け、必要に応じて精神科医として週に一回から月に一回まで診療を行ない、心理療法士が精神分析的心理療法を行なった。

Aは6歳6ヶ月であり、小学校入学後わずか3週間目であった。質問紙の主訴には、「去年11月から（幼稚園年長）、複数の子にいじめられたのをきっかけに、幼稚園や学校で（現在小1）、先生の言うことを聞かず、ルールも全く守らず、好きなことだけをしています。友達に対しても大変怒りっぽく乱暴になりました。好きな事をやめられない傾向は、小さなときからすごくありました」と記述され、小学校入学後、「学校でじっとしていられない。学校に着くと教室に行かずに、砂場に行く。授業を聞かずに、教室で暴れ回る。黒板を使って遊んで、授業の邪魔をする」というものであった。

〔生育歴〕生育歴として、緊急の帝王切開であったが、Aは正常週数、体重で誕生した。母親は地方都市出身であり、里帰りすることなく養育した。父親の仕事の関係で、Aは2歳より小学校入学まで、長閑な地方都市で養育された。生育歴には大きな問題はなく、運動、言語などは正常発達であり、健診も問題なかった。ただ、マイペースで砂場遊び、工作、本を読むなど、自分が好きな事をやっているときにこれを止められると癇癪をしばしば起こした。時に自分で創作した物語を一人で語っていることもあった。この物語の内容は穏やかであり、ストーリー性も十分にあり、母親もAの創る物語を楽しみにしていた。日常生活では注意散漫であるが、身辺自立は一応できていた。幼稚園入園後、マイペースであり、集団行動に馴染めない感じであったが、大きな指摘を受けることはなかった。友達は欲しくて堪らなかったが、大勢の中にいると自分の空想の世界に入り込んでしまうようであった。

昨秋、幼稚園年長時に、友達が自分のことをバカにするようになったと言い出した。この前後に3人の友達からピアノに向かって投げられたり、ごみを投げつけられたり、叩かれたりした。この後より、Aは「俺はジャイアン」と言いながら、仲の良い友達にも攻撃的になり、怒りっぽくなったと指摘されていた。初診の1ヶ月前に父親の転勤の都合で地方都市から引っ越してきた。小学校入学後、こうした行動がエスカレートして、母親が学校に付き添っていた。

〔家族歴〕父親は地方出身で都内の一流大学に学び、運動部に所属していた。その後、金融関係の会社に就職し、穏やかで頼りがいのある人柄である。母親は地方の大都市出身、自営業を営む家の長女として養育された。しかし、幼児期から母親からの身体的虐待を受け、高校時代には抑うつ状態で精神科受診歴もあり、現在も抑うつ状態で家事ができなくなることもあった。高校卒業後、都内の有名大学に進学し、父親と知り合い結婚している。母親は「自分に子どもができて、なぜこんなにかわいいのに、自分の母親が自分のことを殴ったりしていたのか、分からない」と世代間伝達を否定的に語っていた。

(2) 初回アセスメント

私は小児科医からのリファーで数日後に診察をした。Aは母親、3歳違いの弟と一緒に受診した。Aはやや痩せ気味で、目が大きく人懐っこい印象を受けた。診察室では落ち着きなく、うろうろしていた。弟にちょっかいを出しながら、弟と小さな動物のおもちゃで遊んでいた。ときどき、弟をいじめることもあったが、行動はある一定の制御が認められ、決して大きな衝動性を感じるものではなかった。母親は痩せ形の女性であり、身なりもきちんとしていた。二人の子どもへの対応も適切であり、大きな問題もないように思われた。ただ、引っ越し、学校のトラブルで疲弊している感じがした。Aは私の簡単な質問に、はにかみながらも適切に答えることもできた。母親は小児科医に語った病歴に加え、幼稚園での出来事に関して、全く詳細が不明であったが、そのいじめの後から、「俺はジャイアン」をテーマソングとして歌いながら、突然裸になって、教室で鍵を閉めて他の子どもを閉め出したことを当惑しながら語り、自宅で一人、あるいは弟と遊んでいるときには、全く問題なく楽しく遊んでいることを報告した。私がAにこの事に関して尋ねると、「馬鹿にされた」「自分が恥ずかしい」と被害感と攻撃性だけでなく、羞恥心も表現された。私は〈馬鹿にされたように感じるとジャイアンになってしまい、そして、その後に恥ずかしくなってしまうんだね〉とまとめると、本人は納得したように肯いた。この初回面接とAの外的世界で起きている事とに大きな差異を感じた。筆者は、Aはおそらく外的世界に関わるより、空想や内的世界に関心の高い子どもであり、暴力的に自分の世界に侵入されると，〝ジャイアン〟とまさしく同一化することで，その窮地を凌ごうとしていると判断した。しかし，その多動性，興奮性から，ひとまず薬物療法（リタリン〈5mg〉）を試みることとし，心理療法も併用することにした。Aの心的世界からの理解と関連なく，行動のみから判断すればADHDと暫定的に診断した。また，小学校側との連携も行なうことにした。

（3）その後の経過

▼小学校1年〜2年

初診後の数日後には学校から脱走し，転倒して石に顔面をぶつけて数針縫うということがあったが，行動は更にエスカレートした。校長より特別支援学級を勧められており，母親は一日中，学校で待機していた。学校では友だち，先生に汚ない言葉の連続であったが，元々優しい子どもであり，どうしてこうなったのかと母親は語っていた。リタリンを増量（15mgまで）したが，全く効果がなかった。本児はこの頃に幼稚園では毎日いじめられていたことを語り，担任の先生も含めて藁人形を作って呪っていたと語った。このときの外来での診察は弟と一緒に買い物ごっこ，自動販売機での遊びなど，攻撃的な類のプレイはなく，外来の診察室では落ち着きもかなり改善していた。しかし，プレイセラピーでは，本児は小刀を腰に差し，戦車を手に持ち，必ず武装した。学校，公園，駅，動物園などの街を作ったが，いたずら4人組が街を破壊した。大きなパトカーが追跡するが，追いつくことができないというプレイが反復された。これは幼稚園時代に本児をいじめた4人の子どもであり，空想のプレイというより，トラウマチック・プレイに属するものであった。

その後，学校に行って教室にいることはできないものの，脱走することなく学校内をうろうろしていることが多くなった。また，唯一の安住の場所はウサギ小屋であり，ウサギを見ることだけが救いだった。しかし，6年生がAをからかったところ，裸になって大暴れして，不穏行動は改善しなかった。この後，教師を見た途端に，「絶対に叱られる」と耳を塞いで「何も聞こえない」と大声で叫んだ。また、学校側の対応もAの行動を放置するだけであり、誰も行動を監視することもなく、当面、学校を休むことを決めた。さらに、リタリンの効果はなく、抗精神病薬を開始した。その後、時に応じてあらゆる薬物を変更するが、基本的に薬物療法の効果は乏しかった。小学校1年生の2学期になっても、事態に大きな改善はなく、学校での興奮、不穏状態が続いた。プレイセラピーの内容も幼稚園で受けたいじめの光景が再演され、大きな進展もなかった。また、学校側の対応は相変わらずで、Aは学校内で放置状態であり、身の安全も確保できない状態が続いた。この頃、本児は乳幼児期に使用していた小さなウサギのぬいぐるみを持参するようになった。私は〈ウサギさんはとっても臆病で弱々しい君のことだね。きっとお守り代わりだね〉と伝えると、Aは「これがあると、落ち着くんだ」とにこにこして答えた。この頃のプレイセラピーでは、トラウマチック・プレイはなくなり、赤ん坊が現われ、静かな雰囲気になり、セラピストにも依存的な態度が認められるようになった。その後、毎晩のように夜驚が出現し、前の晩の悲惨なニュースを夢で思い出したりしたようだった。小学校2年になっても、学校での行動は変わりなく、父親の勤務地の近くの学校に転校することを決意した。この頃も、常に小さなウサギのぬいぐるみを持ち歩いていた。夏休みには母親の実家に帰り、近所の子どもと洪水ごっこをして遊んだが、夜になると1時間以上も夜泣きに陥った。この頃のプレイセラピーはビックリ箱の作成、おもちゃの分解など中身への関心と恐怖が表現されていた。セラピストは本児を見守る母親のような転移に遇っていた。

▼転校

小学校2年の2学期から、他の地域の少人数の公立小学校に転校した。Aは転校を嫌がったが、小学校を見学し、教育委員会に事情を説明し、転校前にAの対応に関して話し合った。一学年、20名足らずの学校であった。Aは子どもらしい夢、プロ野球の選手になるなどのことも語ったが、年齢不相応な罪悪感として、家族にとてつもない償うことのできない罪を犯し、自分は最低最悪の人間だと悔いることもあった。

転校後、Aは驚くほどの背伸びをして、教室に留まり、授業を受け、適応を獲得するようになった。しかし、家ではその反動で大爆発をして母親に反抗したり、兄弟喧嘩になったりしていた。その後、近所の公園で同級生たちと遊ぶことができるようになり、そこでいじめられても仲直りできるなど大きな発達を為した。しかし、夜になると誰かと戦っているかのような夜驚になった。小学校3年からは、信頼できる男子教師が担任となり、大きな問題を起こすことなく経過した。それでも、連日誰かと喧嘩をして帰ってくるが、友達と一緒に自転車でどこかに出かけることもできるようになってきた。母親は正義感が強すぎて、協調性がなく、場の空気が読めないと語っていた。この当時、Aは「自分は悪くないのに、相手からちょっかいを出される」など、周囲を被害的に感じることがしばしばあり、夜驚症も改善しないために、再度薬物療法を開始した。小学校5年時のプレイセラピーでは、戦いにもルールが導入され、活動的なプレイが増え、学校の適応も良好となり、両親の意思で終了となった。小学校は何とか、本人なりに成長して卒業することができ、母親は「小学校を卒業できるとは思っていなかった」と冗談とも、本気ともつかない発言があった。しかし、この頃も夜驚を起こし、誰かと戦っているかのようであり、そのときには過去の幼稚園の記憶が蘇ることもあった。Aは夜中に無意識に暴れてしまうのではないかと不安になり、小学校の低学年から蒲団をのり巻きのようにぐるぐる巻きにして寝ていた。

▼中学校入学

中学校に入学したが、小学校のときの思慮を失い、すぐに不適応に陥った。Aは場違いにすぐにテンションが上がってしまい、整理整頓が全くできず、協調性がなくて集団行動ができず、他者からの手助けも被害的に感じてしまうことだあった。Aは寂しいと感じ、どうしたらいいのか分からないと診察で語り、時に涙ながらにこれを伝えることもあった。中学1年の一学期の終わりの頃には、「自殺ごっこの演技をしたら、皆が信じてしまったので、カッターを持ってトイレに走って行った」などと語り、他者からの注目を引くような幼稚な行動を取ったりした。この頃、小学校のときの仲間外れ、幼稚園の頃の嫌なことが勝手に浮かんできてしまうという訴えもあった。夏休みなど、学校を離れた生活では徐々に落ち着き、安定して過ごすことができた。2学期になり、通常学級から離れて個別の学習室で過ごすようになった。この頃より、自分は何か悪いことをしたのではないか、思い出したことはすべてメモに書き、忘れないようにしなければならないと、メモを深夜まで書き続けた。ガス栓、ゴミ箱などの確認、何かを踏んだのではないのかといった確認も激しかった。また、自慰に関しての罪悪感のために快感は悪いことであり、自己満足を得ることは許されることではないと感じていた。さらに、テレビでは自分の行動に関連することが報道され、食べ物には毒が入っているのかもといった妄想状態の所見も認められた。しかし、学校の学習室に通学することは止めなかった。この強迫症状は支持的心理療法と抗うつ剤で改善した。その後、こうした症状は学習室にいる上級生への恋心を契機としたものであり、本人は「頭が性欲で満たされてしまう」と性衝動をコントロールすることが困難であることが整理されて語られた。調子の良いときには落ち着いていられるが、調子が悪くなると人を笑わせたくなって、テンションが上がってしまうことを内省的に語るようになり、自分は親不孝であり、変態そのものであり、家族や私に対しても申し訳ないなどと語った。3学期になり、本人は教室に戻る決心を自らして、教室に戻ることを試みるようになった。中学2年からは、ほとんど授業に参加できるようになり、運動チームを作ったが、試合になるほどの人数も集まらないものの、頑張ってチームを維持した。学業に関しては、中学2年生の頃より集中できるようになり、成績は向上した。

▼高校入学～大学生活

高校入学に際しては、無理しない程度の高校を選び進学した。高校生活は今までになく充実し、友達も多くでき、運動部に入部して部長の大役もこなした。高校は楽しく、大学受験の勉強に勤しんだ。また、男女関係にも関心を抱き、同級生とも交際をした。

Aはほぼ志望校に入学し、支障ない大学生活を送ることができるようになった。しかし、Aは対人関係には自信なく、大学生活を謳歌しているとは言い難かった。成人になったことを契機に、この小児の医療機関から成人の発達障害を専門とする他院に紹介をして終了した。

(4) 症例の考察——本児のこころの発達に関する考察

Aの幼児期の生育歴からすると、本児は空想好きであり、作成された物語は充分に他者を喜ばすことのできるものであった。おそらく抑うつ的な母親、3歳下に弟が誕生したことなどの影響もあり、一人でマイペースな子どもであった。本児は外的刺激を充分に取り入れることなく、内的世界に活発に投影されたもので空想を形成し、そこで過ごしていたようである。こうした子どもはASDとの鑑別が問題になるが、本児にASDを示唆するような言語発達、コミュニケーションなどの問題を認める生育歴はなかった。当時の症状を操作的診断基準に当てはめれば、ADHDの診断基準に合致するものであった。Aの厳密な精神医学診断に拘るつもりはないが、セカンドオピニオンとしての他医療機関の診断もADHDであった。幼稚園でのいじめ体験は、Aに侵襲的な摂取を強いることになり、Aの内的世界のバランスは大きく崩れ、トラウマとして本児の内的世界に棲みついてしまうことになった。これによって外的世界は迫害的となり、これ対して大規模な投影同一化として攻撃的な行動に至ったと思われる。

小学校入学後も、この体験は外的世界に汎化して、全く異なる都市の学校であったが、いじめ体験を受けた幼稚園と同一視された。プレイセラピーでも、当初にはこのいじめ体験に基づくプレイが反復された。本児は裸になってジャイアンそのものになって問題行動を起こし、周囲を驚嘆させた。この行動は乳幼児万能感に裏打ちされた行動であった。その一方、Aは小学校のウサギ小屋で癒やされ、乳幼児期に使用していたウサギのぬいぐるみを肌身離さず持っているようになった。これは無力で何もできない乳幼児無力感を表象していたようであった。このぬいぐるみを可愛がるにつれて、Aの凶暴的な行動は鎮静化された。小学校転校後、夜驚症が頻発するようになり、Aは布団で拘束されることで安心して寝た。Aはときどき、トラウマの夢に苛まれ、自分が実際に復讐してしまうのではないかと恐怖心も語った。さらに、Aの衝動性は日中であれば意識から無意識の領域に抑圧することができたが、無意識領域ではその衝動は夜驚、夢になって出現することを意味していた。また、Aは自らの攻撃性を恐れて、身体を布団で巻くという具象的行動によって抑圧するという行為を行なった。この攻撃性は自らにも向かい早期超自我を想起させるものであった。この早期超越自我、つまり攻撃性はADHDそのものに起因するのか、早期母子関係に起因するのか、興味深い問題である。

中学入学後、緊張のあまりに妙な興奮をしてしまい、クラスでは浮いた存在となり、事態は悪化した。入学後の過度な外的刺激に対して、容易く不適切行動となってしまうのは、ADHDの特徴的な症状であった。Aはその後、学習室という刺激の少ない教室で適応を取り戻しつつあったが、このときに密かな恋愛感情、性的衝動を感じた。これは過度な抑圧による攻撃性のコントロールの破綻を意味していた。強迫神経症の症状は支持的な介入と薬物療法によって改善した。この後に、本児は授業に参加するようになり、クラスでも大きな問題を起こすことはなくなった。Aは対人関係の不器用さを自覚し、周囲の言動をできるだけ無視することで適応を目指した。中学卒業の頃には、寡黙で内気な中学生になった。

高校では対人関係ストレスもなく、運動部に所属して、週に数回の練習に打ち込んだ。ここでの友人関係は広がり、今までの学校生活で最も充実したものとなった。Aは一見すれば、全く問題のない大学生として治療は終了した。しかし、対人関係には消極的であり、今後の就職活動、就労などのストレス下では危惧すべき点は多々あり、就労援助を含めて発達障害者としてサポートが必要であろうと判断した。

本症例はあるADHD児のこころの発達の自然史である。Aはある意味、多動を主体とする典型的なADHDと言い難いが、そのこころの発達を辿ることのできる稀なケースであった。Aは精神分析的知見から、そのこころの発達は投影同一化、摂取同一化のバランスが悪くこころの対象関係の基盤は不十分であり、ASDのように頑なに外的世界を拒否したわけではなかったが、幼児期から空想世界に耽ることもあった。幼稚園時代のいじめ体験は侵襲的な摂取同一化、トラウマとなり、Aのこころに大きな衝撃を与えた。これはAのこころが安全な母親対象が不在であり、この体験を克服できなかったことを意味していた。この後、Aは乳幼児的万能感と無力感、暴力行為などで代表される過度な投影同一化、自らへの過度な罪悪感といった早期超自我など原始的防衛機制によって説明できる乳幼児的なこころの世界が展開した。Aが乳幼児的な自分を労り、慈しめるようになって初めてこころの平穏が訪れた。本治療は精神分析的プレイセラピーを併用し、ここでの治療効果も大きな寄与を為したが、Aを支える両親、学校、医療的対処などがコンテイナーとして機能したように思われた。次に、Aのこころには抑圧が作動し始め、自らの衝動性を抑え、現実適応を図ることを開始した。この症例を見る限り、Aの抑圧は早期超自我に関連し、早期超自我的な過激さを伴っていた。この抑圧は思春期になると過度に作動して、強迫神経症の発症に至った。この強迫神経症の発症は性衝動への厳格な抑圧であり、症状は数ヶ月で治癒した。この後に、Aは対等なコミュニケーションを結ぶことができ、対人関係を築けるようになった。Aのこころの発達は長期間を経て体裁を整えることができたが、対人ストレスなどに脆弱なものであり、危惧すべき点もある。

ADHDは問題行動にばかり視点が向き、その治療は治療教育、ペアレント・トレーニング、薬物療法など行動面での現実適応を重視したものばかりである。しかし、ADHDの長期予後によれば、思春期以後の反社会性、引きこもりなどが問題であり、これはADHDのこころの発達に関する事象のことである。ASDを含めて発達障害児は乳幼児に達成されるはずの対象関係の形成に不備があり、これはこころの発達の始点からの重大な問題であり、その後に大きな影響を及ぼすことに注目する必要がある。また、精神分析的視点はこうした発達障害児のこころの発達の詳細を明示し、治療のチャートとなり、有用なものであることをここに提示した。

3　ＡＤＨＤのこころの発達の展開

ＡＤＨＤ児のこころの発達を一概に論じることは困難なことであるが、多くのＡＤＨＤ児を継続的に診療した経験に基づき、暫定的なモデルとしてＡＤＨＤのこころの発達モデルを提案する。

クラインは乳幼児のよい経験が悪い体験に優ることで、妄想分裂ポジションのスプリットされた経験が統合され抑うつポジションに至る発達モデルを提唱した。このモデルからすれば、ＡＤＨＤの基本的な発達は投影同一化∨摂取同一化の関係にある。あらゆる刺激に即座に反応するために多動、さらに自分の興味・関心に従って行動を行なうために、時に注意が現実場面に則して転導することなく一ヶ所に固定して、次の動作に移すことができない。外的な刺激に対してマジックミラーのように（マジックミラー性）瞬間に反射する。この刺激は心的空間に入り込むことなく、ここには思考の余地がなく、脊髄反射のように行動が為される。その一方、外的な刺激は反射によって無視され、内的な空想などに耽ることがあり。これは周囲の刺激に対して反応することなく不注意という病態に陥る。しかし、こころの内容そのものは情緒応答性のあるものであり、マインドレスの領域は存在していない。これがＡＳＤとの大きな違いであるが、幼児期には鑑別が困難なこともある。本章の症例はこれに当てはまり、幼児期には活発な投影同一化によって空想形成が為されていたと考えられる。

ＡＤＨＤの治療で、最も一般的なものはペアレント・トレーニングであるが、これはＡＤＨＤの子どもを叱ることなく養育することが最も効果的であることが知られている。つまり、ＡＤＨＤ児の自己評価が大きく損なわれなければ、その子なりの最大限の成長が為されるということに依拠している。

ここからＡＤＨＤの年齢に伴うこころの発達について臨床的経験に基づき考察をしてみる。幼児期のＡＤ

HD病態は「マジックミラー性」自我境界であり、外的な刺激が適切に摂取同一化されないために経験から学ぶことができずに、年齢相当なこころの成熟、現実検討識などの自我機能が備わらないことにある（図9－1）。一般的な意味合いでは、ADHD児の対象関係は成長が遅れているだけのことであり、大きな問題がないこともある。しかし、虐待や不遇な環境に晒された子どもはAのようにPSポジションに留まり、その後も引きこもりや反社会的行動に陥ることがある。

ADHD児が成長して小学校に入学すると、集団行動に順応することを強いられると、多動や不注意によって両親や教師から叱責され、同年齢の子どもから仲間外れになるなどから、自己評価の低下が起きるとされている。しかし、ADHD児の中には、こうした経験をしても苦に感じることなく、成長する一群もある。これに際して、パーソナリティ、家庭環境、運動能力、知能などの因子がこの難局をサポートする。しかし、こうしたサポート因子がなければ、自己評価が低下し多動が増悪して、反社会的な行動を帯びて行為障害、さらには反社会性人格障害、境界型人格障害への経路を取ることが欧米では強調されている。わが国では、自己評価の低下によって、不登校、引きこもりとなり、ゲーム依存などに陥っている一群が多い印象がある。

ADHD児が中学以後になると、多動という行動は収拾がつき、一見した行動面での特徴はなくなる。思春期は幼児期からの投影同一化が優位な防衛機制の布置から、外的世界からの摂取同一化が優位となって、外的世界に敏感となる。この変化はADHD児も同じように生じ、投影同一化∧摂取同一化となり、年齢的には遅れることもあるが、劣等感や自己評価の思い悩み、寡黙で内向的な若者になることもある。また時に、外的刺激に対して敏感となり、即時に傷つくために、自己愛型人格障害などに展開することもある。それまでの経験から学ぶことが難しいために、こころの成熟、抑圧の機能が遅れ、ストレスに対して脆弱であり、不登校などの社会不適応のリスクは高くなる。

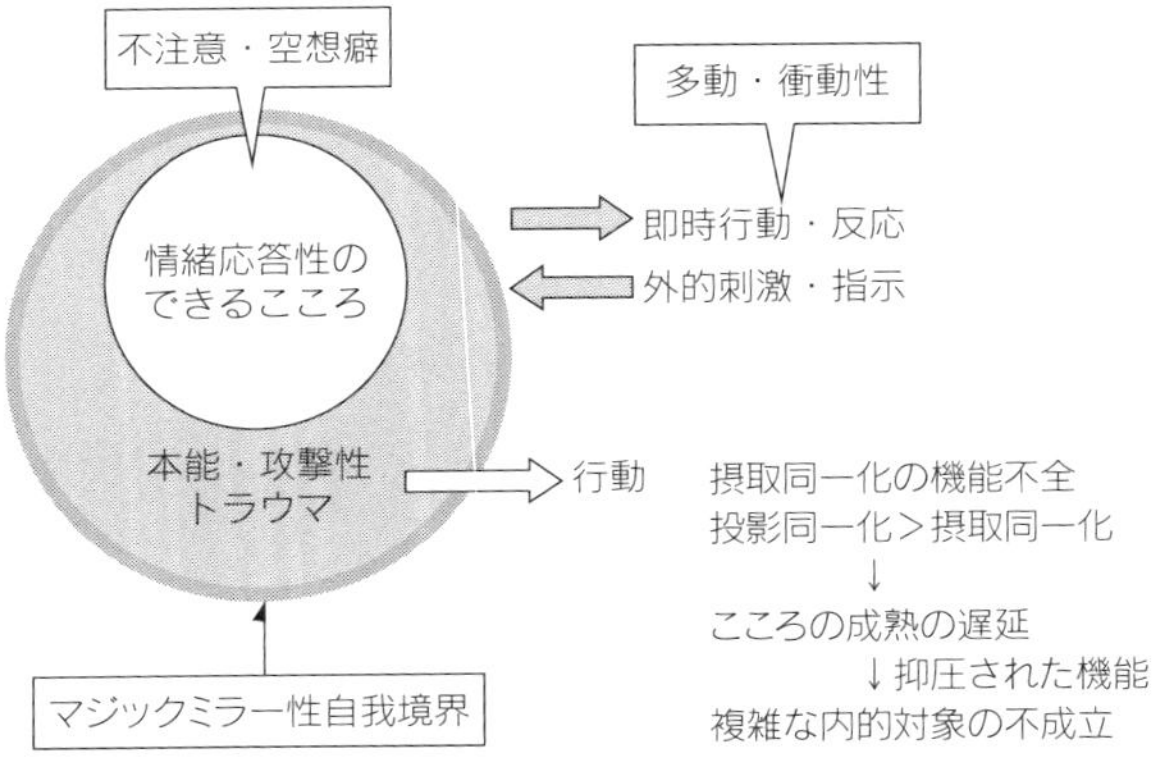

図 9－1　ADHD のこころの発達（乳幼児・学童期）

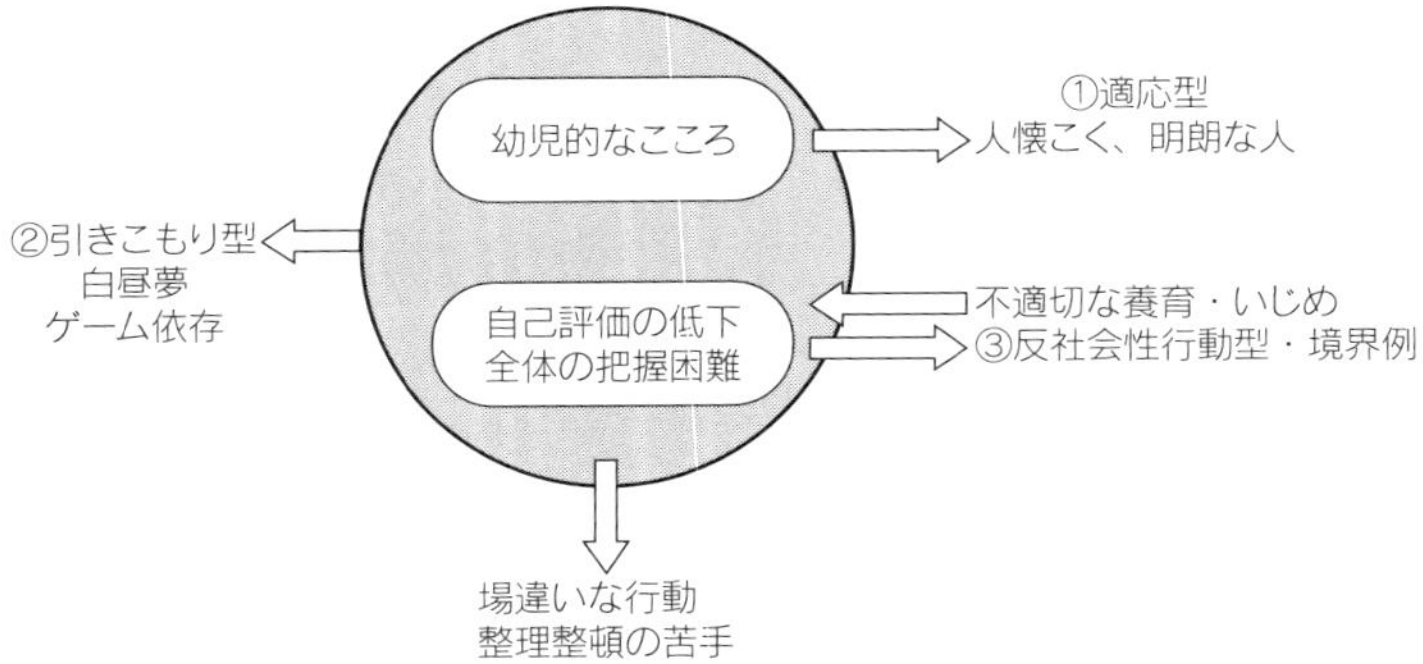

図 9－2　ADHD のこころの発達（青年期）

ＡＤＨＤのこころの発達と社会適応に関してまとめてみる（図9－2）。ＡＤＨＤ児の社会適応は、人懐こく表裏のない性格のために周囲からの理解を得て良好な一群があり、これを①適応群とする。こうした一群は、学童期で治療を終了してから、成人になって不注意などの症状そのもので仕事の失敗などで再受診することもある。この一群の特徴は、失敗から学ぶことはないものの、これを気にせずに子どものような楽観性を維持している。こうした人は転職などによって、再度の社会適応を獲得することができる。

その一方、成長に伴って、自己評価に敏感で対人関係での傷つきのために不登校、引きこもりといった状態に陥る一群もある。これは②引きこもり群であり、長期間に及ぶ学校生活などでのいじめ、不適応に起因した一群である。ＡＤＨＤのこころの発達は未熟であり、経験から学ぶことが乏しく、引きこもりが長期間に及ぶ結果に至ってしまう。

年齢を重ねても攻撃性や衝動性が優位な一群が、③パーソナリティ障害群（境界例、反社会性パーソナリティ障害）である。こうした一群は摂取同一化の機能が脆弱であり、内省や反省することができずに、周囲や社会を振り回し続けることになる。

ＡＤＨＤ児は生下時より投影同一化が活発であり。「マジックミラー性」自我境界のために摂取同一化が脆弱であり、そのために、養育者は養育に多大な労力を要したり、時に児童虐待に至ったりすることもある。この早期対象関係では健全な抑うつポジションに至ることはなく、外的世界は刺激の宝庫であり、多動や夜尿などの排泄を主とする症状を呈する。幼児期、学童期にもこうした投影同一化が優位であるものの、多くの失敗体験から対象関係は「悪い乳房」が優位となり、自己が自らの攻撃を受けて自己評価が著しく低下する。さらに、思春期になり摂取同一化が活発になると、低い自己評価によって反社会行動、引きこもりなどの問題行動によって現実生活が破綻することもある。ＡＤＨＤの二次障害は、環境要因が全てと思われているが、ＡＤＨＤの早期対象関係の不全から生じている場合もある。

ＡＤＨＤに関する精神分析的視点からの論文は検索の限り見当たらず、一般的にはＡＤＨＤと診断された子どもは精神分析の適応外とされている。しかし、思春期や成人となってＡＤＨＤの行動特性は消褪し、引きこもりや問題行動を主訴とする人たちの一部には、ＡＤＨＤ心性を有している人がいる。ＡＤＨＤの成人の多くは、環境例、自己愛型人格障害と診断される。精神分析的治療が困難、特に解釈の理解が悪く、治療が展開しないときには、このマジックミラー性を想起することが精神分析的治療に有用と思われる。

付記

本章の「3　ＡＤＨＤのこころの発達の展開」は「発達障害のこころの発達――精神分析によるパーソナリティ障害との架橋」（『白百合女子大学発達臨床センター紀要』18号、3-16頁）の一部であり、それに加筆修正したものである。第2章に続いて、本章を続けて読むと理解しやすいと思う。

文献

本章の文献は第2章（39頁）を参照のこと。

第10章　1990年代前半の診断の混乱について

福本　修

1　はじめに

以下は、精神鑑定という精神医学の一領域で見られた診断の問題への論評であり、精神分析的な考察でも臨床心理学的な検討でもない。素材は犯罪という形で、通常の治療面接の枠に収まらない攻撃性が発現したものだが、その理解には医学的な判断を前提にした上で、さらに心理学的なアプローチを要することが認められる。資料は、いずれも一般で容易に入手可能なものである。

2　特異な少年犯罪とその先例

少年事件が起こるたびに、少年法の改正と厳罰化が話題になる。その理由として挙げられるのは、犯罪の「凶悪化」である。確かに、十代女性による殺人事件は衝撃的で、それが毎年のように起きている。しかし統計上は、戦後の推移を確認できる法務省の犯罪白書によれば、14歳以上20歳未満の少年による殺人が最も多かったのは１９５１年で４４８件なのに対して、２０１３年では52件と、８分の１以下となっている。また、戦後が戦前の少年犯罪よりも「凶悪化」しているとは言い難い（鮎川、2001）。だから少数の事件が強い印象を残すのだろう。

その印象を詳しく言えば、犯人に人命への顧慮がない点は凶悪に違いないが、真面目で優秀そうな日常生活の表面からは懸け離れているようなので犯罪の動機を理解し難く、奇妙で極端な感じである。たとえば、平成27年1月にN大理学部1年の女子学生は、ほとんど関わりのない77歳の女性を自室に招き入れ手斧で切りつけ、マフラーで首を締めて殺すという事件を起こしている。その後の調べによれば、彼女は直後に「ついにやった」とツイッターで書いたり、携帯で遺体の写真を撮ったりしていた。さらには、「幼い頃から人を殺してみたかった」と思っていたばかりでなく、実際に高校時代、タリウムを使って同級生に危害を加えていたことが判明したという。その後も犯人に関して、薬品コレクションが趣味で「タリちゃん、タリちゃん」と口ずさんでいたとか、過去の殺人犯たちに強い親近感を寄せていたとか、実は日常生活でも異様なエピソードがあったことが伝わってきている。これらは平均的な20歳前の女子学生には、およそそぐわない特徴である。

しかしながら、タリウムを偏愛した少女ということになると先例がある。2005年に静岡で発覚した、高校生による母親毒殺未遂事件である。この事件は、少女が母親への毒の効果を観察した日誌を「僕」(「岩本亮平」)として付けていたことを兄と父親が知って、警察通報となった。彼女は、14歳で義母を毒殺したグレアム・ヤングについて書かれた『毒殺日記』に、強い影響を受けていた。彼女は犯行を否認し、薬瓶を入れてあった自分の分身とするクッションを拘置所で取り上げられると、「タリウム返せ!」と騒いだという。

逮捕後の彼女は、しばらくの間犯行を認めず、「僕」のまま過ごした。父親は絶望的な気分になっていたが、少年審判を通じてアスペルガー障害と診断されたのを聞いて、娘の偏った関心とこだわり・対人関係の困難が理解できる思いになった。そして、お前を許すから罪を認めて、障害の治療をして帰ってくればいい、と呼び掛けた。すると彼女は、その直後の弁護士との接見で、犯行を初めて認めた。そして審判では、中学2年の頃から自分が他人と違うと思うようになったこと、ラブレターで呼び出されて行ったところ「誰がこんなブスと付き合えるか!」と言われて大変なショックを受けたことなどを語ったという(草薙、2014)。最終的に、彼女は医療少年院に送致された。

こうした鑑定結果への反応として予想される、アスペルガー障害と犯罪との短絡的な結びつけに対しては、専門家たちは一般に向けて警告を発している。石川元氏は、「アスペルガー障害と犯罪とは何の関連もない。アスペルガー障害という発達特性と犯罪の先天的・後天的素因とが、個人の中でごく稀に重なったとき、アスペルガー障害に典型とされる想像力の狭小（こだわり）などが、犯罪の動機や経過に色濃く反映されるというだけのことである」と述べている（石川、2006）。つまり、この障害一般の傾向とは別に、犯罪の先天的素因と後天つまり環境因を考える必要がある、ということである。実際、多くの成人による犯罪は、精神障害と関係のない者が起こしている。しかし少年非行となると、それなりの率で関連性があるようである（崎濱、2013）。ともあれ、表出すなわち犯罪に類似性があるからと言って、精神構造の特性を共有しているとは限らない。現時点では、N大生について確定的なことを言えない段階にある。

ただ、若年者によるこのように極端な事件が起きると、以前は統合失調症や人格障害との関連で考えられがちで、そのために今ひとつ説得力がなく、代わってさまざまな社会時評が登場したものだったのが、近年は、直ちに発達障害が連想される傾向がある。そうした者たちの生活史を振り返ると、精神病の発症という屈曲点（Knück）に見えるものにも、周囲からの潜在的な排除や受身的孤立によってもたらされたと了解できるところがある。また、社会学者の井出草平は、この十数年の累積を鑑みて、関連性をただ否定するのは非建設的であると指摘している（井出、2014）。

転機の一つはおそらく、2000年に愛知県豊川市で起きた17歳の男子による殺人事件である。彼は動機として「人を殺してみたかった」「未来のある人は避けたかったので老女を狙った」などと語った。当初の精神鑑定では彼は、「分裂病質人格障害か分裂気質者」（当時の呼称）とされた。それが2回目の鑑定では児童精神科医が加わり、彼のアスペルガー症候群を診断して、治療と支援の必要性を指摘したのである（しかしこの事件について佐野眞一は直後に、入り婿の祖父が東名高速道路建設によって手にした補償金で豪邸を建てたことに言及して、「少年の刃が噴きあげた血しぶきのなかには、老親たちの過剰な保護を断ち切る代行衝動の卑劣と怯懦が入り混じっていたように思われてならない」(『AERA』2000年8月14・21号)と、診断を無視して禍々しい犯罪ドキュメント調で書き、そのまま単行本〈2005〉そして文庫本〈2008〉に収録している)。

そのような犯行が現在の用語法での統合失調病質あるいは統合失調症に結びつけられていたのは、極端な言動を「感情鈍麻」や「情性欠如」の表われと解していたためと思われる。しかし感情は鈍麻というより、陶酔的・強迫的関心と、「〃社会的重大さ〃という感覚の欠如」(十一・崎濱、2002)によって、むしろ高まってしまっていたことだろう。そこには人間関係から切り離された「実験」の暴走という側面が、ほとんど常に見られるようである。このような事情が分かってきた現代では、支援に繋がるような早期の手掛かりは何か、逆に十代を過ぎてからの処遇と支援はどう可能なのかを知ることが課題だろう。

ここで思い起こされるのが、1988年から9年に掛けての、宮﨑勤による連続幼女誘拐殺人事件である。この事件は、犯人が死体を損壊しただけでなく一部を食したと述べたことが異様であり、わざわざ犠牲者宅に連絡したり、後には「犯行声明」を報道機関に送ったりしたことは、普通の感覚からすると不可解だった。そこからさまざまな社会評論が生まれ、彼の6000本のビデオ収集は、「おたく」のモノへの愛着/引きこもりに注目させた。だが、世代的な共感の限界を露呈させたのは、第2回公判(1990年4月)での彼の言葉だろう。曰く、「私の車とビデオを返して欲しい。運転免許証も気になるので返して欲しい」。

この執着と自分が引き起こした結果や周囲への無頓着さは何だろうか。取り調べ中にも彼は、証拠品の確認として犯行に使用した乗用車を提示されると、乗り込んで嬉々として操作し、「埃がいっぱい付いている、洗車してワックスをかけておいてください」と言ったという(佐木隆三〈2000a〉『宮﨑勤裁判』〈中〉p.119。以下では、この資料から引用する際には、題名は省略して、〈上〉〈中〉〈下〉ページ数で表記する)。また、核心部分を話していてちょうど午後3時になったときに彼は、「おやつを食べるので留置所に戻して欲しい」と言って取り調べの警部を驚かせている（〈中〉p.112）。

検察は、彼の責任能力には問題がなく、自白調書の任意性にも信用性にも疑いはないとし、犯行動機を「猥褻目的」に絞り込んで、成人女性に性的関心を抱くものの満たされないために、「代償として幼女の性器や下着に、興味や関心を持つに至ったことは明らかである」（〈下〉p.281）と主張した。この説明はどうにも単純で、理由づけが違っていたとしても彼が犯した罪への判決に変わりはなかっただろうが、明らかにされない多くの謎を残している。他方、弁護側は、当初の「意見書」では「自我の形成が未発達、自分と他者の区別が困難、生と死の認識、理解の欠如、現実感の不存在、強度の母胎回帰の願望の存在等を有していた」（〈上〉p.85）と、心理学用語を並べながら情緒的な理解に訴えて実態が不明の表現となっていたが、最終弁論では、「犯行の動機は、解離性家族、両手の障害、母子関係の不全を背景とする幼児性、性的未熟性のもとで、高校時代（遅くとも印刷会社を退職する以前）に発病している精神分裂病に起因する情性欠如、感情鈍麻を主な症状とする病理性の影響を受けたものと解する」（〈下〉p.323）とした。これらの言葉も、彼の一面しか表わさず、かつ大きな特徴が抜けているように見える。実際、最終弁論が挙げている「取り調べに際して、自らが犯した重大犯罪に対する罪悪感や罪責感が、まったく存在していなかった」（〈下〉p.309）という点は、取り調べ中に限ったことではなくて、以前から終始一貫した態度だったと思われる。そもそも精神鑑定の結果に散らばりがあり、彼の言動の由来を十分に解明してはいなかった。

3　精神鑑定の不一致

宮﨑勤（1962年8月21日生、2008年6月17日没）による犯罪については、ここで改めて詳しくは述べないことにする。彼の精神鑑定は、起訴前の簡易鑑定・慶應グループの6名によるもの（「第一次鑑定」）・東大系の3名によるもの（「第二次鑑定」）と3回提出されているが、第二次鑑定が意見の不一致によって二つの報告書となったので、見解としては四つ出されている。刑法第39条に基づいて精神鑑定が提出するのは、①「責任無能力（心神喪失）」すなわち「精神の障害によって、善悪の判断をする能力またはその判断にしたがって行動をする能力が失われている状態」か、②「部分責任能力（心神耗弱）」すなわちその能力が「著しく障害されている状態」か、③「完全責任能力」すなわち精神障害がないまたはあってもこれらの能力への影響が著しくはないか、についての意見である。

（1）簡易鑑定と起訴

報告書は一般に、症状と病名および犯行時の精神状態の判断に至った問診の記録を含むため膨大な量である。それは発表されても特殊な媒体（たとえば昭和44年4月に起きた高校生による殺人事件の土居健郎・石川義博・福島章の鑑定書は、最高裁判所事務総局家庭局『家庭裁判月報』第22巻7号に掲載されている）においてなので、通常は全貌を目にする機会がない。だが本事件については、佐木隆三氏による裁判経過の詳しい紹介および内沼幸雄・関根義夫両氏の概略報告（福島章編『現代の精神鑑定』）そして中安氏の『中安信夫鑑定人の意見』と、鑑定の判断過程と理由を理解するのには十分な資料がある。

簡易鑑定は、嘱託医だった徳井達司医師が1989年8月24日に、宮﨑勤本人との3時間強の面接に基づいて作成した。診断は、「精神分裂病〔当時の呼称〕の可能性は、まったく否定はできないが、現在の段階では、人格障害の範囲と思われる」というものだったが、慎重に、「敏感関係妄想様の様態は否定しえず、分裂病を最終的に否定することもできない」とした。簡易鑑定は犯行の背景についても、両上肢の運動障害が精神的外傷となって非社交的・自閉的傾向を持つ人格を形成したこと、劣等感・対人不信から攻撃性が醸成され、女性との通常の異性関係を断念したこと、それが性的欲求の高まりとともに幼女を代替とした、という仮説を提起した〈〈中〉p.17〉。

検察および裁判所はその後、大体この方向づけで判断している。しかしこの時点ですでに筋が通らないところや、奇妙な話が認められる。鑑定医は、あれこれ尋ねて彼の性的経験や性的欲求を確認しようとするが、いくら聞いても性的刺激による興奮は彼になさそうであり、出てくるのは「調べたい」という関心である。また、彼には女性経験がない一方で、〈マスターベーションは?〉と聞かれて九つ頃から、と答えている。しかしそれは射精にしては早過ぎ、両者の間で意味がずれている可能性がある。他にも、小学校について「嫌だった。6年間と聞かされてうんざりした。怖いように感じた。幼稚園の2年間でも苦しんだのに」(〈中〉p.21)という奇妙に大人びた時間感覚や、「トンボとかカエルは、人間に生まれなくて苦しんでいるが、殺してやれば、神様が人間に生まれ変えさせるのではないかと思っている」(〈中〉p.35)といった奇異な理屈が記録されている。幼稚園については、「入園式の一回で済む。その日で帰れると思っていた。次の日も行くと言われて、えぇっと思った」(一橋文哉『宮﨑勤事件――塗り潰されたシナリオ』p.66)とも述べており、手の障害を苦にするといった理由とは別の、独特の判断が窺われる。トンボについては、小学校高学年の彼が、「何十匹ものトンボを捕まえ、自宅裏の河原で一人座り込んで、その羽を一枚ずつ引きちぎっていた」と近所の主婦が証言したという(同、pp.80-81)。

(2) 第一次鑑定

取り調べに続いて検察による起訴により、裁判が始まった。1990年11月の第9回公判で弁護人による精神鑑定の請求が採用され、慶應グループは鑑定作業に入った。鑑定書は1992年3月に提出され、裁判は同年4月27日に再開された。

この事件そのものに立ち入るのは小論の目的ではないが、鑑定結果を対照するに当たって留意しなければならないのは、事件についての本人の弁が、取り調べの供述調書・第一次鑑定そして第二次鑑定で、変わってしまっていることである。それは誘拐場面の行動の説明に、顕著に現れている。どの誘拐についても、警察での供述では自分が性的な目的で声を掛けたことを認めているが、その後、第一次鑑定では「後はよく覚えていない。小説みたいに想像で言った。早く取り調べを終えて寝たいので作ったと思う」（同、p.196）と曖昧になり、1991年2月20日には、「ネズミ人間」を持ち出して、「わけ分かんなくなる。怖いんだよ。ネズミ人間に取り囲まれる」と否認するようになる（同、p.233）（但し、「ネズミ人間」の話は1991年10月28日の問診で初めて登場したという記載〈下〉p.248）も、国選弁護人が受任したときから「ずっと話していた」という記載もある〈下〉p.247）。後者は、1989年9月22日に遡られる（同））。さらに第二次鑑定では、記憶が断絶して「筋書きのないドライブという物語」に入ったとか、「もう一人の自分」が声を掛けた、といった説明をするようになっている。だがこれらは、1989年10月の実況検分当時の、その場で主体的に説明しているように見える彼の言動との食い違いが大きい（同、p.227, 241）。この点も含めた総合的な理解が必要だが、結局分からないものが残るようである。

以下が、保崎秀夫慶應大教授らによる結論である。

一、被告人は、もともと知的には問題がなく、性格は極端な分裂気質ないし分裂病質にあたり、非社交性、自己中心性、空想性、顕示性、未熟、過敏性、易怒生、情性欠如の傾向が目立っていた。さらに両手の先天的な橈尺骨《とうしゃくこつ》癒合症《ゆごうしょう》への劣等感が強く、被害的になりやすく、そのために成人女性への関心はあるものの、交際することをあきらめていた。

二、犯行当時は、「一」の状態にくわえて、性的興味が幼女に向けられ、収集癖とあいまって犯行におよんだものと思われる。

三、右（上）「三」の状態は、極端な性格の偏り（人格障害）によるもので、精神分裂病を含む精神病様状態にはなかった。したがって、犯行当時に、物事の善し悪しを判断し、その判断にしたがって行動する能力は、保たれていたと思われる。

四、現在の精神状態は、右（上）「一」の状態にくわえて、拘禁の影響が強くあらわれており、無表情、無愛想で、簡単なこともわからず、退行したように見える面と、事態をかなり把握しているように見える面とが、混在している。家族のことや、犯行の動機・態様について、独自で奇妙な説明をおこなっているが、これらの供述は、逮捕後になされたものである。これらは、精神分裂病も疑うものであるが、総合的にみれば、拘禁反応によるものと考えるのが妥当であり、現時点では、精神分裂病は否定されよう。したがって、被告人の現在の精神状態は、物事の善し悪しを判断し、その判断にしたがって、行動する能力に、多少の問題はあるとしても、いちじるしく障害されている程度には至っていない。

この鑑定の要点を言うと、診断は「人格障害」＋「収集癖」＋「拘禁反応」である。ここでの人格障害は、クレッチマーが定義した「極端な分裂気質ないし分裂病質」を指しており、それは疾病ではなくて素因による人格の基本傾向の偏りである。鑑定書としての主眼は、宮崎が精神分裂病を罹患してはいなかったという結論にある。「ネズミ人間」は精神病の妄想ではなくて、拘禁の影響だと解されている。

鑑定書には、生育歴や家族からの聴取などさまざまな情報が含まれているが、それらは多様な解釈が可能である。それに対して心理検査は、同じ基準で施行されていることで一般のデータとの比較検討が可能である。しかしその解釈が不変かというとそうでもない。鑑定人の一人馬場禮子氏は、WAISの結果の要点を報告している（〈中〉p.98）。それによると、VIQ＝67、PIQ＝78、FIQ＝70である（これは低いが、小学5年生の時のIQ＝106という記載もある（〈中〉p.112））。下位項目については、「算数」が高く「絵画配列」

が低いことしか述べられていない。後者は「奇妙な予測」をするためであり、そのことは「顕示性」で説明されている。しかし実例を見ると、彼は「鉄は熱いうちに打て」の意味を問われて、「溶岩が流れており、火山の側にいる人が作った問題ではないか」と答えた。これは「問いをつくり替えて、特殊なことを言おうとするところから、分裂気質者の自己顕示性が疑われる」とされているが、シュナイダー（Schneider, K.）の意味での「自己顕示性」ならば、虚言癖を指す。しかしわざと言っても、なかなかこうは言えないだろう。現代ならば、字義的解釈と見做すのではないだろうか。また、ＰＦスタディでは、花瓶が壊れて「これは母の形見だ！」と訴えられる場面で、彼は「形見も何も関係ない。花瓶は花瓶だ」と答えているのが印象的である。ただ、彼の診断が統合失調症か人格障害か、あるいは性倒錯か（簡易鑑定の鑑別診断）と検討しているときに、さらにそれら以外である可能性は検討対象として出てこない。彼は他にもＳＣＴ・ＴＡＴ・ロールシャッハテストを受けており、特殊な検査状況だが、現代の観点から再検討することができるだろう。

（3）第二次鑑定

弁護側は再鑑定を請求、それは認められ、第二次鑑定が１９９３年1月22日から１９９４年11月30日まで行なわれた。この鑑定結果が割れたことで、「三つの鑑定書をならべて共通に議論できることがほとんど一つもない。質問することがばらばらなら、集めた資料や供述もてんでんばらばら、採用した証拠や証言もちがえば、分析手法やその根拠もまったくちがう。どこにも共通点がない」「これだけまとまりがないとすれば、いったいこれは科学と言えるのだろうか」（吉岡，2003, p63）と評されることになった。この批判は、当たっていたともいなかったとも言える。膨大な事実が集められた割には確かにまとまりがないのは事実である一方で、どの理解も限定的で統一原理が見出されていないことを、ジグソーパズルのピースのように完全に一致してぴったり嵌まらないことによって、図らずも示している。

第二次鑑定の二つの意見について、主文のみを挙げる。

【多数意見＝内沼幸雄・関根義夫】

一、鑑定主文

（1）犯行時、手の奇形をめぐる人格発達の重篤な障害のもとに敏感関係妄想に続く人格反応性の妄想発展を背景にし、祖父の死亡をきっかけに、離人症およびヒステリー性解離症状（多重人格）を主体とする反応性精神病を呈していたと解される。

（2）鑑定時、引き続き右記（上記）の状態にあるものと診断される。

二、刑事責任能力についての意見〔略〕

【少数意見＝中安信夫】

一、鑑定主文

現在の精神状態は、（1）犯行時からの精神分裂病（破瓜型）、（2）収集癖、（3）犯行時に生じた拘禁反応の三者によって構成されたものである。（1）の精神分裂病（破瓜型）は高校時代ないし印刷会社を退職する以前に、きわめて潜勢的に発病した。その後、集中力・意欲の低下、情性欠如という形での感情鈍麻が進行し、注察念慮（他人から観察されると思い込む妄想）、関係・被害念慮（周囲が自分の悪口を言っていると思い込む妄想）、被注察感が断続的に出没していた。祖父の突然の死はいささかの心理的動揺を与え、易怒性・攻撃性の亢進が強まった。しかし、分裂病が明確に増悪したのは前鑑定の終了後から本鑑定の開始前の間である。

（2）の収集癖は祖父が死亡する数年前に発し、その死亡後に亢進したものであるが、それは祖父や父と同じように、生まれつきの性癖と考えられた。

（3）の拘禁反応は簡易鑑定の終了後から前鑑定の初期の間にあらわれた。

以上のうち、収集癖はいまも持続しており、精神分裂病（破瓜型）と拘禁反応はなお、増悪・進展しつつある。

二、刑事責任能力についての意見〔略〕

どちらの鑑定も容易ならざる議論を含んでおり、簡単に要約できないが、主軸となる診断とその経過の理解が二つで一致していない。しかし問題は単に相互不一致だけでなく、どちらも宮﨑勤が提示するものを取り込んで説明しようとして、説明概念自体に無理が生じていることである。内沼・関根鑑定主文は、今でもそう受け取られがちなように、彼を多重人格あるいは解離性同一性障害と診断したのではなく、「反応性精神病」だとしている。通常、反応性すなわち心因性であれ「精神病」は、幻覚・妄想の存在や錯乱・混乱状態を指す言葉であり、人格はまとまったままで交代するのではなく、歪み崩れがちである。精神病を解離に結び付けるのは、木に竹を接ぐようなものだろう。他方、中安鑑定主文は、「現在の精神状態」を「精神分裂病」によって整合的に述べようとして、その発症を数年の幅を残して遡らせ、かつ「きわめて潜勢的に発病した」とした。その結果、彼の社会適応とも複数の幼女を誘拐殺害した彼の犯行とも、結び付けて考えるのが困難となっている。

4　第二次鑑定の詳細

二つの鑑定意見は、どちらも第一次鑑定と異なるが、それぞれ違う理由で別々のものとなった。そのようなことは、論理的にどのように可能なのだろうか。先に、内沼・関根鑑定から見よう。

（1）内沼・関根鑑定

先に、内沼・関根鑑定から見よう。

この鑑定は、関係書類を精読し、本人への継続的な長時間にわたる面接はもちろん、近親者や知人からの情報収集、犯行現場の見聞などを行ない、多大な時間と労力を割いて作成されたものである。しかし、了解し難い彼の言動を説明しようとして概念を比喩的に拡張しており、結果的に、現象にも元の概念にもぴったり来ないように見える。たとえば「解離性家族」という新語は、彼の養育背景と症状を媒介させるべく導入した苦心の作と思われるが、親の不仲・虐待・性的外傷などの解離性障害の病因となりうる具体的な事項ではなく、家族間の凝集性の乏しさや7人家族なのに食卓に4脚しか椅子がないといった、象徴的ではあるが関連性の強さが不明の事象も含んでいる。

「多重人格」の概念もまた、彼の言動の落差を理解するために導入されたものだが、実態は、典型的な別人格となる解離性同一性障害の患者の有様から相当遠い。典型的な患者では、本人の性格の諸側面のカリカチュアのような、年齢・性別・性格のばらけた人物が、綽名《あだな》とともに登場する。しかし鑑定書では、第一人格からして「宮﨑勤自身で、非常に幼稚な人。しかし、〈自分が自分であって、自分でない〉と見事な表現をする、哲学者みたいな人格でもある」（〈中〉p.269）と、二人なのか一人なのか分からない、外から観察した規定である。他の人格も、第二人格は「子どもで、衝動的な殺人者」で、第三人格は「冷静な人物」、第四人格は「〃今田勇子〃で、〈犯行声明〉と〈告白文〉を書いた」、第五人格は「可能性があるのは、慶應グループの皆川邦直鑑定人に、〈私はあなたを断る〉と手紙を書いた人物」だと分けられてはいるが、上記の諸特徴を欠いており、通常ある同一人物の態度の違いと、区別が不明である。このように分けるのは結局、彼の行為と犯罪が不可解なので別人格にしているようなものであり、供述と独立して解離性同一性障害の根拠が得られない限り、説明とはならない。この説の最大の弱点は、人格交代の場面が確認されていないことである。唯一、「今田勇子」が別人として際立っているが、それは「なりきり」だと言うこともできる（静岡の少女の「僕」＝「岩本亮平」）ので、解離性同一性障害の診断や概念は必ずしも必要ではない。

その一方で、この鑑定は患者の発言を額面通りに受け取って、祖父の死以降に離人症、二重身、フーグ（遁走）、生活史健忘、人格変換、解離性同一性障害（多重人格）、ガンゼル症候群といった多彩な解離症状が現れたとし、「ネズミ人間」「もう一人の自分」といった描写に疑問を呈しない。しかしそのように病的な症状が、誰にも気づかれなかったのは奇妙である。また、これらは「私の不注意からなる不慮の事故で、5歳になる、たった一人の子どもを亡くしてしまった」と書いた今田勇子の説明と、質的に区別困難である。だから、検察官はまったく納得していない〈下〉p.201）。「検察官：そうすると矛盾しないでしょうか。殺害の時だけ別人格があらわれ、それ以外の行為のときはあらわれない」。それに対して鑑定人は、「犯行声明などを書くときも、別人格があらわれています」と説明している。「犯行声明」は、今田勇子が書いたものである。宮﨑は、「テレビとか特番とか何千字とか言っていて、よくそんなに書ける人いるな」「あんなめんどっちいことをするかな、とても認められない」と、自分とのつながりを否定しているが、これを正しいとすると、「勇子からマを取ると男子」などと彼が説明していた取り調べを、全否定するしかない。

内沼・関根鑑定に対する検察の主張が、妥当と思われない箇所は少なくない。「改造手術」といった関心を持った宮﨑が被害者の両手を食べたと言ったのが、「あえて虚偽の事実を述べてまでして、自己の異常性を強調している」（〈下〉p.285）とは限らないし、犯行動機を「強い性的欲望」（〈下〉p.287）としているのも、かなりの単純化である。しかし以前の鑑定との違いについての本人による説明の中には、「聞かれなかったから」と「早く終わらせるため」とがあり、いずれも、「解離」という説明を本人が不要にしている。

煎じ詰めれば、「ネズミ人間」や「もう一人の自分」といった本人の弁明をどう位置づけるかが課題である。内沼幸雄氏は、「あらゆる仮説を立ててみました。①拘禁反応。②精神分裂病。③躁鬱病。④人格障害。⑤発達障害その他。⑥詐病の可能性。ありとあらゆることを検討し、その結論として、多重人格＝解離性同一性障害となりました」と述べている（〈中〉p.261）。簡易鑑定は④、第一次鑑定は④＋①で、検察は⑥である。

（2）中安鑑定

中安鑑定は、捜査資料を参照しつつも、第一次鑑定の記録と自分自身の毎回約1時間計21回の診察逐語記録に主に基づいて考察し、②＋①を結論としている。「ネズミ人間」云々は、「拘禁反応に基づく追想妄想」である。

中安氏は、持続症状6種・断続症状10種の詳細な精神病理学的吟味を経て、宮﨑が高校時代にすでに発病しており、それは「精神分裂病」のうち破瓜型に属するとした。しかし、そこで該当するとされているのは、「集中力および意欲の低下」「感情鈍麻／情性欠如」「関係・被害妄想／注察念慮↓被害妄想」「被注察感」「収集癖」（中安、2001, p.589）で、それらがあったとしても、GAF（機能の全体的評定）を下げるものではなく、ビデオの収集活動は陰性症状に妨げられることなく熱心に行なっていた以上、検察が「とうてい承服できない」（〈下〉p.295）と一蹴するのも、無理がないと思われる。中安氏は「亢進性の症状」の一つに、「動物虐待」を挙げている（中安、2001, p.591）。その説明として、「神戸の少年Aの事件でも、ああした人間を対象とした残虐な殺害が起こる以前に、動物に対する虐待が先行しております」（同、p.590）と書いているが、彼は統合失調症を罹患していない。現在指摘されているのは、発達障害の特性である。

中安鑑定が精神分裂病（統合失調症）診断に傾いたのは、結局、「情性欠如」のインパクトが大きいのではないだろうか。大著の巻頭言では、「いまだ思考の障害がほとんど認められないのに感情の障害（情性欠如、感情鈍麻）は著しく進展しているという、いわば知と情の乖離を示した初期段階の破瓜型分裂病を読み取り、ゆえにこそ緻密な計画性のもとにこれ以上ない残虐な犯罪行為が成立し、ゆえにこそ犯行に対する自己の不関知をその内容とする壮大な妄想追想を語り、悔悟・謝罪の念の一片も認められない現在症が成立している」（同、iv）と主張し、「拘禁反応とは別に、それに遅れること一年余にして犯行以前より認められていた軽微な陽性症状が進展して明らかな被害妄想や幻聴が発現し、分裂病への罹患があらわになった」としている。第26回公判（１９９５年９月６日）の証人尋問でも、宮崎が幼女の死体を「肉物体」と呼び、その切断よりも「生きているネコを、麻酔なしで切る」方が優しくないと言ったことを、「感情鈍麻も極まれり」と証言した〈〈下〉p.13〉。また、犯行時のことではないが、彼が拘置所で「死刑という判決も考えられる精神鑑定を受けている身」でありながら、「規則正しく、静穏な日々」を送っているとは、「置かれた状況に対する感情反応の欠如を想定しないかぎり、理解することは到底不可能」〈〈下〉pp.29-30〉だとしている。しかし、統合失調症による「鈍麻」を言うなら、それは欠陥状態に近い慢性様態に起きることであり、そもそも彼の場合、「鈍麻」したと言うほど、以前と異なるかどうか、きわめて疑わしい。

一審判決後、宮崎は彼へのインタビューを中心に構成した本『夢のなか』（1998）を出版した。その「著者まえがき」は、非常に奇妙である。「本書出版に至るまでの経緯をお話しましょう。［中略］１９８９年８月、私はひょんなことから再逮捕・超有名となる（マスコミが広く報道したのでかなり広く名が知れ渡った）。超有名人になったここいらで何か書いて出版するかと思うが、いかんせん、私には文章を書く才能がない。［中略］出版するのは私の夢だったのです。（あと、もっともっと有名になりたいというのも加わった）最後に、今回こうして本が出来たことについての感想……。うーむ、わたしは感無量である」。これは悪ふざけにしか見えないが、現実を無視した事の軽重の判断は、上記と同質であり、それは彼が「鈍麻」したと言うよりは元からの地だろう。

彼は続編も出している（『夢のなか、いまも』2006）。その大半は、控訴審における弁護人による被告人質問の再録である。その大体が以前からの主張の繰り返しだが、彼が向精神薬の処方を受けていたことを確認する新しい情報がある。スルピリドは１９９０年にすでに処方され、継続処方は、１９９６年６月から９ヶ月、

4ヶ月間を置いてさらに5年7ヶ月なされたという。弁護人は、これが統合失調症に対する処方ではないかと疑っているが、一日150mgだったならば、その方がありえない。それより、1999年4月に「幻聴」に対してハロペリドール1mg（一日の回数不明）が処方されたこと、それは4ヶ月で中止されたが、2001年1月からは一日3mg、2002年10月には6mgに、2003年2月には「焦燥感の増悪と幻聴の継続」のため、一日10mgへと増量されたとは、相当量の投与である。また、副作用からか、同年11月に主剤がリスパダール6mgに変更され、2005年1月には8mgにまで上げられている。これは、精神に変調がなければとても毎日服用できない量である。それが標的としている、「爪を剥がすのは私にやらせろ」という「言語性幻聴」は、犯行場面にしか現れなかった「ネズミ人間」の〝妄追想〟と違って、この時点での彼を迫害している。第二次鑑定が終わって久しかったが、これは「精神分裂病（破瓜型）と拘禁反応はなお、増悪・進展しつつある」証左だろうか。

ではこれが拘禁反応よりも統合失調症らしいかというと、やはり定型的ではない。「幻聴」の内容は、残酷な行為への被害的な反応として理解できる（「爪を剥がす」に特化された理由は不明だが、検察が押収したビデオには、二十歳前後の女の爪を剥ぐシーンがあるとのことである〈中〉p.41）し、抗精神病薬の効果がこれほど乏しいのも、通例ではない。ちなみに「勤」「リンチ」といった幻声は、1993年3月3日に、祖父の死後直後からあったこととして報告されている。彼が最終的に統合失調症様の病像になったとしても、元からそうだった、と言える根拠は、途中に認められない。

（3）一箇所での言及

結局、「情性欠如／感情鈍麻」を、進行性の疾患の産物として捉えようとするところに無理がある。内沼氏は、可能性の中に、⑤発達障害その他を入れた。中安氏も、1992年12月18日に、「アスペルガーということもある」と述べている〈下〉p.179)。第二次鑑定開始前のことである。しかしその説は追求されていない。分厚い鑑定書には二行、こうある。

「(付記)平成六年三月二三日に行われた栗田廣鑑定助手の診察結果は、被告人供述によるかぎりは、被告人には児童精神医学的な障害は認められないというものであった」(同、p.276)。

5　その後の修正

診断が付く疾患あるいは障害は、一定の比率で発生するものである。たとえば摂食障害において、万引きのような逸脱行動は頻繁に見られ、欲求との近さから疾患との関連性を理解しやすい。しかし社会からの制止が働いて稀にしか起きない重大犯罪を、何かの症状とは考えない。統合失調症患者が幻覚妄想に基づいて殺人を犯したとしたら、症状は殺人ではなくて幻覚妄想である。行動が極致に達したのは、さまざまな複合的要因によって安全弁が幾つも外れてしまったためである。病跡学が創作の一特性や一断面しか説明できないように、精神科診断は重大な犯罪の一次元しか解明しない。だが、2000年以降に殺人事件を犯した少年たちに共通して「アスペルガー症候群」あるいは「広汎性発達障害」の特性が認められたことで、それが極端に至る一条件である可能性が示唆されている。では、26歳の誕生日の翌日に第一の誘拐殺人を犯した宮﨑勤は、どうだろうか。

端的に言って、彼はDSM－Ⅳによっても ICD－10によっても、「アスペルガー症候群」とは診断されないだろう。彼には「社会的相互作用における質的な異常」と言えるほどの視線の合わなさや分かち合えなさはなく、行動・興味および活動のパターンは、反復的で常同的と言えるほどではない。彼は「特定不能の広汎性発達障害」(F84.9)にも該当しない。だから1990年代前半の検討でこれらが除外されたのは、妥当なことである。正確に言うと、「広汎性発達障害」の下位項目の中に「アスペルガー障害」と「特定不能の広汎性発達障害」を含むＤＳＭ－Ⅳの登場は１９９４年のことであり、この精神鑑定がされた当時は、ＤＳＭ－Ⅲ－Ｒ（1987）の時代だった。また、ＩＣＤ－10による分類が義務化されたのはもっと後のことである。しかし、彼について、その辺縁に位置する可能性も検討されなかったのは、端的に言って、「分裂病質」というカテゴリーの縛りが非常に強かったからだろう。

それらとは別に、犯罪学に基づく分類も存続していた。その典型は、犯人逮捕に至る前の、情報が錯綜するさまざまな段階でマスコミに求められて意見を述べていた小田晋氏による、「複数の性的倒錯傾向」を持った人間による「快楽殺人」という捉え方である。小田氏は、公開された以上の情報に接する機会があったかもしれないが、本人には面談していないと思われるので、彼自身の経験と知識に基づいて推測し、犯人像を絞り込もうとしている（小田、1998）。

「快楽殺人」とは、行動を病名にしたようなもので、何かを解明したと言うより、それ以上の追究が困難だということである。それにしても、抗弁として「強姦ではなく和姦だ」と主張した小平義雄（事件当時42歳）や大久保清（同36歳）と同列に考えようとするのは、宮﨑は次元が違うところにいたことを無視しているように見える。小田氏は「冷情性精神病質及び異常性愛」を前提として、「快楽殺人」に至る彼の〝心理〟を、犯罪学からの知見と「劇場型犯罪」などの形容詞を駆使して論じている。だが、感情移入による説明は、ほとんど成功していないと思われる。彼が「将来的な決断を迫られる状況」にあって、「結婚すれば自分の性的な不能が明らかになってしまう。それは彼にとっては耐えられないことだったであろう。そこから生じる危機感が、彼を破滅的な行動に走らせたとも考えられる」（同、pp.182-183）とは、一般心理からの類推である。ただ、小田氏はさまざまな類似の病態も持ち出して論じており、どこか決めあぐねたところもあったのかもしれない。しかし、基本的に彼は発達障害圏の特性に留意することはなかった。豊川市の主婦殺人の17歳男子に、「分裂病質人格障害か分裂気質者」という判断を下したのは小田晋氏である。

中安氏はその後2009年に、アスペルガー症候群の症状が「初期統合失調症」の症状と重なっているために誤診したことを発表した。そして両者の鑑別として、アスペルガー症候群には「緊迫困惑気分/対他緊張」「漠とした被注察感ないし実体意識性」「面前他者に関する注察・被害念慮」が欠けることを挙げている。逆に言えば、これは彼の言う「初期統合失調症」のチェックポイントである。それに対して、アスペルガー症候群を積極的に疑う特徴は、「質疑応答に見られる軽微な思考障害」と「苦悩の在処としての〈為し難さ〉」(中安、2012)だとする。後者は平たく言うと、振る舞い方が分からない、といったところである。中安氏は宮崎を「初期統合失調症」ではなく破瓜型の統合失調症に罹患していると鑑定したので、二重の意味で彼はアスペルガー症候群ではないことになり、この機会に再考はされていないようである。

その一方で、宮崎の「情性欠如/感情鈍麻」に見える拘りは、自閉的心性を感じさせる。小論で抜き出してきたのは、他者のこころを考慮に入れない彼の独自の思路による逸話である。

DSMもICDも、操作的診断基準であって原因に基づいた分類ではないので、チェック項目を満たせば該当するし、不足すれば非該当となる。その際、幾つかの除外規定はあっても、該当する限りの疾患を合併症とすることも経時的に付けることも可能である。しかしそれでは全体のゲシュタルトを掴んだことにはならないし、不全形をどう位置づけるかも不明になる。そこで自閉症をスペクトラムで考えたのが、ローナ・ウィング(Wing, L.)である。中核群は、従来からのカナー型と変わりはない。しかし周辺はもう少し広く、①「社会性の障害」、②「言語コミュニケーションの障害」、③「想像力の障害」を有する者としている。

これは、摂食障害概念の変遷に若干似ているかもしれない。摂食障害には当初、純粋な神経性拒食症があり、その対極に過食症があった。しかし、さまざまな程度の過食嘔吐や下剤濫用のような症状が増し、しかも拒食だったのが過食嘔吐に転じる者も増えれば、発症年齢も多様化しており、両極にしか見られなかった病像が、さまざまな程度で分布するようになった。成熟拒否という解釈は、一部にしか当て嵌まらなくなっている。

だが、摂食障害者たちには共通して、体型・体重へのこだわり、それをもたらす独特の具象的で硬直化した思考が見られる。それは拒食症心性とも言うべきものであり、症状がなくても基底にある心性である。また時には摂食障害が、「重ね着症候群」（衣笠，2004）であることが露呈するかもしれない。その本質を知るには、単に症状やチェック項目だけでなく、彼らの行動特性・心理特性を理解しようとすることが重要である。「自閉症」「広汎性発達障害」「アスペルガー症候群」といった典型的な像に収まらないものについても、同様であろう。「自閉スペクトラム」は、それらの基底にあると思われるものである。

6　おわりに

社会に大きな衝撃を与えたこの事件について、さまざまな人たちが所感を述べている。証人をした大塚英志は、宮﨑に「オタク」という社会性すらないと観察し、行為の主体者であろうとしたことがないことを指摘した。だから、「彼の中には、そもそも〈責任〉を担うところの主体が根源的に欠けている、という印象を持つ」。主体の不在というこの指摘は、ほとんどあと一歩で、宮﨑の精神病理の記述に到達する。「この空洞の主体が、かつて自分をこの事件に引きつけ、過剰に語らしめたものの正体だったのだという気がする」。

その一方で、佐木隆三氏は、２００８年６月の死刑執行の報道に対してこう述べた。「公判では、宮﨑死刑囚の精神内界が争点になったため、その言動を見届けようと傍聴を続けてきた。法廷での様子やこうした行動などを考えると、宮﨑死刑囚は精神疾患を装った〈詐病〉だとしか思えなかった。公判で三つの精神鑑定が実施され、人格障害、統合失調症、多重人格と３種類の鑑定結果が出たが、判決が人格障害という結果を採用し、完全責任能力を認めたことも納得できる」。

これは世間の標準的な理解だろう。しかし、厚労省科研費を用いた「高機能広汎性発達障害にみられる反社会的行動の成因の解明と社会支援システムの構築に関する研究」は、すでに2005年にまとめられ報告されている。これは、「深刻な司法事例」を含めて、高機能広汎性発達障害が関わる反社会的行動について、社会的支援システムの構築という目標の下に、包括的に研究したものである。報告から十年経過していても、マスコミへの浸透はこれからというところのようである。もはや宮崎勤を再審することは不可能だが、〝再診〟することが必要であり、意味があるだろう。

文献

鮎川潤（2001）『少年犯罪　ほんとうに多発化・凶悪化しているのか』平凡社
福島章編（1999）『現代の精神鑑定』金子書房
一橋文哉（2001）『宮崎勤事件――塗り潰されたシナリオ』新潮社、66頁
Holden, A.（1974/1995）*The St. Albans Poisoner: Life and crimes of Graham Young*. Harper Collins/ Black Swan.〔高橋啓訳（1997）『毒殺日記』飛鳥新社〕
井出草平（2014）『アスペルガー症候群の難題』光文社新書
石川元（2006）「心の闇?!　発達障害に早期発見を」『四国新聞』2006年5月14日（論点　香川）
衣笠隆幸（2004）「境界性パーソナリティ障害と発達障害：「重ね着症候群」について――治療的アプローチの違い」『精神科治療学』19巻、693‐699頁
草薙厚子（2014）『ドキュメント発達障害と少年犯罪』イースト・プレス
宮﨑勤（1998）『夢のなか――連続幼女殺害事件被告の告白』創出版
宮﨑勤（2006）『夢のなか、いまも』創出版
中安信夫（2001）『宮﨑勤精神鑑定書別冊 中安信夫鑑定人の意見』星和書店
中安信夫（2012）「成人精神科臨床の場でアスペルガー症候群の疑いを抱く時――初期統合失調症と対比しつつ」『児童青年精神医学とその近接領域』53巻3号、248‐264頁
小田晋（1998）『異常性愛の精神医学』双葉社
最高裁判所事務総局家庭局編（1960）『家庭裁判月報』22巻7号

崎濱盛三（2013）『発達障害からの挑戦状』WAVE出版、112－113頁
佐木隆三（1991）『宮﨑勤裁判〈上〉』朝日新聞社
佐木隆三（2000a）『宮﨑勤裁判〈中〉』朝日新聞社
佐木隆三（2000b）『宮﨑勤裁判〈下〉』朝日新聞社
十一元三・崎濱盛三（2002）「アスペルガー障害の司法事例――性非行の形式と動因の分析」『精神神經學雜誌』104巻7号、561－584頁
吉岡忍（2003）『M／世界の、憂鬱な先端』文藝春秋

第11章　〈あなたはここで〉から〈あなたとわたし〉へ
――青年期症例を自閉の病理の観点から振り返る

髙野　晶

1　はじめに

発達障害という観点が青年期以降の患者にも当たり前に適応されるようになってしばらく経つ。その結果、どの診断の準拠枠にもぴったり当てはまらなかった問題が実にすっきりと見えてくる、という経験のいくつかを臨床家は持っているだろう。

それ以前を振り返れば、何だか妙だが精神病でも人格障害でもない曰く言いがたい病態は、強引にどちらかに分類するか、名無しのままにとりおかれるかであった。小児期に臨床的に問題化しなかった程度の発達障害であれば、それは軽度なものであり特定されにくいものであった。そこに発達障害という物差しが登場したことによって曰く言いがたさはすっきりし、あるいはすっきりしすぎたという批判もある。

ここで私はずいぶん前に治療した青年のことを思い出す。今から思えば彼は、記述的な意味で軽度の広汎性発達障害圏の問題を持っていたと言えるだろう。当時の私には、青年の発達障害という考えは浮かぶべくもなく、従来の理解の準拠枠にしたがって精神分析的精神療法を行なった。限られた期間の週一回50分の治療ではあったが、ある役割は果たしたと考えている。

その青年の奇妙さや分からなさについて、それこそ名無しのままにおいて治療は終始した。私がその治療である工夫を行なったことは、彼の対象関係を反映しているように思われる。発達障害圏の問題と思われるものはとりおいた中で、彼は自分と折り合い、他者を自らの精神生活に参入させることを学んでいった。

本章では、軽度の広汎性発達障害という観点を持たずに臨んだ精神分析的精神療法の経過を素材に、軽度広汎性発達障害が疑われる症例への精神分析的な治療の可能性を見いだすとともに、さらに精神分析的な自閉の病理の概念からの検討を加えてみたい。

2　症例A（20代男性・大学生）

Aは自らの困難に関して、まず大学の保健センターを訪れた。対応した精神科医Bは、薬物は一時的対症的に処方する程度にし、むしろ継続的な精神療法を施したほうがよさそうだと判断して、私に依頼した。こうして彼は、とあるマンションの一室の私設の心理相談室で私に会うことになった。

（1）初回面接

私はあらかじめ手紙で、この相談室には受付はなく、ドアは施錠されていないから入室して待ち合いスペースで待つようにと知らせておいた。彼は予定より早めに来室し、無人の待ち合いスペースをうろうろとしている気配がドアごしに面接室内に伝わってきた。時間になってドアを開けると、そこにいたのは、洒落っ気のないまじめそうな青年だった。まず相談の動機を聞くと、「いらいらして集中できず、授業も分からなくなり、分からない授業をする先生を殺したくなる」と言い出した。唐突な言葉に私はやや躊躇しつつも、先を促した。「大学受験の頃からのいらいらがここ数ヶ月でひどくなり、楽しいことをしたいと思うが、そんなことをすると無能よばわりされてしまう」と苦しそうだったが、彼を脅かすものがどこに想定されているのか私には分からなかった。彼は、高校生の頃からある専門職を志望していて、資格試験のための準備中なのだと言った。私が、ここに来てみてどんな感じだろうかと問うてみると、「客観的に自分をみたい」と言ったところまでは彼の流れが追えた。しかし彼の様子がふと変わり、

「いやな思いがわいてきて」とつぶやいたかと思うと，「わーーー!!」と叫び，はっと我に返り，「こんなふうに言ってしまうことがある」と付け足した。私は，何事かと思いつつ，それはどんな思いのときなのかと明確化を試みた。すると彼は，試験でのミスとか，友人に変なことを言ってしまったことを思い出すときだと言った。すなわち失敗体験のことらしかった。そういうときに，衝動的に鉛筆をノートに刺したり，殺人欲求がわいたりして，映画やドラマの殺人場面に移入しやすいのだと彼は言った。そして，「こういうことを話すと……親は怒るんだーーー!!」とまた叫んだ。私はあっけにとられたのだったが，ひと呼吸おいてから，攻撃性による現実的なトラブルを問い，どうにか外界への突出は免れていることを確認し，次に彼に人生を振り返らせてみた。すると，彼は対人関係では苦労続きだという。自分の苦難をまっとうに聞いてくれるのは精神科ぐらいしかないのだ，と助けを求めていることを表明した。面接中の彼はときどき自然なタイミングでこちらに視線を向けるのだが，とても不思議だったのは，目はこちらを向いているが，目が合った感じがしない，ということだった。

初回面接を終え，私は当惑で満たされた。いちばんには，容易に一次過程思考に陥り，迫害的になったり，攻撃的になったりするのではないか，と精神病圏を懸念したのだった。それはB医師からの情報からは予想していなかったことである。しかし彼の奇妙さはこちらの面接機能が奪われるほどの脅かしではなかったので，診断面接に移行することにした。B医師に問い合わせたところ，一見統合失調症のようだがそれは否定的であるとの見解だった。

（2）診断面接（計4回）

Aの人付き合いの困難は幼少期からあって，3歳の頃には家に引きこもってミニカーで遊ぶばかりだったので，親が心配して幼稚園に入れたと彼は言った。小学校でも引っ込み思案だったが，一人でいるのも不安だったと回想する。運動や図工は全くだめで，勉強ばかりしており，しばしばかんしゃくを起こしていたという。ドラえもんが好き、と語るときのAは、いまだに小学生の片鱗を感じさせた。今にいたる推理小説好きは小学生時代以来であり、没入気味だった。

地元の中学においてからかいや仲間はずれの対象にされた体験は曖昧にしか語られなかったが、彼の奇異な態度を見れば、当時の状況は容易に想像できた。成績が良いことから、居場所や同情する人を得る余地はあったというが、彼はかんしゃくを起こして暴れつつみじめになっていた。この頃の憎しみはいまだに生々しく想起され、そうなると「殺意」を感じるようだった。

彼が活路を見いだしたのは、その秀でた学力によってであった。偏差値の高い高校に進学すると、同級生の子どもじみた揶揄はなくなり、彼なりに楽しい体験も持てたらしい。そして、さらに偏差値の高い難関大学に進学を果たし、そこでも成績は優秀であるようだった。しかし目下学力は彼の拠り所となりつつも、なおも完璧を目指そうとするがために、至らぬ部分に苦痛をおぼえるという逆説をもたらしていた。学力以外の対人的な不器用さによって社会における不安を抱き、また、少しでも不首尾があれば無能の烙印を押されることをいつも恐れているのである。

大学では同年代との関わりはあっても内面を語り合うこともなく、恋愛には及び腰で、セックスに関しては知識だけはあっても、うまくいくかが不安だと素直に語られた。

中学以降、彼はしばしば「妄想」するというのだが、曰く、SM系や推理小説の殺人場面がさまざまな状況で浮かぶ、というものだった。それはどうやら妄想というよりは、強迫的な想起または逃避的な没入のように思われた。また夢においては、電車の中で裸でいることに気づき必死で前をおさえている、など去勢不安らしきテーマが表われていた。

家族に関して尋ねたときは、思いがけず、印象に残る語りとなった。Aはしばらく考え込み、両親と姉について語った。その描写は、それなりに人物像を描き出しており、特に父親については、思春期にあった微妙な照れの情緒もふくめた描写をした。母親は口うるさく受容的でない人物として、姉はADHDの傾向を窺わせるように描かれた。ひととおり話してから、彼は、「自分のことばかり考えていて、家族のことを改めて話してみようとすると、知らないことも多いと気づき、ショックだった」と感想を述べていった。こうしてみると、Aには対人的な情緒が全く欠損しているというほどではないようだった。

このように、彼は意外にも、回を追って面接の場を自由に使っていったと言える。そして何より、私が彼の話を聞きながら、「ではこの点はどうなっているのだろう」と思っているとAがその話をし始める、ということがたびたびあったということは興味深かった。この共時性は、彼の対人関係の不器用さにはそぐわないものであり、それに後押しされて、私は何とか治療をやれるだろうという結論を持ち、週一回50分の自由連想法的な対面法で治療を開始することになった。とはいえ、彼の奇妙さは払拭されたわけではなかった。

さて現在の視点から眺めてみると、幼少時の興味の限局、かんしゃく、ファンタジーへの没頭、タイムスリップ様の現象、不器用さなど、記述的な広汎性発達障害的な部分が浮き彫りになる。しかし当時は、私はそれらを奇妙さということで括っていた。そしてむしろ、彼が知能を武器にphallic（男根的）に生きようとしつつ、去勢不安に脅かされている点に注目し、そんななかで頼りを求めているということを認め、その理解に基づいて治療を進めることにしたのである。

ただしこの治療は、開始時すでに、時間的な制約を備えていた。すなわち、彼が資格試験に合格したなら、赴任の関係で治療が終わる可能性がそこそこあるという枠組みである。また、常に背後にひかえる資格試験という現実は、彼の超自我が投影されていたとはいえ、やはり厳然たる現実として影響しうるものであった。それらを考慮に入れた上で、治療は内界中心主義に偏りすぎず、治療の支持的な側面を生かしつつ、先々あるかもしれない次の治療のステップにもつながるような理解と体験を患者が得られるように、と意図していた。

（3）治療面接

第1期〔X年5月〜12月〕

治療初期には、超自我転移と去勢不安を刺激される転移関係が顕著だった。彼がどうにもできないことに関して怒られるという子ども時代からの回想が続いたので、私は、「どうにもできないから治療を求めたのに、そのどうにもできなさでここで叱責される不安がわいている」と転移解釈した。すると、Aは困ったときにも不安で人に頼れない自分に思いを巡らした。

またあるとき彼は「大学の授業で遅れをとったと感じ、勉強だけは負けたくないものだから、自分の価値がなくなったようで死にたくなった」というエピソードを語った。そのときは、切羽詰まって家に電話をしたら父が出て、彼が窮状を訴えたら支持的な対応を得ることができたそうである。もし出たのが母親だったら、そんなことは言えないそうで、彼の去勢不安の源泉はphallic mother（男根的母親）との関係に遡るかと思われた。また、セックスを実際には知らない自分が女性に馬鹿にされるという連想もその仮説を支持するものと思わる。女性治療者である私もおのずとphallic motherとして存在していたということになるであろう。

X年8月に、彼は、唯一の武器である勉強が損なわれる不安を連想した。それに対し私は、「勉強によって表わされるパワーの傷つきはセックスの不安とも通じていて、そこには男子として傷つく恐れが深く関連している」と自我心理学的解釈をした。すると、彼は「男の子なんだからしっかりしろとよく言われたが、それなら女になりたいと思ったものだ」と言い、「男として完璧をめざす勉強が傷ついたらもう存在できないと思う」と言った。そして次の回には、「夢で医者に回転のこぎりで右腕を切断され、ぼくが叫ぶと、その医者がアロンアルファでつなげる。ブラック・ジャックが子どもを救い出すために腕をいったん切断して、またつなぐことを思い出す」と報告した。彼が介入に鋭敏に反応するので、私はさらに踏み込んで「その医者は、Aの能力を表わす右手を生かすも殺すも自在であるようで、Aは頼るしかないと感じている。そして、ここでは私がそのような存在となっている」という関係性についての解釈をした。すると彼は、この回は「このテーマは保留」と言って止めた。

以上のような去勢不安の主題のかたわらでところどころに、こころを許したくてもしてやられそうで頼れない、というモチーフが浮沈していた。このあたりからは、さらに対象希求性を交えた依存をめぐる葛藤のほうが主になってきた。ブラック・ジャックの夢の次の回には、Aは疲れて甘えたいが甘えさせてくれる人はいない、とつぶやいた。またX年11月のある回には、Aの家で飼い始めた猫について連想した。そばには寄ってくるものの抱かれようとしない猫に、彼は同一化しつついとおしく思っているようだった。彼自身、「人を求めたいが、どうやったらいいか分からないで待っている」というのである。このように、対象希求や依存がおずおずと表出されるのだが、彼はそのトーンを維持することはできず、すぐに社会の話題にしようとした。また次の回には、子どもの頃にあるアイドルのファンだと同級生に打ち明けたらからかわれた、という傷つきの体験から、人に憧れたり好きになったりする自分に鷹揚でいられなくなったと語った。彼はしかし、どんなに自分の希求性に警戒していても、大病で医者にかかるような場合には、医者の前には不可抗力であると、先のブラック・ジャックの夢を思わせるようなことを連想した。私は、「ここ」に来たのも、自分だけではどうにもならず頼りたいからだろうが、のっとられる不安もあり、葛藤するのだろうと解釈した。するとAは、「女子高生が自分にできた人面瘡をかわいがっているうちに、食い殺される」というテレビ番組を想起した。私との関係が棲みつくとのっとられ食い殺される不安として解釈を伝えると、彼は一般化してしまい、世の中の不信に満ちたできごとを羅列することになった。

この時期、私は転移解釈の伝えかたを試行錯誤していた。「Aさん」と「私」という自己と対象のよびかたをこころがけていたものの、彼は依存欲求にふれられると迫害的な不安が強く刺激されるという状態の繰り返しであった。スーパーヴァイザーは、「あなた」と「わたし」、という表現よりも、「あなた」は「ここ」で、という構造全体を対象とするような表現を提案した。それは、この治療が青年期の男性と年上の女性治療者という組み合わせのゆえにということであった。ところが、今振り返ってみるとこの方法は、一対一の関係に留まりきれない患者との治療において、対象の焦点を広げて治療者を含む構造として呈示することになっていたといえる。このとき私は、対象という刺激が呈示されたときのAの過敏さ、視線がこちらに向いているけれど私には焦点が合わないようなあの眼差しを考えると、この対応は、適切なように思われた。また彼は私を二人称では決して呼ばず、『この人』は自分を嫌いなのではないかと思ったりする」といった表現をしていたことも、改めて振り返れば目につくのである。

この時期の終わり頃のセッションで、彼が資格試験に合格したなら現実的に治療は終了となること、すなわち最短ではあと1年半後であることを明確にする機会を持った。すると、彼は一瞬とりとめがなくなり、そして依存をめぐる葛藤に陥ったのであった。「薬は依存が怖いけれど、いらいらするし、いつでも必要なときに使えるから（B医師に）もらおうかと思う」と述べた。私は、「〈ここ〉は週一回と決まっているし、今必要、というときに得られない苦しみが、つらくもあるのだろう」と伝えると、彼は沈黙がちに「そうかもしれない」と言った。そして、「ありのままの自分では人に受け入れられないと思うので勉強で勝とうとしてきた」「どうしてもありのままではだめと思ってしまう」と言ったかと思うと、今度は「在学中に資格試験に受からなくてもよいのかな」とつぶやいたのだが、すでに3年生で受かった同級生もいると思い出し、「くそっ!!」と叫んで終わった。初回面接時に見られたような彼の奇妙さは依然続いていたのだが、私のほうは、いわば選択的無視のような態度で転移関係に注目して応じるようになっており、そうするとあまり気にならなくなっていた。

第2期〔X＋1年1月〜10月〕

この期間Aは、数次にわたる資格試験を次々と乗り越えていった。いらいらして面接に来ては、語っているうちに落ち着くということが繰り返されていた。

この状況をAは、「愚痴のはけ口ができて非常に助かっている」と述べていた。「しかし愚痴をこぼす暇があったら勉強せんかい！　とも思う」とも言う。私はあるとき、「愚痴を」自分を開いたりゆだねたりする意味合いで捉え、Aがそれを体験しつつあるのだがそれを押しとどめるAもいる、という理解を伝えた。すると彼は、しばし沈黙した後、「思い切り笑いたいし、思い切り泣きたい」と言った。泣きたいというのは意外であり尋ねると、「苦しくてつらいときに泣けたら、と思う。でもそんなんじゃだめだ、と思う」と彼は覚悟のようなものを語った。彼が現実に適応するために、気持ちの揺れをどうにか自分に収めようと努力していることに対して、私は敬意を持って認める思いだった。

X＋1年9月、試験と試験のインターバルに、珍しく2回にわたってAが恋愛をめぐる連想をした。それは恋愛ドラマにけちをつける、という口ぶりで始まった。彼は恋愛の経験はないけれど、こころを傾けると何かを盗られてしまうような気がするというのだった。欲得づくの動機で人が動くのは了解しやすく、情で動くのはうさんくさいと言わんばかりだった。そんなふうではあるけれど、私にはどうも彼は恋愛の話がしたいようだという気がした。そこで、彼の、恋愛に向かいたいような気分と不安に思う気分が葛藤しているらしいこと、「ここ」では恋愛方向を切り捨てないでサポートしてもらえるのだろうかと思っているのではないか、と伝えてみた。するとAは、しばらく静かに沈黙していた。時間がきたことを告げると彼は我に返り、そろそろっと名残り惜しそうに退室したのである。立ち居振る舞いがけたたましいのが常である彼らしくない、しっとりした瞬間がそこにはあった。

そういったことが稀にはありつつも、次の試験が近づけば彼はたちどころに臨戦態勢をとり、試験を突破していった。

第3期〔X＋1年11月〜X＋2年7月〕

ついに最終試験に合格すると、翌年の春の卒業をもって治療を終える公算が大となった。というのも、最初の赴任地については、彼はわざわざ遠方ばかりに希望を出していたからである。それでいて、治療の終わりが見えていることに彼は一向に頓着する様子がなかった。私がそろそろまとめに入ろうかと考えていた年末の頃、彼は姉の身の振り方を心配しながらこんな連想をした。実は姉は長年雇ってくれていたバイト先の店長と喧嘩をして辞めてしまったというのである。申し訳なかった、長年ありがとうと弟としては言いたい、とAは言う。私はこれを、自ら治療という受け皿を手放そうとする彼と、感謝する彼の両方を表わした連想として捉え、彼に伝えた。すると彼は、家族からも遠ざかろうとする自分、卒業旅行も遠くへ、ひとりで出かけようとする自分を想起した。一方で、卒業後も夏までは近くで研修があるので、その間は治療を続ける意志を表明した。

X＋2年2月、Aは急用でセッションを休むことになったが、その連絡の電話で彼は、振替のセッションを求めた。しかしそれは不可能だった。翌週のセッションで、私は分離を前にして、「ここ」を失いたくない気持ちを解釈した。すると彼は、赴任先が、最も遠方の地に決まったことを報告した。「習慣のようになったものがなくなるのは、ただしゃべっているだけなのに不安がある」とAが言うので、私は、「〈ここ〉では人を相手に話し、聞いてもらうことが習慣になり、体験の積み重なりになっている」と伝えた。すると彼は、習慣を失う不安に加え、「愚痴を聞いてもらう相手もいなくなってしまう……」と口ごもった。私は、「Aさんには誰かを頼ることはのっとられそうで不安だというテーマがあったが、いつのまにか相手に頼っていることに気づくと、ひとりでやりたくなるのだろう」と解釈を伝えた。すると彼は、「どうしようもなく不安になるかもしれないけれど、自分ひとりの力でやりたいのだ」と言ったのだった。

このように、分離のときを意識するようになると、治療の場には、自己と対象という関係性がきわだってきた。それとともに、治療関係を、その場で「あなた」と「わたし」というかたちで捉えるのがふさわしくなっているように思われた。

X＋2年5月、アクシデントが重なり、Aはセッションの時間の三分の一を遅刻した。面接室に駆け込んできて、彼は、「不運続きでのろわれている!!」と叫んで椅子を蹴り、また元に戻した。彼はひどく焦り、時間を延ばせないかと言ってみたり、面接は金の無駄じゃないかと脱価値化したり、ついこのあいだの死にたいぐらいひどいときに愚痴をきいてもらえればよかった、と言ったりして千々に乱れた。そこで私は、次のように伝えた。「Aさんは人との関係に深く入り込む不安があるが、深く入り込まなければ本当に支えられることにならない。通い続けてそういうことも生じることになった。うまくいかないときには私に聞いてほしいと思うが、ほしいときには手に入らない。そしてそれももうすぐなくなってしまう、それならいらない、というような葛藤が起こっているのだろう」と。彼はそれを認めたのち、ぶつぶつとパソコンの不調の話をしていたかと思うと、1分でも2分でも延ばせないか、とまたいらだった。そして、「先生には大勢の中のひとりかもしれないけれど」と初めて二人称で私をよび、そのときやはり初めて、私は彼がまっすぐに近づいてきたと感じた。私は、ここで使える時間を失った無念や、私が自分だけの治療者ではないという現実に直面した実感を指摘して、セッションを終えた。彼は、今後研修の予定が入るができるだけ休みたくないのだ、と言って帰っていった。

終結の1ヶ月前、当初彼は用事により面接を休むはずだったが、どうしたわけか駅のホームから電車の来ない線路に落ちて怪我をしたため、用事がキャンセルされて面接にきた。私は、分離不安の行動化としていささか案じつつ解釈をした。彼がPCサポートも病院も24時間対応してほしい、と連想したことを受けて、こころも壊れたらすぐにサポートしてほしいのだろうと希求性を解釈した。

最終回、Aは感謝を述べ、何かのときにはまた頼むと言い、行ってきますと青年らしいあいさつを残し、まさにその足で遠方に発っていった。

3 考察

(1) 診断と見立て

治療開始時のAの自覚する主な悩みは、記述的には不安障害の範疇のものであったと言える。精神分析的に検討すると、その背後にあるのは自我心理学的には、phallic になろうとしつつ去勢不安におびえるという葛藤であると理解していた。また対象関係論的には、対象と情緒的な関係を持って依存する関係性になることにしばしば迫害的な不安をおぼえ、十分親密な関係を持ち得ない、スキゾイド・パーソナリティ的な状態という理解をしていた。

当時治療的介入の対象としていなかった彼の奇妙な部分について考えてみると、高機能の広汎性発達障害の様相が浮かぶ。DSM-Ⅳ-TRでいえば特定不能の広汎性発達障害の範疇でかつ、サブクリニカルなレベルと推測する。しかし、発達の経過に関する十分な情報と吟味がないため、推測の域である。

ではこの部分を精神分析的に見るとどうなるだろうか。アルヴァレズ（Alvarez, 1999a）のパーソナリティの自閉的部分と非自閉的部分という観点を援用するなら、自閉的部分に関連する側面と考えることができようか。

Aの奇妙さが最も顕著であった初回面接は注目に値する。今思えば、新奇な場面に初めて臨む彼は、不安の極致にあったはずだが、私はそこにあったはずの不安を汲むことがほぼできていなかった。当時の私は、治療の初回に転移として現れるさまざまな不安の扱いのいくばくかは心得ていた。経過を見直せば、「分からない授業をする先生」は治療者だと見ることはでき、分からなさという不安は彼を迫害的な不安に陥れ、攻撃衝動をよびさます、といったように読める。また、彼を無能よばわりするのは治療者だと理解できよう。もしもこれらを私が何がしか感じ取ったなら、メルツァー（Meltzer, 1975）の心的次元論に則ってみるならば、そこには三次元性の交流があったということができるだろう。しかし、むしろ私はあっけにとられる、当惑する、といった状態で終始した。これから彼と精神分析的精神療法を始めることについて疑問さえ感じていた。初回面接は、Aの情緒的交流の不全が最も露呈した場面ではなかったかと思う。これについて、二次元性の心性における投影同一化の不全の片鱗が覗いた場面と捉えてみよう。Aは総じて見れば、非自閉的部分はかなり発達していて、三次元性から四次元性にさしかかったあたりで機能しており、続くアセスメント面接でのシリーズではこちらのほうに様相が変わっている。木部（2012）は、個人のこころには一次元から四次元までの心性が存在しているという仮説を述べている。Aの二次元性の部分は彼の対人的な困難を招いてはいたが、典型的な広汎性発達障害ほどには支配的ではなく、ところどころに顔を覗かせてパーソナリティの彩りとなっていると考えてみたい。

(2) 治療にあたって

さてAの治療は、自閉的部分に向けて行なってはおらず、非自閉的部分にフォーカスしていた。初期は自我心理学的理解に依って立ち、かつ「あなたとわたし」的解釈方法をいささか力ずくで行なった。その後は対象関係論を拠り所として、「あなたはここで」的解釈方法を選択した。そして終盤に再び「あなたとわたし」(実際は「Aさんとわたし」)に至った。終盤の「あなたとわたし」においては、Aも治療者という対象と向き合うようになりだしていた。

本邦では、成人の発達障害の治療の場合、精神分析的な精神療法は困難なことが多い(木部，2012; 衣笠，2004)というのが通説である。しかし、なかには少数ながら、内的空間を持っている患者群がいて、精神分析的精神療法の対象となることがあるともいわれる(衣笠，2004)。また、藤山(2007)は、精神分析的精神療法は、疾患特異的な治療ではなく、非特異的なこころの健康の増大をめざす方法として、発達障害を持つ患者への有用性を支持する姿勢を示している。さらに近年では、生地(2012)、岡田(2012)、浅田(2013)による成人の自閉の病理を持つ患者へのさまざまな条件下での精神分析的な治療の報告がなされるようになっている。

この治療においては、結果的に見ると、患者の非自閉部分の内的空間を見いだし、それを育てる方法論として、精神分析的なアプローチが有用であったと考えている。

第一の鍵は、十分な診断面接を行なうことであった。そこでは、記述的な情報ばかりではなく、患者が面接場面や治療者をどう使うかに注目することが内的空間の感触をつかむ手掛かりであったといえる。このときの診断面接の構造は、精神分析的精神療法を念頭においたオーソドックスなものである。初回面接の印象からすると意外ともいえるAの診断面接結果なくしては、治療経過においてぶれのない精神分析的オリエンテーションを保つことは困難であったろう。

次に、転移における対象を表わす言葉の使い方の工夫が、患者の内的空間から関係を排除せず、保っておくことを援助するのに寄与したのではないかと考えられた。今回は、Aにとっての対象をいつから「わたし」と称するのがちょうどよいか、という問題であった。開始からしばらく「わたし」と称していた間、解釈としては成立し、意味も伝わったといえるが、そこにAが居続けることは難しかった。その不安をさらに解釈することが精神分析的な正道であろうが、この週一回の治療においてはむしろ、「ここ」という治療の場を示す言葉を用いることにより、治療空間が患者の内的空間の補助の役割を果たし、それがやがて患者がこころの中に関係を入れておくことにつながる、という可能性を感じた。アルヴァレズは、「感情が部屋の中のどこかに位置づけられる（感情がその子どもから少し外に出て、共有されうる安全な場所で心地よい距離感を持って捉えられる）」ようなことがあると述べている（Alvarez, 1999b）。今回の症例では、関係をこころに入れておくことが困難であった。したがって、いったん、関係が部屋の中のどこかに置いておかれるような工夫として、治療の場である「ここ」を呼称として用いることが有用であった、ということもできるのではないかと思う。そしてまた、患者のこころが熟すのを見据えて、「わたし」を明示することは、まさに分離・喪失が近づいているわたしたちという関係性に二人で臨むことになったといえよう。

4 おわりに

ずいぶん時がたっても、Aを思い出すとき、必ずその奇妙さと真摯さとおずおずとした希求が一緒に浮かんでくる。どれかが本当でどれかが仮のものではなく、その合わさり具合がAの手触りのように思える。

精神分析的にものを見ることは、分類して片付けることとはずいぶん異なる地平の営みである。私たち成人の治療を行なう者の手に「発達障害」の物差しが落ちてきて、それをいろいろなところに当ててみたことは確かである。何かがすっきりしたような気にもなったが、私たちの仕事の本質はここからであろう。自閉の病理を持った子どもたちの研究からの成果を参照しつつ、私たちは成人の精神療法例を丹念に積み上げ、診断を細やかにし、治療の適応や技法の選択を考え続けるところに立っている。本稿をここに一つの積み石として置いた。

文献

Alvarez, A. (1999a) Introduction: Autism, personality and family. In *Autism and Personality*. Routledge. 〔倉光修監訳（2006）「はじめに——自閉症、パーソナリティ、家族」『自閉症とパーソナリティ』創元社〕

Alvarez, A. (1999b) Adressing the Deficit: Developmentally informed psychotherapy with passive, 'undrawn' children. In *Autism and Personality*. Routledge. 〔倉光修監訳（2006）「欠陥に挑む——受身的で、他者に関心を引かれない、子どもたちに対する発達研究に裏打ちされた心理療法」『自閉症とパーソナリティ』〕

浅田護（2013）「対象喪失とカタストロフィックな不安の行方——自閉の病理を持つ人たちの対象喪失」『精神分析研究』57巻、２４６－２５４頁

藤山直樹（2007）「臨床的複眼視に向けて」『精神神経学雑誌』１０９巻、31－35頁

木部則雄（2012）『こどもの精神分析II——クライン派による現代のこどもへのアプローチ』岩崎学術出版社

衣笠隆幸（2004）「境界性パーソナリティ障害と発達障害：〈重ね着症候群〉について——治療的アプローチの違い」『精神科治療学』19巻、６９３－６９９頁

Meltzer, D. (1975) Dimensionality in Mental Functioning. In Meltzer, D., Bremner, J., Hoxter, S., Weddell, D. & Wittenberg, I. *Exploration in Autism*. Clunie Press. 〔平井正三監訳（2014）「精神機能のパラメーター（媒介変数）としての次元性：自己愛組織との関係」『自閉症世界の探究』金剛出版〕

生地新（2012）「〈自閉症スペクトラム〉の病理の理解と治療における精神分析的モデルの有用性」『精神分析研究』56巻２６６－２７１頁

岡田暁宜（2012）「広汎性発達障害を抱える成人の精神分析——〈ない〉と〈わからない〉をめぐって」『精神分析研究』56巻、

280－287頁

第12章　長期関与した精神分析的精神療法例から

池田政俊

1　はじめに

福本（2014）によれば、精神分析の入り口は、情動的接触すなわち理解されることを経験する設定の中で、見失われていた自己あるいは対象のリアルな何かと触れることであり、その規模は、ある瞬間の小さな気づきから、自己の変容と行為を引き起こす持続的な衝撃のある対象経験までさまざまでありうる。さらに精神分析的アプローチというためには、カップルとなること＝二者関係と、カップルと関わること＝三者関係との二重性を通じた、他なるものの衝撃によって自己が変容を被るとともに何かを生む交流、すなわち分析的な交わりが成り立つことが必要であるとされる。

ところが昨今、そもそも接触が困難で交わりが成り立たない患者が急増していると言われている。彼らの思考は、本来の、〝具体的同一化、無意識の表意文字的表象、意識的で主に言語化された表象という三つの段階を経過〟（Money-Kyrle, 1968）しておらず、いきなり三つ目の段階が登場しているかのようである。したがって、表面的な言葉のやり取りは、接触や交わりにならないというよりもむしろ、接触や交わりを避けるためになされる傾向が強い。かつて私は、Dynamic Approach for Asperger's Syndrome in Adults と題して、2例を臨床素材として、こうした問題について論じた（Ikeda, 2008）。

そこでは、記述的診断の効用と弊害、二次障害だけでなく一次的な障害すなわち社会的な交流の障害へのアプローチの必要性、パラメーターとしての枠組み補強による生きた交流の可能性、力動的概念（自閉輪郭、自閉対象、付着同一化、自閉‐接触ポジション、偽りの自己など）による治療者のゆとりの増大などについて検討した。

そして、オグデン（Ogden, 1994）の言葉を引用し、「患者が、感情や思考について話すことができるようになるまでは、内容の解釈ではなく体験の様式、マトリックス（matrix）に名前をつけるような解釈をする、といったきめの細かい、気の長い作業が必要」とまとめた。

だが、当時は私は、彼らとの間で、このきめの細かい作業によってリアルな何かと触れることはまだほとんどできていなかった。その無力感を乗り越えようとする過程で、やや知的にあの論考を生み出していたのだろう。

あれから数年の年月が流れた。本章で私は、そのうちの一ケース（初回面接時30代男性）との計15年間の関わりを振り返り、その中に生まれつつあるように思われる〝情動的接触〟の萌芽を描出してみたいと思う。

2　ケース「ごみ箱」

彼の母親は、大学に至るまで彼の着る服をすべて選ぶなど、過保護、過干渉であった。また、彼曰く父親は非常に厳しく、家族の誰もが非常に恐れていたが、彼が大学生の時に不慮の事故で急死した。彼が母親から聞いたところでは、彼は3歳頃まで発語がなく、しばらくプレイセラピーに通っていたらしい。初めて言葉を喋った時は、いきなりかなりしっかりとした言葉を話したということであった。彼は同胞４人の第２子長男だが、他の３人の同胞はともに社会参加ができず、精神病の診断を受けている。

幼稚園時代は、外から見ると適応していたようだが、彼が言うには、「友達ができず迎合していただけ」だった。小学校時代にかけて、仲良くしてもらうために、友達にしばしばプレゼントなどの「貢ぎ物」をしていたという。

理数系の成績は中学まではかなり良かった。高校からはついていけなくなったが、「そこまでの貯金で」、彼は一流大学の理数系の学科に進学し、一流企業でコンピューター関係の職についた。しかし、就職1年後に出社できなくなり、半年間入院した。このときの最初の診断は抑うつ状態だったが、最終診断は統合失調症であった。入院中には週複数回のペースで面接を受けていたという。

退院し復職した後も意欲が出ず、離人感が続き、遅刻やミスが多く、女性に関心が持てない、ということで、彼は自ら民間の心理相談室を訪れ、約5年半（X－7年～X－1年）週1回の面接を受けた。当時のセラピストの見立ては、「神経症的な悪循環に陥った人。終結時にはかなりよくなり、やや被害的な発想はあるが、生活には支障がなくなっていた」ということだった。

しかし、不全感は続いたようで、「主張とかポリシーがなくて人の言いなり、映画を観ていて自分がどう感じているのかが分からない。仕方がないので、あらかじめ映画評論家の批評を読んでおいて、人と話を合わせるようにしているが、全く実感がない」ので、「自分探しをして自分を取り戻したい」と訴えて、約2年後（X年Y月）再来所した。

私との初回の面接時、2年前まで何度も通ってきた場所と同じであるにもかかわらず、彼は大幅に遅れてきた。そして「道に迷った」と悪びれもせず言い訳をした。玄関から入って靴を脱いだ後、振り返って揃えることはなかった（その後、現在に至るまでこれは変わっていない）。体格は良かったが、体全体の力が抜けているようで、着ている服も姿勢もくたびれている印象だった。表情は険しかったが、話すときには一瞬笑顔になり、不自然なほど穏やかな声で、「自分の言葉で喋ることができない、自分が何を考え感じているのか分からない、自分の意思で考えて行動できない」「表向きには友達はいるが、いつも孤独。当たり障りのない受け答えをしているので、全く楽しくない」などと深刻な内容を訴えた。セラピーへの期待や不安ははっきりしなかったが、前治療者に居眠りされ、文句を言ったら退屈な話をするからだと言われたと語っていた。

彼は、「職場で腹がたっても怒ることは全くできず、気づくと大声で独り言を言いながら歩いていて、しばしばカッとなってごみ箱を蹴飛ばす」と語った。

私は、こうした彼の訴えを聞き、彼には多くの精神病性の障害の遺伝負因があることや、人は自分のことを馬鹿にしていると確信していること、などを知って非常に重たく感じたものの、他に彼を委ねる先も思いつかず、かつてその相談室で（すでに退職した治療者が）面接を行なっていたこともあって、彼を引き受けざるを得ないように感じて面接を行なうこととした。その際、彼の要望に応えて別の医療機関で主治医役割も引き受けた。

面接構造は、当初は週一回、45分間、有料対面法であった。

第1期　週一回の時期〔約3年〕

こうして面接は始まったのだが、彼は毎回、開始後約20分間にわたってモジモジと居心地が悪そうに体を動かしながら、またため息や深呼吸を繰り返しながら沈黙を続けた。問うと、「何か自分の言葉が出てこない、他人のことが分からない、うまく付き合えない、絵や音楽や映画に感動したことがない、マニュアルがないと生きられない」のだと語った。

私が、「治療者をマニュアルにしたいのではないか、認知行動療法などによって対人スキルの向上を図った方が良いのではないか」と言うと彼は、「人の顔色をずっとうかがって散々作ってきたので、これ以上処世術を身につけても仕方がないと思うし、そういうのには嫌気がさしている」と答えた。カップ酒を飲みながら来室したこともあった。私が、アルコール持参を禁止しつつ、「遅刻やキャンセルの多さを含めて、ここでの話し難さとそれを言えないことを酒で和らげようとしたのではないか」と解釈したところ、彼は、「壁を作って侵入を防いでいる、中身のなさがばれるのが恐い、だからある振りをしているが居心地が悪い、ここに来るのも気が重い、効果がない、他人が自分をどう見ているのか知るのが怖い、こころの交流のある会話ができない」と語った。長く続く沈黙に対して、「何か浮かんでいますか」と問いかけたところ、「もうちょっと待って欲しい、言葉が出てくるのを待っている、最初の主治医にはちゃんとした男になれというようなひどいことを言われた」と語った。

後から振り返ると、上記のようなやり取りはこの時期の私と彼とが交流できていた僅かな部分であったと思うのだが、当時の私は彼と交流している感じがあまりせず、次第に介入しづらくなり、居心地が悪くなっていっていた。彼のキャンセルも次第に増えていった。

この頃、私が医療機関で処方したスルピリド（150mg／日）で彼は急性ジストニアを起こし、救急車で運ばれてきた。また、借金が数百万円に膨れ上がったがその原因が分からないと訴えていた。さらに、独り暮らしの自宅にはゴミが大量に溜まり、会社への遅刻が大幅に増加し、減給された。そして、こうした問題に対して即時的な解決を模索するようになっていった。

この頃彼が語ったエピソードは象徴的だった。つまり、「黙って話を聞けば女は気が晴れる」と何かのマニュアル本で読んだ彼が、悩みを訴える知人女性の話を十数時間にわたって聞き続け、疲れ果てた、ということだった。私も彼の話をただごみ箱のように聞かされている感じがしていて、疲れ切っていたし、少しぼーっとするようになっていた。

あるとき彼は、十数分沈黙したのち、「太っているとか髪が薄いと言われた」と、突然怒り出して、机を蹴飛ばした。私はドキッとした。この瞬間だけは、彼と生き生きと関わっている感じがしたが、それは長続きせず、ただ、いつでも彼が突然怒り出して、ごみ箱のように床や机を、さらには私を蹴るのではないかと恐れた。

そうして私は、具体的経済的な理由も挙げての彼の on demand への移行の要望を受け入れた。

第2期　on demand の時期〔2年6ヶ月〕

on demand にしてから彼の来所の頻度はむしろ増加した。つまり、数日から1ヶ月ごとに（あらかじめ予約してではあるが）マイペースで来所するようになった。そして彼は、以前より少し生き生きと、会社や実際の対人関係での悩みを語り出した。

私も少し肩の力が抜けて楽になった。そして彼の「人と交流できない」という切実な訴えに対して、彼の使った「壁」という言葉をキーワードにした理解を伝えたり、具体的な助言をしたり、「ここでは適度なキャッチボールができている」というサポート的な介入を混ぜるようになった。ただそうしながら私は、どこか彼に迎合しているだけのような違和感を感じていた。

彼は、「ここは一つの殻のようなもの。外に漏れない。思い切り殻に入っている。独り言みたい」などと言うようになったが、現実生活では遅刻が続き、「ずっと分かっていないのにごまかしてきたので、力がついていないことが上司にばれて」閑職へと追いやられた。こうした彼の様子を見て、私は強い無力感に襲われていた。その頃、彼はどこかで調べて、「自分はアスペルガー症候群ではないかと思う」と訴えた。私は、そのラベル付けに縋り、「そうだと思う」と答えていた（診断は、のちに複数の医療機関で確認された）。

あるとき、私は彼の「ちゃんとした男になれないからダメなんだ」という駄目話にイライラしつつ、彼の根性論をやや強い口調で否定した。彼は「先生にムキになって反論されて残念。言いたいことが言えるのはここしかないんだから先生に感情的になられたら困る」と激しく怒った。このエピソードの直後、彼から実際に上司にメールではあるが、やや強く自己主張をすることができた、と聞き、私は面接の手応えを初めて感じた。そして、彼の私や上司に対する生き生きとした怒りの表出を支持し、再び定期的な面接に戻すことを提案した。

第3期　隔週面接

とはいえ、現実の多額の借金は重く、面接は隔週で行なうこととなった。私には少し余裕が出てきていた。そして彼の反応や連想を、直前の治療者の介入や態度への防衛的な反応やコミュニケーションの模索として理解し解釈するようになった。

この頃私が彼に伝えていた理解はやや記述的なものであったが、以下のようなものであった。〈人と生き生きと関わることにまつわる非常に強い不安のために、防衛的に《壁》を作らざるを得なくなっている。壁は役には立っているが、一方で無理があるから、溜まっているものが爆発して出てしまうことがある。また、ものすごく寂しい。壁の維持のために疲れきり、不全感も持っている〉。

これに対するX＋8年頃の彼の反応は、「ピンと来ないが、当たっている感じもする」「そうか、悪いのは壁か。この壁を何とかしてなくせばいいんですね」であったが、一方で「人の中にいると疲れることをようやく最近自覚した」とも言うようになり、「なぜルールを守らなきゃいけないのか本心からは分かっていない」と言いながらも、現実場面での遅刻が大幅に減少した。

X＋10年、すでに主治医は他の医師になっていたが、彼はときどき医療機関の私の外来にも訪れて足りなくなった薬を補充するようになっていた。しかし医療機関での数分間の沈黙気味の診察は、極めて居心地悪い、気まずいものだった。相談室では相変わらず開始後15分から20分の沈黙が続いていたが、そこでの沈黙はクリニックの診療室と比べて、少なくとも私にはさほど居心地が悪くは感じられなかった。私は彼の薄くなっていく髪を見、「くたびれた親父」という彼の自虐的な発言を聞いて自分と重ね合わせ、沈黙が共有できる相談室の設定のありがたさを感じるようになっていた。

この頃のやり取りである。

彼　散々もじもじしたのちに、20分後面接場面外での対人関係上の問題を怒りをこめて語り、「時間がもったいないから話してみたけれど、自分のコトバという気がしない」

私　「足りないのは何かをきちんと報告するという〈大人の男〉を維持するための努力や根性ではなく、安心してオギャーオギャーと泣き喚く子どもの部分ではないか」

彼　「ずっと避けてきたけれど、今度母にどんな子どもだったか尋ねてみようと思う」

このように、相変わらずすぐに具体的な、文字通りの意味の方向に流れてしまう傾向はあったものの、少しずつ、面接室の中で、節度を保った言語化可能な以前よりは生き生きしている（と思われる）交流が可能になっていった。

〔X＋15年〕

現実生活での彼の勤務状態は安定し、大規模なリストラの対象にもならず、僅かながら昇進し、借金も残ってはいるものの安定して返済できるようになっていた。一方で、自宅の部屋は相変わらずのごみ屋敷状態であり、彼の自覚的な不全感や孤独感は続いていた。

彼は、面接開始直後の10分〜20分間の沈黙とその後の無理に絞り出すような現実的な報告への私の介入に対して、「途中のぐちゃぐちゃを言いづらいので結論だけ言おうと思う」「2週間いろいろと思っていたことが、ここに来ると出て来なくなっちゃう。隣に人がいると緊張しちゃう」「会社で話していても、相手の話は無意識のうちにシャットアウトしてしまう」「皆、黙々と仕事をして静かだけど、緊張して焦ってしまう」「人といて安心した気分になれない」のだと語った。私が今ここでもそうなのかと問うと、彼は「そう」と即座に肯定した。そして、「傍に人がいると閉じてしまう」「当面やり過ごすにはどうしたらいいか」と考えるのだ、と語る一方で、「人のぬくもりが欲しい」とも語り、自分について、「遮断しているから逆に周りが気になる、ていうか、周りの会話、自分のこと話しているか気になるんだと思う」とこれまでにない自己理解を語った。

「周りに人が全くいない、すごく空いている図書館ならば仕事が捗る」という彼に、私が、相手を不快にさせてやり返される心配があるようだと伝えると、彼は、「なぜ自然なリアクションができないのか。できないから頭の中にあるパターンを使う。そのフォーマットは別に自分の言葉じゃないから、〈自分はどこ?〉となる。嘘ついているのと同じことだ」「寂しい」「人の中にいて楽しいと思ったこと無い」「言いなりになってくれる人がいい。やりとり、特に反抗されるのは面倒」などと語った。私は彼に、自分を出して深く関わることを恐れてもいるし求めてもいて、困惑している。それが中核的なテーマだと思う、と伝えた。彼は同意し、「で、どうしたらいいんだ」と言いつつも共有した。

また、「殻にこもっているから駄目」「所詮は、根性や努力が足りないんだ」という彼に対して、私が、「フランス語が分からず、地理に疎く、人に尋ねるのが苦手な人が、パリの街で途方にくれたような状態で、〈殻〉にこもらざるを得なくなっているのではないか」と言ってみたところ、彼は同意した。

ここで、最近の交流の様子を描写するために、X+15年の面接のビネットを3回続けて提示しようと思う。

〈X+15年　Y+10月末〉

苦悶の表情だが、大あくびも混ざる。服は清潔で新しい印象。ペットボトルのお茶を飲み、洟をすする。10分ほどして彼は、何もやる気が出ない、と語った。私が風邪の状態について尋ねたところ、これにはスムースに答え、総合感冒薬やインフルエンザの予防接種、有休の残りなどの話へと展開した。やはりこのような定型的なやり取りはやりやすいのだろう。

彼は、1週間くらい休みたいのだが有休が残り少ないのだ、と語った。仕事が思うように進まないので家に持ち帰ってやっているけどなかなか進まないのだ、ともいう。そしてしばらく沈黙し、面接室の外の人の声に反応して、皆何で楽しいんだろうな、と怒ったように語った。次いで彼は、雑談する力、普通だったら身に付く、何で身に付かないのか、何で会話が楽しくないのか、と吐き出すように語った。

続いて彼は、何を話しかけられても、なんと答えていいのか、コトバが出て来ない、今日は寒いですね、と言われても、なんと返していいのか（記録時まで、私は先ほどの私の風邪についての質問との関連には気づかなかった）。この年になったら周りは何も言わない、陰で言われる、自分の振る舞いとか自分で考えて自分で直して行かないと、などと語った。

私の中には「身」につまされる、「実」のあるコトバ、切「実」などという文字が浮かんでいた。

彼は、ため息やあくびを繰り返しながら数分間沈黙した後、何年経っても借金が減らないこと、効果が出ないこと、（服装や言葉が）ちゃんとしている、と私にも言われる（実際、彼の服装はここ数年で見違えるほど洗練された清潔なものに変わっていた）が、どうしてそれが結果に結び付かないのか、そういう類いのことがいくつもある、長続きしないから、と語った。

私は、今のコトバは実感に近い切実なコトバではないか、と言ってみた。彼は分からないが事実だ、と答えた。そして、実感からかけ離れたコトバは潤滑油だし、雑談はそういうコトバを生成する過程なのだろうが、雑談がストレスになっているし、それがこなせれば気持ちも安定すると思う、さらに、今まさに苦しくて仕事も手に着かないのだ、何でこんなに苦しいんだろう、と語った。

〔X＋15年　Y＋11月Z日〕

9分間、目薬を鞄から出してつけ、又しまい、ペットボトルのお茶を飲み、モゾモゾと動きながら不機嫌そうに沈黙した後、彼は突然吐き出すように、

「楽しくないんです。生きてて……何やっても楽しくないし」と話し始めた。仕事でやり遂げた、という気持ちを持てたことがないし、こころから何かを楽しいと思ったことがない、最後に楽しかったことと言われても、あまり良く思い出せない、会社にいるだけで疲れちゃう、まわりに誰か人がいるだけで、仕事が手に着かないし、やりがいや生き甲斐がない」「何か楽しいことがあれば良いのに、同士としての連帯感、仲間意識、そんな感覚はない、会

社でも日常生活でもみんなそう」「思いやりの気持ちを持つことができない、人のことを大事にしようとか……頭の中にいたわり方のパターンはいっぱいある、でも何にも感情がない、人から何かしてもらっても感謝する気持ちが起きないし、人に親切にしようという気持ちも起きないし……起きないというか実感できない。

何かもう何もしたくない。会社にも行きたくないし……家でゴロゴロしていたい」「まあ、いい子にしてんだけど何の見返りもないしな、悪いことやっている奴が良い思い、真面目に生きてても何も良いことがない、馬鹿みたい。適当に女の子と付き合って遊んで……その方がずっと楽しかったな……」「何で普通に産まれて来なかったのか、普通に運動できて、人並みにスポーツが好きで、女の子とディスコに行ったりできなかったのか」「きょうだい4人精神病。自分も入院したし、誰も結婚していない、母はかき乱されるから家に帰ってくるな、と言う、事情を知らない人間にかき乱されたくないらしい、普通の家、親に、普通の人間として産まれたかった、何でこうなっちゃっているのか……」「人と考えがズレているみたいだし、言っても、何でそんなことを考えるのか、おかしいんじゃない、と言われる。だから自分の意見をあまり言わないようにしないと……何かおかしい」と言う。

彼は、自虐的な笑いを交えながら、時にはじっとこちらを見ながら語り続けた。私は身につまされるような感じがしていた。穏やかな語り口だが、彼の激しい怒りも感じていた。何か大丈夫だと保証し、肯定的な部分を見つけて返したいような気持ちも起きたが、何を言っても陳腐で役に立たないだろうとも感じていた。訴えの内容自体は、初回と同じようにも感じたが、彼の苦しみはかつてよりもリアルに伝わって来ているようにも思った。一方で、10年～15年前よりも聞いている自分が持ちこたえられているようにも思っていた。

この辺りまで、黙って、でも真剣に彼の話を聞いたところで私は、本音や実感が分からない、出せない、と言っていたが、今日の話はあなたの本音や実感に近いのではないかと思う、と言ってみた。彼は、そうかも知れない、と肯定した。さらに、ここでもこのように実感や本音を言うと、私におかしいと思われる心配が起きるのかと尋ねてみた。彼は、それはあまり感じない、と否定し、ここは何を話しても良い場所だから、と語った。さらに私は、おかしいと思われる、ズレるから、自分の意見をあまりいわないようにしないといけない、という連想は、終了時刻が近づいたから浮かんだのではないか、と言ってみたが彼は黙っていた。

〔X＋15年　Y＋11月　Z＋14日〕

身体をモゾモゾ動かしながら、携帯電話を確認し、目薬をつけ、洟をすすり、大きな深呼吸のようなため息をつき、顔をゴシゴシこすり、10分ほど彼は何も話さなかった。

私は、「2週間ぶりにお会いすると、最初の10分間くらいはある種の緊張が起きるようだ。その後丁寧でロジカルなコトバが出てくる。今の緊張はコトバにできないだろうか」と言ってみた。

彼は、うーんと考え込み、「出したくても出て来ないいんですよね、無理して出すことはできるけど、意味がないことですよね、喜怒哀楽を感じないせいじゃないかと思う、だから出てくるコトバもロジカルになっちゃうんですね」と答えた。緊張自体はリアルに感じているのだという。彼は、さらに、「ちゃんとしないといけんないんでしょうね」と加えた。そして、「ちゃんとした行動、言動、仕事、もう45歳過ぎてるわけだから、それに見合った行動、考え方、仕事の仕方をしなければならない」と自虐的に笑いながら語った。

私が、「喜怒哀楽のようなちゃんとしていないものは出したくないということだろうか」と言うと、彼は、「そうではなく、ちゃんとしたものをやっていれば、下手に本音を出して摩擦が起きるよりも良い、社交辞令でもちゃんと振る舞えば、会社とか、いろんなところでやって行きやすい」と言いつつ、「まあ、苦しいんですけどね」、と付け加えた。

そして、「人に気を遣えない、人を大事にしようという気持ちがあまりないのだ、確かに言葉使いは丁寧にしているし、相手の気の障らないことを言ったりしているけど、相手を誉めるってことがないことに気づいた、というか誉め方を知らない、君のこういうところが良いねとか口から出たことがない、相手からの攻撃を躱すために丁寧なコトバを使っている、逆なでしないように。誉めようっていう気も不思議と全然起きない」。ここまで語ったところで彼は、「世の中で取り繕って過ごすために利用している薬を減らしている」と語り、終了した。

私は、前回、保証や肯定をしたくなったがしなくて良かったと思った。

そして、彼が感じているのは本音を出して相手を傷つける心配だろうか、そういったこととはレベルの異なるものなのだろうか、もし、攻撃したりされたりする心配から、ちゃんとしなければ（こころの）中を出せないのだとすれば、それは苦しいだろう、などと思ったが、後半は何も介入しなかった。

3 考察

15年間の関わりを経て、彼にはどのような内的変化があったのだろうか。それは私との関係にどのように表われているのだろうか。

一つには、それまで文字どおりの意味でしか伝わらなかった言葉が、沈黙の共有の後に、比喩的な意味で伝わる体験を伴うようになっていったように思う。具体的には、上に挙げたように、少なくともフランス語の比喩は少しは入った印象であった。以前の彼であったら、「じゃあコトバ（フランス語）を学ぼう」と言っていただろう。

また、表面的なコトバによって離れてしまうか、具体的な捉え方によって密着してしまう彼との関係に、「身」や「実」など、表意文字での治療者のもの思いが役に立つ可能性があることが考えられた。

こうした変化によって、彼はほんの僅かかもしれないが、体験を体験として実感し、内的体験を言語的に象徴化することで持ちこたえられるようになってきているのではないかと思う。そしてそのことが、彼の外的現実世界での適応の改善にもつながっているのだろう。

いずれにせよ、平面的だった交流に、多少は奥行きや実感が生まれつつあると言えるように思う。これもまた、私の無力感による幻想にすぎないのかもしれないが。

文献

福本修（2014）「精神分析的臨床を構成するもの——Freud から現代の課題へ　エコー型臨床研究の一例として」『精神分析研究』58巻3号、２２１－２２９頁

Ikeda, M. (2008) Dynamic Approach for Asperger's Syndrome in Adults. *Japanese Journal of Psychoanalytical Psychiatry*, 3.

Money-Kyrle, R. (1968) Cognitive Development. *International Journal of Psychoanalysis*, 49: 691-698.〔松木邦裕監訳／古賀直子訳（2003）「認知の発達」『対象関係論の基礎』新曜社〕

Ogden, T. H., (1994) *Subject of Analysis*. Jason Aronson.

第13章 「自閉的パーソナリティ」と分析的グループ療法

浅田 護

1 はじめに

自閉の病理をパーソナリティの一部に持つ成人を対象とした分析的な個人精神療法は、長期化し「終わりなき治療」となりやすく、また、「いつまでたっても深まらない」等の困難を極めることが多い（浅田、2013）。しかしながら、長期にわたるものの分析的精神療法の効果については欧米では肯定的な報告が多い（Alvarez, 1992; Klein, 1980; Ogden, 1989; Polmear, 2004; Reilly, 2004; Tustin, 1986, 1990）。他方、こうした成人を対象としたグループ療法の報告はこれまでのところ、もっぱら、心理教育的なものか認知行動療法に限られており、分析的なグループ療法の報告は著者の報告（浅田、2005, 2006, 2008, 2009ab）を除くと極めて稀である（Avila & Moreira de Macedo, 2012; Brown, 2006; Urlic, 1999; Woods & Williams, 2014）。著者が属する研究グループ[*1]は、おそらく、こうした人たちを対象とした分析的なグループ療法を早くからもっとも組織的に、もっとも精力的に行なってきたわが国の最大の拠点であろうかと思われる。著者らは、分析的個人療法には適応が困難な症例でも、グループであればなんとか対応できるという臨床的経験を蓄積してきた。パーソナリティの一部に「自閉の病理を持つ」と言っても、それが何を意味するのか明確にしつつ、どのような対象が治療に適応であるのかは慎重でなければならない。分析的な個人精神療法が適応となる「自閉的パーソナリティ」は、生物学的な素因に基づく自閉の病理があるにしても、同時に、少なくともいくらかの象徴機能がある神経症的部分を有するパーソナリティ構成を持つ人たちである。彼らはしばしば自閉の部分で経験している感覚的で具象的な体験を、神経症的部分が夢で報告することもある（浅田，2013）。さらに，精神病的なパーソナリティの部分も有する人たちは，チャレンジングではあるが極めて興味深い治療的な展開を見せてくれる（浅田，2013）。一方，グループの対象は，個人精神療法よりも，幾分重い自閉の病理を持つ人たちもカバーできると考えているし，象徴機能が十分ではない一群も対象となりうるように思われる。本稿では，主に，分析的グループの自験例を提示し，自閉の病理を持つ人たちに対する分析的グループ療法の治療機転とリスク，そして技法的工夫について述べてみたい。

2　自閉の病理を持つ人たちを含むグループの困難さ

自閉の病理を持つメンバーを含むグループの困難さの一つは，例外なくやがて激しい衝突が起こり，しばしば修復不可能であることが多いことである。そしてドロップアウトしてしまうと本人にとってもグループにとっても外傷的体験となる。また，延々と「噛み合わなさ」をめぐる膠着状況が続くということも多く，治療者もグループも消耗してしまう。著者は以前，ドロップアウトした自閉の病理を持つ人たちを含む分析的グループにおける困難さについて報告したことがある（浅田，2008）。そこで主張したことは，ドロップアウトには本人の自閉の病理ゆえの問題も無論あるが，彼らが受け皿になって，他のメンバーおよびグループ全体の大なり小なりの「噛み合わなさ」，つまり分裂排除されたネガティブな対象関係が，自閉の病理ゆえの「ずれ」に投影同一化され集約してしまうということであった。それがエスカレートすると，「全体としてのグループ」像は，自閉，非自閉を問わず，皆にとって「どうしても届かない」鋼鉄のような鎧をかぶった冷酷な対象となる。全体としてのグループがそのように経験され圧倒されてしまうことが，自閉の病理を持つ人たちを含む分析的グループの困難さである（浅田，2008）。同時に，経験上，そこが自閉のみならず非自閉の人たちにとっても治療的転回点にもなりうると思われるのだが、そこをどのように理解しどのように扱っていくのかということが、この種のグループ療法の中心的な主題である。以下、困難なグループで1年以上続けた後にドロップアウトしたメンバーを中心に、グループ事例を二つ挙げて、これらのことについて考えてみたい。

その前に、グループの設定と構造について簡単に触れておくと、まず標準的な精神分析的アセスメントを行ない、個人精神療法ではいくらかの困難が予想される症例の中からグループ療法を勧めることが多い。研究グループの同僚が治療者をつとめるグループが常時四つか五つ稼働している関連施設に紹介し、グループ療法のウェイティングリストに掲載する。空きのあるグループの治療者が予備面接を行ないグループに入れる。グループは、治療者は一人で、メンバーは6～8人、スローオープンで90分という設定である。対象は、自閉的パーソナリティが1人から2人、その他は、種々のパーソナリティ障害、精神病的パーソナリティ等である。

【グループ事例1】

A子（30代前半）

A子は大学中退後、会社勤めを数年した後、十年の引きこもり。反復する首吊り等深刻な自殺企図や脱毛などの心身症を呈した。双子で出生直後、双子の姉は、叔母に引き取られた。幼少期から低身長の劣等感があり、何事にも完璧主義で、小学校高学年から自分の思い通りにならないと癇癪《かんしゃく》を起こした。グループで1年2ヶ月経ったとき、傲慢かつ斜に構えた自閉の病理を持つ20代前半のB夫が入ってきた。このグループに4年いる自己愛パーソナリティ障害で、年下の男性を苦手とするC夫との間で「君づけ、さんづけ」をめぐり、B夫が挑発的な言動をしたのでC夫との間で激しい衝突を生じ、どちらにも共感的に思い入れを示していたA子は泣き出した。次の回からしばらく

C夫は欠席したが、その回では、入って1年となる強迫性障害のD子がB夫の態度を非難すると、B夫は、仕返しのように、「A子が不在のときに、A子がこのグループで一番社会に出ることが難しいとD子が言った」と、A子の前でグループ全員に暴露した。そのことを、A子はショックに思うと語ったが、その後もグループには参加し続けた。D子は、発言の背後の意図を誠実に説明するが、A子の傷つきと否定された確信は最後まで変わることがなかった。A子はC夫とB夫の修復の必要性を再三繰り返したが、結局、B夫はドロップアウトし、C夫はグループに戻った。治療者は、〈グループで本当の自分の気持ちを語ることが、修復できない衝突と傷つきになってしまう不安〉を一人ひとりの問題として繰り返し取り上げた。その頃、統合失調症のE夫が、最終回となるグループで、叔母が口うるさくて困ると繰り返すので、治療者は〈口うるさい悪い母親像だけ語り、中学生のときに別れた母親についての経験を語らないのは、母としてのこのグループを辞めるときの気持ちを切り離している〉とE夫に伝えたところ、実は中学生のときに離婚して会うことのなかった母に最近会うようになり、かえって不安定になったと語るので、A子は目に涙を浮かべた。治療者は、E夫に終結を延期するように促し、E夫もそれに同意し、2ヶ月継続することになった。E夫は、母が登場して母と父がもめ、日々の生活リズムが脅かされるのがとても困ると話した。以降、それぞれのメンバーが、幼少期と家族をめぐる葛藤について語るグループが続いた。A子は、姉と義兄が仲が悪く、たまたま電話に出たA子が助言をすると、頭ごなしに義兄に怒鳴られて傷つき、もう関わりたくないと語った。また、「父親のことは大好きだが、父親の期待をすべて達成しないといけないという思いが幼少期から強くて、期待にこたえられないと死にたくなる」とも語った。A子は、E夫がグループを終結する直前に、3ヶ月後に終結すると宣言したが、結局、その回が最後となった。その回では、A子が辞める本当の理由が皆により探索され、A子は「E夫がやめるのは自分のせい。口うるさい叔母さんは私のこと」と言うので、皆、強い違和感を持ち、そのことを口々にフィードバックしたが、修正が不可能で開始後1年8ヶ月でドロップアウトとなった。

【グループ事例2】

F子（50代前半）

専業主婦。二人の娘はすでに自立。定年間近い夫と二人暮し。8年前に祖母の死を契機に抑うつ、自殺念慮、一過性の精神病状態を来たした。それまで、受身で夫の言いなりになって生きてきたが、発病を契機に夫婦間で喧嘩が絶えない。幼少期より、父から「言葉の暴力で虐待」され、頭ごなしに自分の意見を押し付けられたという。それを、母は傍観し助けてくれなかったという。初期から多弁にグループを支配し、これまで周囲から否定され、いかに不当な扱いを受けてきたのかについて膨大な事実経過を並べ立てた。他のメンバーから、「何を言いたいのか分からない」「発言が長すぎる」と言われ、治療者も〈周囲との噛み合わなさ〉を取り上げると、「やっと自己主張が可能になり始めているのに、頭ごなしに否定されるようで絶対に譲れない」と治療者を痛烈に批判した。しかし、〈傷つきやすい敏感な本当の自分がやっと育ち始め、それを必死になって守ろうとしているのですね〉と伝えると、涙ぐみ、急速に柔らかくなり、情緒的に伝わるものを感じた。しかしながら、その後は再び、F子は直線的で固い、教科書に書いてあるような思春期心性の説明を自分に重ねて延々と述べた。グループに求めるものも、自分が異常か普通かという位置づけであり、数値化した尺度であり、具体的で実務的な助言を要求し、周囲に強いフラストレーションを与えた。C夫はこの一、二年就労の文脈で自立の準備をしていたので、治療者は〈自立しようとすると、親とどうしても気持ちが通じず頭ごなしに否定される。グループ全体もまたそうした、通じることがない頑固な親のように皆に体験されている〉と介入し、幾分の展開があるが、行き着くところは、F子が延々と膨大な量の事実を呈示するばかりで、他のメンバーとの噛み合わなさはより目立った。それを取り上げると、F子は被害的になり、治療者に激怒するという悪循環になった。やがて、C夫とF子の間でグループでの「事実」をめぐり、「言った、言わない」で衝突となり、一歩も譲らないF子に対して、ついにC夫は「F子を殴りつけたい気持ちだ」と言い、その後欠席するようになった。C夫は個別面接でフォローした後グループに戻ったが、F子は、訂正不能な妄想的確信に至り、やはり周囲との衝突は続き、執拗さが顕著となり、一過性の精神病状態等も呈し、グループ開始後1年でドロップアウトした。

（1）悪性の原初的グループ状況

A子は自閉的パーソナリティ、F子はアスペルガー障害と診断されていた。最終的にはA子もF子も妄想的確信を持ちドロップアウトしてしまうが、そこに至るまでに、幾分は、彼女らの問題に取り組むことができている。その背景には、代償的に発達した神経症的部分がいくらかグループにおいても機能している点があろうかと思われる。しかし、A子の場合には、陰で批判されたと知り、同時に他のメンバー間の衝突や噛み合わなさの調整役が不可能になったときに、非常に自己評価の低い自己像の展開とともに、家族との修復不能な絶望的な関係性について話し出し、F子の場合にも、少しでも「頭ごなしに否定された」と感じたときに激怒し鎧のように頑になり、双方とも情緒的接触がそれ以降不可能となった。そうなると、投影同一化を取り上げた解釈は全く入らなくなる。さらに、メンバー間の対立や衝突とドロップアウトが生じると、グループ全体と彼らの間は埋めがたい外傷的なギャップとして体験される。しかもその経験の質は、圧倒的身体感覚水準での否定と排除の体験である。そうした危機に直面すると、彼女らは、直線的知性化や、羅列的な事実描写等を通じて、グループ全体をタスティンの言う自閉的対象（Tustin, 1986, 1990）として使用するので、周囲との噛み合わなさはさらにエスカレートする。こうしたグループ状況は、タスティンが「貪欲にせめぎ合う無数の口腔」（mouthful of sucklings）（Tustin, 1990）として描写した、自閉症児が経験する無意識的幻想としての破壊的な原初的グループ状況とその二次元的な防衛である。これはまたビオンのいうもっとも原初的な闘争逃避のプロト・メンタル・グループ（Bion, 1961）と重なるものである。ビオンはプロト・メンタルな事象は、孤立した個人には、心身未分化なもっとも原初的な心性が発生するいわば胚珠として、個体に本能的に刻印されており、個体においては心身症あるいは象徴的意味を欠いた具象的な行動としてしか表現されないが、個体が集団を形成するときに、はじめて、原初的なグループダイナミックスとして作動し、心理的意味が明らかになるとした（Bion, 1961）。そうであるならば、二次元的なコミュニケーションの水準で機能する傾向の強い自閉の病理を持つ人たちは、個人療法よりもグループ療法において、具象的かつ感覚的で激しい情緒の嵐を伴うけれど、原初的かつ萌芽的な内的対象関係をプレイセラピーのごとく目の前で展開するので、より治療的に作用するという仮説の根拠ともなるように筆者には思われる。

（2）技法的修正の必要性

技法的には、非発達障害群の他のメンバーの「自発的な自己の展開が頭ごなしに否定される」という内的対象関係が、目の前の自閉の病理を持つメンバーをめぐる衝突によって再演されているという文脈で、非発達障害群に投影同一化の引き戻しが必要であるが、しかし、これは、プロト・メンタル（Proto-mental）な水準で機能しているときには、グループの中だけでは扱いきれないことは先に触れた。時に応じて、非発達障害群にもグループ外での個別のフォローが必要になることもある。

「貪欲にせめぎ合う無数の口腔」にせよ、いまだ心身未分化なプロト・メンタル・システムであれ、そうしたプリミティブなグループ事象を生きるとき、それを生き延びるためにグループ全体を自閉的対象としての「固い骨格」にしてしまうので、F子に対する治療者の介入のように、それらは防衛であるとともに、自己が生き延びるためのライフラインであることを本人にも、他のメンバーにも肯定的に伝えることが必要なときもある。しかし、元来分析的グループ一般におけるメンバー構成の「異質性」（heterogeneity）という構造そのものが、自閉の病理を持つメンバーにとっては、他のメンバーとの「差異」が「衝突」による外傷として体験されやすいというのは上記の事例からも明らかである。同じく自閉の病理を部分的に有していると思われる重症の心身症あるいはアレキシチミアを対象としたグループでは、「同質性」(homogeneity) のグループの方が安全であるとブラウン (Brown, 2006) が主張しているのもうなずける。

3 シェル(殻《から》)型とアメーバ型の自閉的パーソナリティの混在するグループ

上記の二人の症例に見られる代償的に肥大化した偽りの神経症的部分は、セカンドスキン・フォーメーション (Bick, 1968) といってもよいし、「シェル」を形成しているといってもよい。より正確に言えば、自閉的対象としての固いシェルの表層部に as if 的な代償的神経症的部分が精密なアンテナのようにくっついているというイメージであろうか。われわれが精神療法において出会う成人で自閉の病理を持つ人たちはこうした「シェル」+ as if 型の人たちが圧倒的に多い。しかし、そうしたシェル型の人たちは、種々の分離性に直面すると、as if の層はがれ、より固い二次元的防衛が突出し強いこだわりを呈し、さらにシェルが破綻したときにはすさまじいパニックと身体化をきたす。グループでは、互いのシェルがぶつかり合うような衝突が起こりやすいが、それは、グループ全体を、それぞれが、その人固有のシェルにしようとしてしまうからである。こういうグループにシェルの発達していないアメーバ型の自閉の病理を持つメンバーが入ると、長期にわたるけれど治療的な展開を遂げるグループになることもある。というのも、シェル型のメンバーがシェル故に容易に他者と接触することがない脆弱な自己であるのに対し、逆に、アメーバ型はグループのサバイバルに同一化して展開しうるからである。

【グループ事例3】

G子

G子は、工員の両親のもとに生まれ、一人娘であった。父親はうつ状態で寝込むことが多く、母親は片付けや掃除が苦手で、家の中は汚く混乱していた。G子は、小1から不登校となり、以降、小中学校にほとんど登校していない。高校は定時制高校に進学し、友人も一人できたが、卒業後は再び引きこもりの生活を続けていた。「就職する自信がない」「きついことを言われると悲しくなる」という主訴であった。

最初のグループの半年の間、G子より1歳年長で、引きこもりで重症の自己愛パーソナリティ障害のC夫から、「G子に違和感を抱く」と毎回のように言われ、緊張と孤立感が極まった。ズボン姿のG子のいでたちは驚くほど「地味」であった。目上目下の関係に過敏なC夫が言うには、年下のG子の「ため口」に違和感を持つというものであった。しばしばG子は、「舞台」で他のメンバーが繰り広げる荒々しいドラマを、固唾を呑んで「観客席」で見ているサイレントメンバーであった。しかし、G子は、やがて喘息、腹痛等の身体化を起こし、遅刻、キャンセルを繰り返した。治療者は〈グループの多くのメンバーが、それぞれの脆弱で過敏で傷つきやすい部分をG子に投げ込み、皆で世話をしたり排除したりしようとしている〉ことを繰り返し取り上げると、G子も次第にグループで発言できるようになった。

G子が入って2年9月経った頃、教育関係の職についている慢性抑うつの30代後半のH夫とアスペルガー障害の20代前半のI夫が参加した。「相手の嫌なところを見つけて攻撃し対人関係が壊れる」というI夫は、H夫の他のメンバーに対する関わり方が障害を持つ生徒に対するようなフォローであり「卑怯だ」と言って、激しく攻撃した。それでH夫も応酬し、怒鳴り合いになった。さらにH夫は、生徒が障害を持っていても就労している事実を挙げ、「どうして皆働こうとしないのだ」とグループに投げかけると、多くのメンバーが「働かないといけないという気持ちはあるが」と反発した。G子だけは「主治医からまだ働いてはいけないと言われており、働くことは考えられない」と語り、「自分にとってグループは唯一の社会であり、学校のようなもの」と付け加え、その後、治療者の期待するグループの課題にまじめに取り組みつづけ、まるで、文字どおり生徒のようであった。

G子が入って3年9ヶ月のとき、ドロップアウトしたH夫やI夫と入れ替わりに、一流の職人としての経験があり強迫傾向の強い慢性抑うつの30代前半のD子が加わり、さらにその一年後、気分変調性障害のJ夫が参加した。そのJ夫が、G子が入って5年10ヶ月、中学高校時代に次々と両親を亡くした話をしたが、同い年のC夫の軽はずみな一言に「死んだ母を侮辱された」と激怒し、「いくら謝っても許してもらえない」ので黙り込みを決めるC夫に対して、J夫が延々といたぶるように「いくら謝られても決して許さない」態度をとり続け、グループは半年の間延々と膠着状態になった。G子が、自分の気持ちをしっかりと伝え始めたのは、こうした時期のグループ体験を通じてであった。J夫がC夫にやくざのように激怒する場面を、何度も目の前にしつつも、G子は休むことがなかった。D子はC夫の「だんまり」に愛想をつかしてグループを長期間休んだので、G子とC夫とJ夫の3人だけのグループが何ヶ月も続いた。治療者も、G子に第三者の視点から発言を期待するほか手がなく、G子はその期待に応えて、双方に理解を示しつつも、「だんまり」を続けるC夫に不満をはっきり口にし、J夫に対しても「いったい、J夫はC夫にこれ以上何を求めているのか」と強い口調で発言した。家でも、反応しない親に無性に腹が立ち、怒りをはじめてぶつけたと言った。そして、この頃から、週末だけスーパーでバイトを始め、上司の視線におどおどしつつも、バイトは楽しいと話した。

(1) アメーバ型自閉的パーソナリティとグループ

G子の問題の本質は、内的な世界の発達の制止であり、小中学校という、学童期、思春期においてパーソナリティの発達に不可欠な学校という場での社会経験が全く欠如していたことによる。両親から情緒的にも物理的にも、心が発達していくための環境を提供されなかった後天的な要因は大きく、他者との交流を通じた情緒的経験を整理し抱えていく内的枠組みの欠損という意味で、自閉の病理を持つパーソナリティと言える。先に述べたように、タスティンは自閉症を現実との接触を病理的な付着によってシャットアウトするシェル型と、そうした防衛すら発達していないアメーバ型に分けたが（Tustin, 1990）、G子は後者に位置づけられる。こうしたシェルを持たないG子にとって，セカンド・スキンであれプライマリースキン（Bick, 1968）であれ，経験や情緒を束ねるスキンあるいは外殻を身につけるということがまず，課題であった。

G子によって，「ため口」や「地味ないでたち」と象徴等価である，幼く無防備な「自発的自己」「依存的自己」がいきなり登場すると，「着飾り」「警戒しながら見つめている」偽りの神経症的部分（Joseph, 1989）を有する他のメンバーらはそれを脅威に感じ，この警戒的な神経症的部分にこぞって同一化してしまい，このグループのC夫のように，強烈な「違和感」を梃子に，グループの脆弱な自己が集約して，投影同一化されたG子を激しく攻撃することになる。それはあたかも，グループ全体がシェル型の自閉的パーソナリティと化し，健康だが幼い脆弱な自己が，現実に接触する際の破壊的無意識的幻想を再演しているかのようである。

（2）外的骨格としてのグループの模倣とその体内化

G子にとって，文字どおり，具象的に，グループは自我機能を鍛錬する唯一の「社会」であり「学校」であった。何年もの間，G子は，もっぱら「観客席」から「舞台」上の他のメンバー間の情緒的交流や衝突を見つめていたが，他人同士のドラマをまず見てシミュレーションすること，つまり，「模倣する」ことで得られる「見通し」は，アルヴァレズが自閉症における中核的事態の一つであるとした「パースペクティブの欠損」（Alvarez, 1992）を補い，創出していくものである。また，治療者がしばしばグループに期待する〈いま，ここで，他の人の言動に，どのように反応し，感じ，考えているか〉を言葉にしていくという「期待される課題」を，忠実に実行しようとした。そうした，模倣を通じて得られる「見通し」や，「期待される課題」に取り組むことは，彼女にとって，現実と接触する情緒体験を外から支える骨格である。これは，メンタライゼーションにおけるスカフォールディングと同様の意味を持つが，外的骨格の経験が，分析的に見たとき二次元的水準でセカンド・スキンなのかプライマリー・スキンなのかで、その意味合いは天と地ほどの差となる。つまり、G子にとって、グループの外的骨格への具象的依存は、成長していくために必須のプロセスであり、同じ具象的依存でも、F子の膨大な事実列記に見られるような、病理的な付着同一化による接触を回避する防衛ではない。ここの見極めが、アメーバ型に対する治療的スタンスの勘所であると、タスティンもアルヴァレズも主張した（Alvarez, 1992; Tustin, 1986, 1990）。

タスティンはガッディーニの「模倣」という概念を援用し、付着同一化を「模倣性融合」とも呼んだ（Tustin, 1990）。そのガッディーニは、「同一化」(identification)、「取り入れ」(introjection) に先立つ早期の前駆態を検討する中で、「模倣」(imitation) から「体内化」(incorporation)、そして、同一化に至る健康な発達のラインを示した（Gaddini, 1969）。自閉症の病理的な付着同一化は、病理的な模倣である。その意味では、G子は、観客席で舞台のドラマを見続けることで、「健康な模倣」を通じ、対象の体内化のプロセスを歩んでいたと言える。それは、いまだ、対象との万能的な融合であり、真の対象との分離を意味するものではない。そこのところが、G子がグループを離れるのに8年を要した理由の一つであると思われる。

4　グループに精神病的パーソナリティを入れる意義と治療者の逆転移

【グループ事例4】

K子（40代前半）

K子は、このグループでは最年長となる40代前半の独身女性で、慢性の抑うつと空虚感を主訴としていた。20代のとき、愛人とその彼との間にできた1歳の赤ん坊を二人同時に事故で失うという外傷体験があり、精神科に入院歴があった。K子は当初、治療者に直接質問し治療者の反応を求めることが続いたが、治療者がその動機を探索しているうちに、K子は他の男性メンバーの心理的探索を行なう「共同治療者」のような役割を取るようになった。

しかし、K子の「解釈」や「直面化」の対象となったL夫や、半年前に加わった醜貌恐怖の30代前半のM夫は、しだいに負担となり欠席がちとなった。するとK子は罪責的、抑うつ的になったが、グループに沈黙が続くと、「私は仮死で生まれたので沈黙が怖い」と言って再びしゃべり出すのだが、こうした「患者」の側面であれ、あるいは「共同治療者」の側面であれ、どこか「劇的」で「作りもの」のような違和感があった。ある回で、大卒後就職したものの上司が同僚を殴るのを目撃して以来出社拒否をして引きこもっていたN夫が、K子が参加して以来沈黙を続けていたが、L夫とともに、駐車場での車の接触や、車を運転してここへくる途中の接触事故への恐れなどをしきりに語った。その直後から沈黙が長く続き、重苦しい雰囲気になった。治療者は、〈接触と交流を求めると、結局それが傷つけ合うことになってしまう恐れ〉を繰り返し取り上げたが、全くグループは動かなかった。そのとき、長期にわたってサイレントメンバーであったQ子の、「喉が渇いた」と素っ頓狂な声をあげて水を飲みに退室し、元気になって戻ってくるという、唐突だがほのぼのとした言動で、「仮死」状態にあったグループは息を吹き返した。

その数ヶ月後、元来Q子に好感を抱いていたK子に対して、Q子は、「枠にはめ、一方的に決め付け、ずれた理解をする」ことに強い違和感と怒りをぶつけた。N夫も、毎回のようにK子への違和感と激しい怒りをぶつけた。他方、そうした衝突をはぐらかし、別の話題に振ろうとするL夫の自嘲的で自己卑下的な発言に、N夫があからさまな不快を示した。するとL夫が「グループに来る直前、右折しようとしたらいきなりうしろからクラクションを鳴らされて、腹が立つと同時に怖かった」ことを話したので、治療者は、身体感覚的な水準でのN夫とL夫のグループでの「接触事故」を取り上げた。また、同様の場面で後に、L夫の自嘲と自己卑下に抗議して、精神病的パーソナリティの20代前半のP子が泣いて退室した。L夫は「小学校のときに冗談で相撲を取っていたら、突然、本気を出されて床に叩きつけられ鼻血が出て前歯が折れたが、助けてもらえず、笑うしかなかった」と言うと、K子は「彼と子どもの二人を失ったとき、私も笑うしかなかった」と涙ながらに語り、Q子も「母親が突然脳出血で死んだとき、笑うしかなかった」と続け、しみじみとした情緒が広がった。

しかし、K子はその後のセッションで、しだいに軽躁状態となって、「結婚するのでグループをやめる」と言うので、治療者はK子の躁的防衛を取り上げると、K子は激怒し、「いつもいったん受け止めないですぐに否定してしまう。自分の感情しだいで、不快になるといつも冷たく切り捨てる。治療者にはあるまじき人格だ」と激しく責め、その回を最後に、愛人との間に生まれた赤ん坊と愛人の喪失と同様、ちょうど1年でグループから去って行った。治療者は、驚き、動揺し、そして色を失った。「なにもそこまで言わなくても」という思いと、「もう二度とこのグループは回復しない」と感じ、へなへなと力が抜けた。しかしながら、意外にも、その後のグループでは、ゆったりとした雰囲気で皆が自由に話し、N夫ははじめて父親と対話し、女性とも交際するようになり、半年後に再就職をしてグループを終結した。グループ初期からのサイレントメンバーであったQ子もすっかり自発的世界を展開するようになりN夫の1ヶ月後に、4年半の治療を終結した。

(1) 自閉の病理と原初的グループ「仮死のグループ」

K子の発達史をあらためて確認すると、仮死や早産に加えて、感覚過敏、アトピー、過剰記憶等があり、自閉スペクトラム上に位置づけられる軽度な発達障害を有していると思われた。K子は、こうした生物学的な発達障害の背景を持ちつつも、知性化を中心とした神経症的防衛のレベルでも機能すると同時に、プレエディパールな布置で投影同一化を頻繁に用いもし、また病理的抑うつ、躁的防衛、パラノイアックな精神病的防衛も用いるという多彩な病理的パーソナリティの部分を持ち合わせていた。

事例のグループ前半では、グループで再演されていたのは、「仮死」の赤ん坊自身と、生き生きとした赤ん坊を生むことができなかった母と、蘇生させることのできない無力な傍観者という負の三角の対象関係がドラマタイズされ、グループ全体、メンバー、治療者は、それぞれ、いずれかの役割に強烈に押し込められていた。特に治療者には、そのすべての側面が投げ込まれ、独特の無力感に圧倒された。それは、一見早期エディプス状況と理解されがちであるが、決定的に異なるのは、事の本質が、プレエディパールな主題である「母体の中での戦いを経た出産」ではなく、「母の腕の中に届く以前に死に絶えようとしている」という経験である。それは、連結への羨望や攻撃ではなく、連結そのものが最初から死に瀕しているという事態である。この、連結が元来欠如している非統合（unintegration）に由来する絶滅の不安（Bick, 1968; Tustin, 1986, 1990）は、グループにおいては、身体感覚的水準での「接触事故」の恐れを通じてK子への違和感として増幅されるものの、まだ悪性の原初的なグループ状況というところまでには至ってない。再びK子によって、グループは握りしめられる石のように固く知性化され、そこに貼りつきしがみつく生命のない外的骨格、言い換えれば、生き延びるためにグループ全体が自閉的対象とされて「仮死の沈黙のグループ」となって現前するのである。

（2）精神病的パーソナリティによる具象的身体感覚的水準でのコンテイン

こうした「仮死のグループ」は、精神病的パーソナリティのQ子の水を飲みに外に出て帰ってくるという具象的な行動によって蘇生している。仮死状態の「渇いたグループ」に、「命の水」を与えるという無意識的幻想の具象的な行動化である。また、L夫の「クラクションを鳴らされた」「突然本気を出され床に叩きつけられて前歯を折った」等の、グループでの今ここでの小さな「接触事故」の連鎖の展開は、見事に身体感覚的な水準で前象徴的に表出されているし、K子への違和感に一極集中の感があったそれまでのグループと比較すると、広く多様なメンバー間の相互交流の情緒的インパクトとして経験されているようである。そして、K子とQ子から、情緒的に伝わる外傷的対象喪失の連想の連鎖を引き出し、グループ全体が原初的な抑うつポジションに移行している。こうした芸当は、治療者にはとてもできることではない。そういう意味で、こうしたグループには、精神病的パーソナリティのメンバーに複数参加してもらうのがコツである。このようなグループ状況での、治療者の役割は、グループ全体の無意識的幻想の水準が、部分対象関係水準で機能しているのか、あるいは、自閉水準で機能しているのかということに、メンバーの身体の動き、部屋の変化、温度、照明、外からの音などや、自身の身体感覚を含めた逆転移を通じて、注意を払うことである。グループは個人療法よりもはるかに、具象性、身体感覚という点での素材が、露天掘りのようにそこら中にごろごろしており、子どもの遊戯療法に匹敵するといってよい。「無意識的幻想」という視点があるならば、グループは非常に原初的なコミュニケーション理解の宝庫であり、自閉の病理を持つメンバーを含むグループでは、ことさらこの水準に注目する必要がある。実際、自閉の病理を持つ人たちを対象とした二つの分析的グループの報告では、グループの転回点では、いずれも、自閉の病理を持つメンバーが他のメンバーに手作りのギフトを手渡すという具象的な行動に大きな意味を見出している（Avila, & Moreira de Macedo, 2012; Urlic, 1999)。

（3）自閉の病理とグループにおける第三者性

この事例の後半に見られるように、第三者性の直面化はしばしば外傷的な衝突となりやすい。Q子やN夫のK子への違和感と異議申し立ては非常に攻撃的なものであった。これが外傷となってドロップアウトに向かうか、ガーランド（Garland, 2010）がいうような、創造的な第三者性の提示となってワークグループとして展開するかの大きな岐路に立つが、後者に向かうかどうかは、①グループ全体のコンテイン機能、支持的かつ探索的な文化の成熟とその内在化、②身体感覚あるいは具象的な水準での理解と介入によって、非象徴的事態が前象徴的コミュニケーションに移行すること、③第三者性が転々と日替わりで多面的に交代しうるかどうかによる（Garland, 2010)。

事例では、Q子やL夫による②の機能を通じ、Q子とK子が外傷的喪失体験を情緒的に深くグループと共有することを可能にした。この二人の、個人史における固有の外傷的喪失体験の表出は、このグループで展開していたグループ特有の第三項からの外傷的な直面化の体験についての連想でもあり、さらに言うならば、彼らの「こころのアトピー」（Britton, 2004）と言ってもよい「出会い頭の衝突と傷つき」という発達早期からの対象との接触の特徴を表出しているとも言える。それが、具象的な行動や、身体感覚の水準にとどまらず、個別固有の心的体験として情緒を伴い語ることができ、それを共有することができるとき、グループはしがみつくための無機的な外的骨格ではなく、「こころのアトピー」を包む生きた皮膚、すなわちビックのいうプライマリー・スキンとしてグループが機能しているということである。

（4）自閉の病理とグループにおける逆転移

ブラウン（Brown, 2006）はこうしたグループにおいて治療者に生じる身体感覚としての逆転移の活用の重要性を挙げているが、実際、K子から糾弾されたときは、治療者は「血の気が失せ」「このグループは二度と修復しないだろう」という絶望の淵に追いやられた。精神病的パーソナリティの触媒により象徴化されたはずの、彼女らのすさまじい外傷的喪失の体験が、再演という言葉では尽くせぬ具象的反復として襲ってきたのである。この種の経験と逆転移がこうしたグループには付き物である。ローゼンフェルト（Rosenfeld, 1988）がグループにおける最も原初的精神病的身体イメージ（primitive psychotic body image）を「血管につつまれる血液」として記述したが、文字どおり「血液がすべて流出し血管が破綻」する体験であった。知的障害の犯罪者を対象とした分析的グループでは、コルベットのいう「障害転移」（disablity transference）（Corbett, 2009）つまり、治療者は「虐待された無力な被害者の位置に押しやられるだけでなく、外傷を受け、思考力を失った、無能力な他者の位置にも押しやられ」強烈な投影の受け皿となるのだが、それが、個人療法に比べるとグループプロセスでは圧倒的に増幅されるという（Corbett, 2014）。グループの治療者は、この圧倒的虚脱と破綻感を生き延びなければならない。しかし、「回復と希望」は、Q子の「渇きを癒やす給水」の具象的行動のように、しばしば、予想もしないタイミングで、予想もしない「第三者性」からもたらされることも、グループの特徴であるし、魅力でもある。

K子の治療者への「断罪」を通じて気づかされたのは、治療者は「私のグループ」を「分析的グループたらん」としようとしていたことである。いわば、「分析的グループ」というフレームに治療者の方がしがみついていたように思われた。しかし皮肉にも、治療者は、K子の参加を機会に「分析的グループを立て直そう」という意気込みがあった。治療者が「分析的グループ」を傷心の中で手放した瞬間から、グループはグループのペースで伸び伸び、そしてゆるゆると展開していった。このように、自閉の病理を持つグループでは、治療者の自己愛が圧倒的に傷つき脅かされることが多いが、まさにそうしたときこそ、実は健全で創造的なグループが展開しはじめているのだ。治療者の掌に収まらない、あるいはすり抜けてしまう第三者性としての「グループ全体」の生成がそこにあるように思われる。

5　まとめ

自閉の病理をパーソナリティの一部に持つ人たちを含む分析的グループ療法について、自験例を提示して、治療機転、リスク、技法的工夫について論じた。自閉の病理を持つグループの特徴として、修復不可能な衝突とドロップアウトが起こりやすい。エスカレートするグループプロセスの中で、全体としてのグループ像は「届くことのない」不透過で冷酷に拒絶する対象として前景化し、悪性の原初的グループ状況が展開するため、この水準でのグループダイナミックスの理解が重要である。メンバー構成としてシェル型ばかりでなくアメーバ型の自閉の病理を持つ人たちを含めると、シェル型同士の衝突を緩和する健康な模倣に寄与する。精神病的パーソナリティを含むメンバー構成が、その前象徴機能を介し、自閉の非象徴的経験がグループ全体として象徴的経験に移行しうることを示した。そして、こうしたグループでの圧倒的な、治療者にとっても外傷的ですらある逆転移について述べた。その身体的感覚的な水準での理解を通じ、外傷的な逆転移の中で治療者自身のグループの自閉的対象化への共謀から自由になるとき、グループ特有の第三者性を通じて、より創造的なグループが生成される治療的転回点となることを主張した。

注

＊１　広島精療精神医学研究会。

文献

Alvarez, A. (1992) *Live Company: Psychoanalytic psychotherapy with autistic, borderline, deprived and abused children.* Routledge.〔平井正三・千原雅代・中川純子訳（2003）『こころの再生を求めて——ポスト・クライン派による子どもの心理療法』岩崎学術出版社〕

浅田護（2005）「引きこもり青年の外来分析的グループと〈自閉的パーソナリティ〉——セカンドスキンとしての〈治療的グループ〉と原初的原光景としての〈仮死〉」『精神分析的精神医学』1巻、73-85頁

浅田護（2006）「パーソナリティ障害を対象とした分析的グループの経過中判明する軽度発達障害について——10年の振り返りと、グループでの特徴、分析的グループへの適応、非適応」『集団精神療法』21巻2号、１４０-１４５頁

浅田護（2008）「外来分析的グループにおける発達障害を病理に持つパーソナリティ障害のドロップアウト」『集団精神療法』24巻2号、１５７-１６２頁

浅田護（2009a）「気分変調性障害（慢性抑うつ）と分析的集団精神療法——外傷体験の再演と自閉の病理に伴うプリミティブなグループプロセス」『集団精神療法』25巻1号、41-47頁

浅田護（2009b）「分析的グループにおける自閉的パーソナリティ成人女性終結例について」『集団精神療法』25巻2号、１７４-１７９頁

浅田護（2013）「カタストロフィックな不安の行方——自閉の病理を持つ人たちの対象喪失」『精神分析研究』57巻3号、２４６-２５４頁

Avila, L. A. & Moreira de Macedo, C. R. (2012) The 'Impossible' Group: An experience of long-term group analytic psychotherapy for autistic people. *Group Analysis*, 45: 310-324.

Bick, E. (1968) The Experience of the Skin in Early Object Relations. *International Journal of Psychoanalysis,* 49: 484-486.〔古賀靖彦訳（1993）「早期対象関係における皮膚の体験」松木邦裕監訳『メラニー・クライン　トゥデイ2』岩崎学術出版社〕

Bion, W. R. (1961) *Experiences in Groups.* Tavistock Publications. Reprinted by Routledge.〔池田数好訳（1973）『集団精神療法の基礎』岩崎学術出版社〕

Britton, R. (2004) Subjectivity, Objectivity, and Triangular Space. *Psychoanalytic Quarterly,* 73:47-61.

Brown, D. (2006) The Psychosoma and the Group. In Maratos, J. (ed.) *Resonance and reciprocity.* Selected Papers by Dennis Brown, 15-27. Routledge.

Corbett, A. (2009) Words as A Second Language: The psychotherapeutic challenge of severe disability. In T. Cottis (ed.) *Intellectual Disability, Trauma and Psychotherapy.* Routledge.

Corbett, A. (2014) The Invisible Men : Forensic group therapy with people with intellectual disabilities. In Woods, J. & Williams, A. (eds.) *Forensic Group Psychotherapy; The portman clinic approach.* Karnac Books.

Gaddini, E. (1969) On Imitation. *International Journal of Psychoanalysis,* 50: 475-484.

Garland, C. (2010) *The Groups Book- Psychonalaytic Group Therapy: Principle and practice.* Karnac Books.

Joseph, B. (1989) Psychic Equilibrium and Psychic Change: Selected papers of Betty Joseph new library of psychoanalysis, 9:1-222. Tavistock/Routledge.

Klein, S. (1980) Autistic Phenomena in Neurotic Patients. *International Journal of Psychoanalysis,* 61: 395-402.

Ogden, T. H. (1989) *The Primitive Edge of Experience.* Karnac Books.

Polmear, C. (2004) Finding the Bridge: Psychonalytic work with Asperger's syndrome adults. In Rhode, M. & Klauber, T. (eds.) *The Many Faces of Asperger's Syndrome.* Karnac Books.

Reilly, E. A. (2004) *Skin Deep : Psychic skin, second-skin formation and its links with eating disorders.* Free Associations. 11A: 134-174.

Rosenfeld, D. (1988) *Pyshoanalysis and Groups.* Karnac Books.

Tustin, F. (1986) *Autisitc Barriers in Neurotic Patients.* Karnac Books.

Tustin, F. (1990) *The Protective Shell in Children and Adults.* Karnac Books.

Urlic, I. (1999) Mirroring of Psychogenic Autistic Barriers and Neurotic Boundaries in Group Process. *Group Analysis,* 32: 535-546.

Woods, J. & Williams, A. (ed.) (2014) *Forensic Group Psychotherapy: The Portman Clinic approach.* Karnac Books.

第14章　ベータ要素のバリエーションと自閉性知覚要素
――ビオンの変形理論から見た幻覚心性と自閉性変形

飛谷　渉

1　はじめに

近年、自閉スペクトラムへの関心の急激な高まりと対応の必要性の増大にともなって、これまでは精神分析的接近が困難もしくは不適切であると見なされてきた、いわゆる非象徴領域が問題となる成人ケースに対するより詳細な理解が必要になっている。彼らの在り様の特異さと、理解の試みが挫折しやすい貫通困難性の感覚から、精神分析的心理療法においても治療者の中に特異な逆転移状況が生じてくる。その中で臨床家は大いに困惑するとともに、諦めたり好奇心を失ったりしがちである。「情緒接触が持てない。変化するとは思えない」と。

このような感覚はアセスメントの時期から明らかな場合もあれば、分析過程の深まりとともに浮上してくる場合もあるだろう。経済性を考慮するならば「分析不能性」を早めに査定して適応外だと判断し、ほかの接近法や援助法に切り替えることが、治療者・患者双方の利益になるのだという考えもあるかもしれない。

だが、ことはそれほど単純ではない。こうした接触困難性と貫通不能性が、フロイトのいう「岩盤」に類するものであるとしても、そこに突き当たる経験に対しての関心を維持することで、その性状と本質を明らかにしてゆくことができるかもしれない。よく吟味してみると「岩盤」は、単に硬い層ではなく、それ相応の性状を持った構造（あるいは無構造という構造）であることが分かる。すなわち観察倍率と接触感度を高めることができれば、岩石や金属に見えたその層は、実は微細粒子の超高速運動状態だったのだと判明するかもしれず、ともすればそこには無重力状態あるいは巨大なブラックホールの存在が明らかになるかもしれない。そこから異次元時空への扉を開く新しい仮説や新理論まで誕生することになるかもしれない。

このように精神分析臨床が直面している「非・無・反・象徴性」という課題に関して、それを行き止まりであると認識するよりは、むしろ理論物理学あるいは量子論や宇宙論が辿ってきた発展にならって、着実な思考による接近が可能なのではないだろうか。なぜならば、われわれ分析臨床家はすでに、そのような倍率と感度を提供してくれる観察法と準拠概念を持っているからである。それはフロイト、クライン、ビオン、メルツァー、タスティンといった傑出した精神分析臨床の推進者たちの仕事がもたらしたものである。

本章における私の意図は、分析状況の「岩盤」あるいはパーソナリティの「岩盤」への好奇心を喚起すべく、そのような状況への視座を提供しているビオンと彼以降のポスト・ビオンの分析家たちによる臨床概念を概観するとともに、精神分析的に「接触・貫通困難」の本質へと接近するための足場を築くことにある。そこで特に重視したいことは、パーソナリティやコミュニケーションにおける精神病部分と自閉症部分との区別や関係性である。それは、過剰性（精神病、狂気、ベータ要素）と欠損（自閉症、無心性、非存在性）との対比であると言えるかもしれないし、別の表現を使うならば、投影同一化の「過剰」と「抑留」との対比だと言えるだろう。このような二極化された「狂気」（madness）と「無心」（mindless）という性質は、同一の患者において同時に、あるいは時期を隔てて現れてくることもある。ここでの鍵概念は、ビオンの変形理論（Bion, 1965）、特に「幻覚心性変形」であり、ベータ要素の成り立ちとその体験、そしてビックが内的空間の成立条件として概念化した「心的皮膚」とその欠損を代償するための「セカンド・スキン」という概念（Bick, 1968）、そしてタスティンのいう自閉性バリアー（自閉性保護殻）と自閉的パーソナリティ部分である（Tustin, 1986）。

2　ビックのセカンド・スキン概念と「届かない投影同一化」——過剰と抑留

ロンドン・タヴィストック・センターにおいて、精神分析的乳児観察技法を、子どもの心理療法士の基礎訓練として確立したエスター・ビックは、メラニー・クラインのいう「スプリッティングと理想化」が可能となる前提条件としての心的皮膚機能形成を概念化し、後の二次元的人格構造概念や付着同一化概念へと展開する基礎を築いた。後の自閉症臨床研究はここに基礎づけられたといっても過言ではない。

その簡潔な試論の中で彼女は、次のように述べている（Bick, 1968）。

「最も原始的な形態において、パーソナリティの諸部分は、それぞれの部分同士を結びつける力が欠けていると感じられており、したがって境界としての皮膚機能によって、受動的に体験される形で束ねられねばならない」

さらにビックは、この最初期にはパーソナリティの諸部分、つまり心的内容あるいは情緒的内容がいまだ身体諸部分や身体的内容物と区別されておらず、心身未分化状態として体験されるとしている。この所見は、ビオンが「プロト・メンタル」（proto-mental system）（Bion, 1961）として概念化した原心的状態と一致するものである。このような最初期における心身未分化のパーソナリティ諸部分は、外的対象が提供する皮膚機能によって束ねられる必要がある。

この皮膚機能を満たすものとして体験されている外的対象を取り入れることで、内と外が区別されるとともに心的皮膚機能は内在化され、内的スペースという空想体験が生じる。その内的空間においてはじめて内的対象という体験が可能となる。だが、外的対象の不適切さや主体側における空想的攻撃によって皮膚機能不全に陥るとき、この心的皮膚の欠如をさまざまな方法によって代償する必要が生じる。この皮膚代償機能をビックは第二の皮膚（セカンド・スキン）形成として概念化し、その例として、特に「筋骨たくましさ」、さらには交流ではなく壁を構築する「おしゃべり、口達者」などを挙げた。セカンド・スキンにはほかにも多くのバリエーションがあるだろう。

また彼女は、この内的空間体験のもとで投影同一化が可能になるとする一方で、そのような心的皮膚機能の内在化以前では、投影同一化が「減衰せずに」(unabated) 持続するため、同一性の極端な混乱が生じるとも述べていた。これは、後に彼女が投影同一化に先立つ同一化機制としての「付着同一化」という発想に至る前の記述ではあるが、それでも非常に重要な含みがある。すなわち、心的皮膚が欠損した状態において、投影同一化が起点も受け皿も定かではないいわば「収拾のつかない無限大運動状況」、つまり投影同一化の無秩序的な「過剰」が想定されているのである。したがって内的空間の欠如という一見静的な状況は、無限大空間への拡散体験と表裏一体なのだという含みがある。臨床的に見たとき、この無限大の拡散には、二通りの状況が想定できる。その一つは「未統合」(unintegration) の状態であり、それは自己の未構成状態つまり心身体験が成立しない「非存在状況」(non-existence situation) である。さらにもう一つの状況では、自己の体験が可能でありより積極的な心的状況が想定される。つまりそれは、妄想分裂ポジションにおける能動的な「スプリッティング」や「脱統合」(disintegration)、あるいは抑うつポジションにおける「統合」(integration) といった自己と対象の存在があらかじめ成立した状態において体験される「自己の消滅恐怖」、すなわち破滅・破局の状況である。したがって、セカンド・スキンや付着同一化によって保護されるべきは、この自己消滅に伴う破局不安であり、その背景には、受け皿も起点も不明確な「どこにも届かない不可能な投影同一化」としての「投影同一化の過剰」が存在すると言えるだろう。この破局状況に関して、ビックはより具体的に次のように描写している (Bick, 1986)。

「すべての変化に際して，空間への墜落（falling-into-space）と行き止まり（dead-end）という破局不安が絶えずつきまとい，それが強固な保守的傾向を生み，外的世界からは単調さ，不変性，そして支持を得る必要が生じる」

このようにビックは破局不安を，「空間への墜落」と「行き止まり」という一見相反する体験によって描写している。これらをより抽象化するならば，「拡散」と「静止」，もしくは「無限化」と「ゼロ化」として記述できるだろう。これは，投影同一化の過剰（excess）と抑留（detention）に相当し，破局不安の描写として至極理にかなったものだと言える。したがって，このような破局不安の性状には，無限化とゼロ化を両極としてさまざまな組成とグラデーションが想定される。それに伴って個々のパーソナリティには特有の性状が生じうる。たとえば，タスティン（Tustin, 1986）は自閉症児における液状化や溶解，あるいは外殻形成といったパーソナリティ構造のあり方を指摘しているが，これらもまた破局不安をめぐって形成される構造であるとともに，具体的な体験様式のバリエーションを描写するものである。

こうした破局不安の臨床的探究では，未統合状態や脱統合状態における投影同一化の様態についての考察が重要である。心的皮膚機能が欠損した状態においては，そもそも投影同一化が不可能であって，付着同一化のみが生き残る術となると見なすのか，あるいは上述のごとくそれを投影同一化が抑留された状態であると見なし，それを活性化して方向づけることが可能だと見なすのかによって臨床的接近の方法はずいぶん変わることになるだろう。その背景には，萌芽的自我は生来的に存在するのだとするクライン派における重要な臨床概念的前提があるが，さらに重要なことは，投影同一化という，コミュニケーションに開かれうるダイナミズム（精神運動）と，原始的具象性要素という前駆的心的内容（ベータ要素）との関係性である。これらの運動性と要素性とは，理論物理学において素粒子を解析してゆくときに行き当たる波動性と粒子性という不思議な矛盾に非常によく似ているように思われる。この比喩的発想は特に突飛なものではない。ときおりアインシュタインやハイゼンベルクについて言及するビオンは、発想ノート「着想」（Cogitations）（Bion, 1992）において、光の粒子性を妄想分裂ポジション、波動性を抑うつポジションとして記載しているが、これらはあながち冗談や洒落ではないだろう。

ところで、ビオンやローゼンフェルトをはじめとしたクライン派の分析家は、統合失調症や躁うつ病などの精神病状態、あるいはボーダーラインやスキゾイドなど、今でいうパーソナリティ障害（ナルシシズム病理）を持つ患者の精神分析臨床から、クラインの発想した投影同一化概念を洗練し発展させてきた。それらの概念や技法の発展過程において、投影同一化が原始的状態における人格の解体や断片化のもとになる機制であるとともに、原初的コミュニケーションを担うものでもあることが強調された。さらにビオンは、投影同一化の空想側面ばかりではなく、一連の投影とその後の操作によって、実際に外的対象に影響を与えうる現実的投影同一化（realistic projective identification）（Bion, 1962b）が母子関係の基軸になっており、人格と思考の発達に不可欠であるとのモデルを提示した（コンテイナー・コンテインド・モデル）（Bion, 1959, 1962a, 1962b）。

上述した破局状況を防護するためにセカンド・スキンが形成される際には、現実的投影同一化がさまざまな形や程度で「抑留」される必要が生じるものと考えられる。なぜならば、少なくとも存在としての境界や足場を形成するためにパーソナリティに「表面」が必要となるからである。投影同一化の抑留と付着同一化は、同じ機制の別次元における所見であると言えるかもしれない。それらはカプセル化、ロボット化、あるいは心的冷凍、永久凍土化、砂漠化、無機質化あるいは岩盤などとして比喩的に捉えられる心的状態として現れ、感知されるものであり、程度の差はさまざまであるとはいえこれらは、いわば「脱人間化」もしくは「心的仮死」の表われであると言えるだろう。さらに、セカンド・スキンが「模倣」として現れる場合、これが自己の崩壊を防ぐためだけに用いられるとしても、ここには投影の抑留ばかりでなく、むしろ原初的ないしは病理的な取り入れを見ることが必要だが、これについては本章では立ち入らないこととする。

3　ビオンの変形理論――ベータ要素と幻覚心性変形

（1）アルファ機能とアルファ要素

ビオンは、「経験から学ぶこと」（Bion, 1962a）から「注意と解釈」（Bion, 1970）という一連の思索的展開において、コンテイナー・コンテインドによる意味生成モデルを概念化した。これは思考と思考者との分離性を前提とするもので、「思考」（コンテインド）が「思考者」（コンテイナー）を探し求め（投影同一化）、思考されること（夢想・レベリー・コンテインメント）で、その思考（情動）が意味体験化するという発想が中心にある。投影同一化は対象を指向するのであり、意味とは体験が形（shape）を持つことであると言えるだろう。こうしてビオンは投影同一化の作動領域を万能的空想から母子間交流の場へと拡大した。つまり乳児の思考の原型としての情動体験が、先述の現実的投影同一化を通じて母親にコミュニケートされ、それを受信・受容することで受け取った母親の夢想（レベリー）をはじめとしたアルファ機能によって解毒・理解・変形されて、アルファ要素となる。それを乳児が再び取り入れるというプロセスを経て、初めて乳児がそれを自らの情動体験としての形を得て、思考することができるという発想である。これは、思考の成長が、最初は他者（つまり母親）による「気づき」（awareness〈attention〉）と「夢想」（reverie）という意識的無意識的な観察・思考能力に依存しており、その能力つまりアルファ機能を乳児が内在化することで、その機能を持つ内的対象が内に宿るというパーソナリティ・モデルである。したがって、アルファ機能を持つ内的対象が内に宿ることによってはじめて乳児の心がそれとして息吹くこととなる。換言するならば、このアルファ機能を持つ対象を取り入れて内在化することで、乳児は知覚情報を、意味生成要素つまりアルファ要素の次元へと引き上げることができることになり、このアルファ機能の内在化によって実在的意味生成対象としての生きた心（心的実在）を持つこととなる。

アルファ機能によって生成されたアルファ要素は、夢見の素材すなわち夢思考をこころに提供することで夢見を可能にし、意識的であること、無意識的であることの区別を可能にする。覚醒時にも活発にアルファ機能が働くことによって、意味生成ばかりではなく、外部からの刺激にフィルターを掛けることで過剰な覚醒を緩和し、無意識的であることが可能となるのであり、同時に内部からの反応を抑圧することもできる。さらに、アルファ要素は結びつくことで接触障壁（コンタクト・バリアー）を形成することができ、それは意識と無意識の有機的で浸透可能な境界を形成する。この透過性半透膜のごとき接触障壁によって人は正気でいることができる。ビオンがいう覚醒時の夢とは、白昼夢を意味するのではなく、「無意識化の過程」自体について述べているのであり、アルファ機能は「体験」を可能にするとともに、人が正気を保つために必要な機能となる。すなわち夢見の機能をより拡大したアルファ機能の理論とコンテイナー・コンテインド・モデルはいわば、ビオンのいう「人格の非精神病部分」(Bion, 1957) における心的現象のモデルであると言える。

(2) ベータ要素

ところが、母親や治療者がこのアルファ機能による受信や変容に失敗するならば、乳児や患者は自分が投影同一化した情動の意味を体験・発見するのではなく剥奪を受け、そのかわりに「名づけようのない恐怖」(nameless dread) (Bion, 1962b) を再取り入れすることになってしまうとビオンは論じている。このように情動体験の投影同一化を受信・変形することの失敗によって生じるのがベータ要素である。ビオンは生《なま》の感覚印象や生の情動がベータ要素であるとしているが、「生《なま》」の意味するところは、感覚印象や情動「そのもの」(thing in itself) であり、それは排出のみが可能な要素で、そのままでは放出解放による快感以上の体験にはなり得ない。要するに、ベータ要素は心的水準における「変形」を受けない「生《なま》」のままの原‐心的要素だということになる。

このベータ要素の排出が、夢想できる外的対象に届かないとき、その帰結として生じる精神現象や体験様式にはいくつかのバリエーションが考えられる。たとえばそのパーソナリティにすでに内的世界が構築されており、取り入れが可能である状況ならば、投影同一化に対して敵対する内的対象、つまり進んで誤解する対象が生じるという事態となる。これはビオンのいう「自我破壊的超自我」(Bion, 1962a)の生成である。ここには心的構造が想定されるのであり、つまり過酷で狂気を含んだものであるとはいえ、内的対象関係が「存在」する。ここで、この自我破壊的超自我をなだめるか回避し、混乱を沈静化することができるような諸機構が構築され、正気を保つことができるならば、これはいわゆる自己愛的組織化とよばれる内的対象関係が構成された状態であると言える。

だが、人格の精神病部分では、より原始的で非適応的対処様式が生じることとなる。つまり、アルファ機能を逆転させたり、感覚器官へと逆流させたりすることによってベータ要素を排出するならば、事態はより精神病的様相を呈する。幻覚体験やビオンのいう「奇怪な対象」(bizzare object)(1962a)の生成である。これは、アルファ要素が元のベータ要素に戻るのではなく、逆転のプロセスにおいて自我や超自我の痕跡を残すことで生じる実体のない奇怪な対象群である。これは自ら作り出したものであり、「非存在」(non-existence)である。これは先述の人格における非精神病部分に対して、精神病部分の機能様式であると言える。この状況においては、意識と無意識の区別は不可能であり、自己が常に拡散崩壊の危機に晒されるがため、アルファ要素による接触障壁の代わりにベータ要素の集積によってバリアーが構築される。これはビオンがベータ幕(ベータ・スクリーン)と呼んだもので、ベータ要素を凝塊化することで透過性のない奇怪な隔壁ができる。この奇怪な凝塊の幕は、ベータ要素の喚起力でもって接する者に強烈な逆転移的反応を引き起こすことになるだろう。

（3）ビオンの変形理論、特に幻覚心性変形

さらにビオンは、別の角度から心的表出のさまざまな様式をさらに拡大して観察ができるよう「変形」（Bion, 1965）の理論を提示した。これは彼のコンテイナー・コンテインド・モデルとは異なる視座からのアプローチであり、それとは異なる心的現象の描写を含むより広範な心的現象論である。この変形理論は、とくにコンサルティング・ルームでの分析状況において、患者と分析者が情緒体験を共有する様子、あるいは共有しない様子を観察するに際して役立つ道具として価値がある。つまりこの「変形理論」には、患者とある情動体験を共有するに際して分析者は、体験の源としての情動そのもの「O」（Bion, 1965）には接触できるわけではなく、その場にある情動が変形されたものに触れることしかできない、という発想がある。したがってこの共有された「情動体験の変形」を探究するとともに、その共有の体験から生じる分析者自身における変形についても観察することになる。

ビオンはいくつかの変形について述べている。まず、「硬直運動変形」では、古典的神経症における転移の中心として想定されるように、過去における状況が、形や意味合いを「型崩れ」なく保持したままで分析者に転移するなど、形をそのまま保った状態で表象が形成される。「投影性変形」では、クラインが概念化したスプリッティングと投影同一化が優性であり、この変形において主体は望ましくない自己部分を切り離して対象へと投影することで、緊張の緩和と安堵を得る。これには受け手としての外的対象が必要であり、先述したコンテイナーのアルファ機能が機動されることを必要とする。この変形においては、歪みは生じるものの心的相似性は保持される。さらにビオンは、「Kにおける変形」「Oにおける変形」など、種々の変形様式について概念化している。ここではさらに、より原始的な「幻覚心性変形」（transformations in hallucinosis）について概観してみたい。

この幻覚心性変形では、自ら作り出したベータ要素すなわち「非 - 存在」（non-existence）によって、現実

が満たされているかのように世界を体験しそれを扱う（福本，2013）。この変形を行う主体は，知覚を排出経路として使用することにより世界を自ら作り出していると感じており，あらゆる存在に対して自らの優越性を主張できる。それは，精神医学的な精神病症状ばかりでなく，夢において生じている一時的な幻覚や陰性幻覚などの「見えない幻覚」といったより広い範囲の精神現象を包含しており，もちろん治療者の方が行う変形にもこの原始的な幻覚心性変形が起こることは十分考えられる。幻覚は，世界の現実性と実在性とに接触しない限りにおいて可能なのであり，生物学的存在そして社会的存在として存続するには環境や他者に依存せざるを得ないため，早晩破綻する運命にある。福本（2013）は，人格における精神病部分の成り立ちについて，「幻覚心性のO（体験の究極的真実：筆者注）は，その圧倒する事態を母親に託すことができず，本来母親の夢想が提供するはずの容器を持ち得なかったという原初的な破局であり，それへの対処である。すなわち幻覚は独立を示す方法でもあり，精神病部分は自分がベータ要素によって満たされた世界を創造したと感じている」と述べている。さらに福本（私信）は，幻覚心性による非-存在で満たされた世界の創造は，先述したセカンド・スキンにおけるバリエーションの一つになり得ることを示唆している。

4　自閉的パーソナリティ部分の顕現――接触・貫通困難性の探究

タスティンは自閉症児との臨床経験から数多くの論文を執筆する中で，その中核病理を，分離性への外傷的な気づきに伴って生じる「消滅の恐怖」（Tustin, 1990）として描写するとともに，自閉症ばかりでなく神経症的な子どもや大人においても，妄想分裂ポジションに先立つ原初的もしくは病理的な心性があることを指摘し，その理解に寄与した。このようにタスティンは，一見社会的に機能しているかに見える患者にも接触・貫通の困難な「自閉的人格部分」があり，分析の過程で，そのような「接触困難」あるいは「貫通不能」な領域が現れてくること，その領域に自閉的防衛もしくは自閉性人格要素が想定されることを指摘した。

まずはタスティンの自閉症臨床概念を概観してみよう。

乳児観察の方法から得られた知見からすると、クラインが述べていたように、健康な発達のもとでは、乳児と母親とがそれぞれ身体的に分離している感覚を出生直後から持っている。だがタスティンによると、ある種の母子ユニットではこの身体的分離感覚が存在せず共有されない。母親の産後抑うつや剥奪によるトラウマなど、何らかの理由によって母親が乳児を未だ自分の身体の一部であると感じる必要があり、しかも乳児の方も母親のこの身体的一体性の維持に共謀するなんらかの性質、つまり感覚過敏性や脆弱性を有しているとされる。ジョイス・マクドゥーガル（McDougall, 1989）が、「コルク・チャイルド」という名のもと描写したように、顕在的にあるいは潜在的に抑うつに陥った母親の空虚や孤独という裂け目にフタ（コルク栓）をするために誕生した赤ん坊である。こうした乳児にとっては、母親からの身体的分離への時期尚早の気づきは強烈な外傷体験となり、体が引き裂かれて亀裂や穴が生じるように感じられる。したがって、そのような外傷的気づきが生じないように、いわば出生を拒む心的部分（自閉症部分）を持つことになり、あたかも母親の身体の内部にカプセルのごとく封じ込められているとの強固な妄想的体験を部分的に持っていることが想定される。タスティンは患者ジョンの表現を使い、そのような気づきを「汚いチクチクでいっぱいのブラックホール」（black hall full of nasty prick）（Tustin, 1986）と記述している。そのような乳児は、母親と身体的につながっていることを生き延びる条件だとして体験するために、母親との身体的分離性は「口が壊れること」「体の半分が消滅すること」などの具象的な身体的破滅として体験する。そのような実存的不安を、乳児は保護殻を発達させることで防御することになり、この突如生じる分離性の認識という深刻な「心的針刺し外傷」に対して、それが体験されないよう半ば自動的に対処するのだというのがタスティンの見解である。

タスティンは自閉症において、身体的な欠損として体験される分離性に関する気づきから守る保護殻が、自生知覚（auto-generated sensation）を反復的に立ち上げることで創造される様子を観察した（Tustin, 1990）。保護殻は、身体的欠損として体験される分離によって生じる文字通りの「穴」を埋めるものである。つまり、ここで重要となる点は、この分離が心理的表象的に体験されるのではなく、身体的具象的な欠損として、いわば実在性の部分的欠損として体験されているという発見であり、分離性への気づきは具象的対象の不在そのものであって、それは不在というよりも、たとえば「口の欠損」などとして体験されるということである。タスティンは、このような欠損体験を埋めるために用いられる操作に関して、「自閉対象」(autistic objects) および「自閉輪郭」(autistic shapes) という概念を創案した (Tustin, 1972, 1986, 1990)。

自閉対象と自閉輪郭

自閉対象は、硬さと区切りの感覚をもたらすものであり、身体の延長として体験されている。それをいわば固く握りしめることで、身体的分離の気づきを閉め出すことができる。自閉対象は硬さと貫通不能性の感覚を構築し、患者に絶対的な制御感と安全の感覚を与えることができる。

一方自閉輪郭は、より柔らかい感覚印象であり、対象が皮膚に触れたときの感覚印象の残り香のようなものとして描かれている。しかもタスティンは「形のない形」という表現を用いており、それが慰安や鎮静を生じさせるとしている。そもそも「shape」という英語には幽霊という意味があるが、そのような意味合いも含まれているのかもしれない。また、その由来は、乳房の感覚および身体の中身の感覚である。だが、これらは実際には「対象」でもなく「輪郭」(形) でもないのであり、いわば概念化を寄せ付けない概念であることをタスティンは強調している。つまり、これらは主観的にのみ成立する妄想体験のようなものであり、他者と共有できず、客観視するなら何ら意味を持ちえないものである。

こうした自閉対象や自閉輪郭はもちろん本格的な自閉症のみならず、人格の自閉症部分においても認められさまざまな形でまたさまざまな程度で現れる。それが概して観察者や治療者からすると、貫通困難性あるいは接触困難性の逆転移感覚を生じさせることとなる。

5　ベータ要素のバリエーションと自閉性変形——人格の自閉症部分と精神病部分

さて、ここからが本章の核心である。すなわち、精神病性と自閉症性の相違とその関係性についてである。アスペルガー障害など自閉スペクトラム症の患者が、ある種のライフ・イベントにいたって、幻覚症あるいは妄想状態、多重同一化による解離性の混乱、あるいはより広い意味での混乱・困惑など精神運動興奮状態に陥ることはそう珍しいことではない。また、自閉症近縁と見なされる子どもには、タスティンが小児精神病（Tustin, 1972）と呼ぶ一群があるが、彼らは通常の自閉症児に比べると、特異な身体体験を持つなど常時主体性体験が混乱しており、自らの主体感覚の起点を身体のどこに位置づけたらよいのかにさえ困惑している。このように、彼らは幻覚妄想を持つ大人の統合失調症に類似した体験様式を持つように見える。このような体験様式の相違は、精神病患者と自閉症患者という具合に、個人における病像としてはっきり異なっている場合もあれば、同一の患者においても、自閉症部分と精神病部分が共存したり、ある局面においては自閉症部分が優位だが、別の状況では精神病性が前景に表われたりするといった事態も生じうる。

このような自閉症性と精神病性とは一体いかなる関係性にあるのだろうか。こうした議論を深めるにあたっては、ベータ要素に関するさらなる探究が有用であると思われる。つまり、ビオンのいうベータ要素を原始的な心的要素のマトリクスと考えるならば、それには種々の様態が考えられるのではないかということである。それは、ベータ要素そのものにグラデーションやバリエーションを想定する必要があるのか、あるいは投影同一化をはじめとした対象指向運動性もしくは自我機能のあり方について詳細に探究する必要があるのかといった議論につながるだろう。

(1) ベータ要素のさらなる探究とそのバリエーション

ビオンのいうベータ要素は、外的対象の受容機能と変容機能に迎え入れられることでアルファ要素、つまり意味を生じ、意識化と無意識化が可能となり、正気をもたらし、思考可能な要素になる。ところが、そもそも命名の段階でこの要素がベータという二番目に位置づけられていることからも分かるように、これはアルファ機能の失敗による産物と見なされてもいるわけである。ビオンにとっては「そもそもアルファ機能ありき」なのである。したがって、ベータ要素は、一方で生《なま》の感覚印象から成り立つもので、それらはただ投影同一化により排出することのみが可能な心的要素であると同時に、他方では心的要素になることの失敗で生じる奇怪な産生物であるといった奇妙なことになる。つまり、ベータ要素は原初的な心的要素であると同時に、心的要素になり損なったものでもあるのだ。ベータ要素が「非 - 存在」(non-existence) というふうに実在性の基盤がないものとされるのはこのためである。だが同時にベータ要素が思考になり得る原初的マトリクスであるとも言えるため、これは大きく矛盾しているように見える。いうなれば、この心的要素という概念の「心的」という部分が曲者なのである。つまり、いかなる意味において心的かという議論にまで発展することになる。

(2) 自閉性知覚要素

アルゼンチンの児童分析家リア・ピスティネール・デ・コルティニャスは、自閉症もしくは自閉症人格部分では、このベータ要素の生成が何らかの形で阻害されていると考えている (Cortiñas, 2009)。つまり、自閉症において活性化されているのは、偽性感覚要素であり、それは心的特徴を持たない知覚要素である。それを彼女は自閉性知覚要素として概念化している。これはタスティンの「自閉対象」と「自閉輪郭」における主感性をさらに強調するもので、ビオンの理論を援用してより視野を拡大した概念化だと言えるだろう。

コルティニャスによると、自閉症の患者では前述の破局体験を回避するためにさまざまな知覚(特に触覚・嗅覚など近位覚)を活性化させる自生知覚を生成し続ける。これが自閉性知覚要素であり、それは情緒体験と結びつくものではなく心的体験構成要素としての性質を欠く。したがって彼女は、自閉性知覚要素はベータ要素ではないと考える。自閉性知覚要素は自閉操作により活性化されるものであって、その役割は意識化を切断することと自閉バリアーを形成することでしかない(自閉殻によるカプセル化)。この要素は、投影同一化に使うことができず、変形されることもない。したがってそれらによってできる保護殻は、破局的不安とともにベータ要素に付随する過剰意識を閉め出すことができる代わりに、認知的情緒的発達停止を招くことになる。アルファ要素によって構成される有機的な半透過性の心的皮膚としての「接触障壁」(コンタクト・バリアー)、ベータ要素の凝塊化によるセカンド・スキン「ベータ幕」(ベータ・スクリーン)、この二つの様式とは違った保護殻としての「自閉バリアー」という別個の境界概念が可能だろう。

コルティニャスはさらに、アルファ要素、ベータ要素、そして自閉性知覚要素について比喩的な図式化を試みている。まず、アルファ要素は象徴化接合機能の備わった分子のようなものであり、いくつかの接合部を持っていて、そこで別のアルファ要素と接合する能力のある粒子のようなものである。これらのアルファ要素が相互接合および投影同一化操作によって膜を形成し(心的皮膚)、狂気と正気を隔てる接触障壁を形成する。このバリアーは透過性を持った細胞膜のようなものである。アルファ要素は夢の構成要素となり、アルファ機能を通じて夢見を可能とする。ケイパー(Caper, 1998)の定式化を援用するならば、アルファ機能には二段階の作用が想定される。第一段階は外的内的感覚印象を感覚データへと変換する機能の段階、第二段階は情緒体験を自らのものと体験し、心的データとする機能の段階である。この二つの段階を経て意味生成活動としての夢見が可能となる。そしてこの夢見機能によって経験から学ぶことが促進されることになる。

一方、ベータ要素は、ただ一つのポイントの接合部を持った素粒子のような存在であるとコルティニャスはいう。接合ポイントが一つしかないために投影同一化による排除のみが可能となる。これらはいたずらに張り付くアマルガムとベータ幕を形成し、無意味な接合によりキメラ対象が生じる。夢が可能であるかに見えて、これは意味生成する夢ではなく、その夢自体に意味が内包されていると体験され、ほぼ幻覚と同等である。あるいは吐き出すためだけに機能する排泄夢である。体験的にこれらの排泄夢はあまりにリアルで、睡眠を阻害する悪夢となりがちである。多くの場合記憶にも残りにくい。

そこで彼女のいう自閉性知覚要素はどうか。この要素はそもそも接触や接合を切断するために自ら誘発した偽性感覚であるため単なる感覚であって、意味の持ちようもなく情緒性も存在しないため、感覚要素を心的に変容することが不可能である。正気と狂気、あるいは意識と無意識を隔てる接触障壁は存在せず、ただ刺激を一元化する自閉殻が存在するのみである。その作用は外的内的刺激をただある特定の感覚へと分解する（dismantle）ことのみとなる。したがって自閉性知覚要素は絶縁（disconnection）を達成するためにだけに使用されうる壁あるいは蓋のようなものである。この殻が貫通されてもアルファ要素による学びの促進は生じることはなく、そこで生じうる情動は自閉的操作によりカプセル化あるいは砂漠化されてしまうことになる。

コルティニャスのいうこの自閉性知覚要素を、最初期のベータ要素もしくはベータ要素が不活化されたものであると見なすのか、あるいは、そもそもベータ要素ではないと見なすのかには議論の余地があるだろう。それは、存在論の領域を巻き込むことになる。すなわち、ベータ要素をアルファ要素の実在性に対して「非-存在」であり実在性がないと見なすとしても、この「存在」と「実在」というニュアンスの違いは思いのほか大きなものである。これは英語では同じ「existence」となるが、対象や世界の実在性というものを感覚印象に置くのか、それともその背後あるいは内部に内在する「ものそれ自体」（thing in itself）に置くのかといった問題が浮上してくるだろう。これまでの議論からは、アルファ機能によるコンテインメントに失敗するならば、ベータ要素はそれ自体が意味体験を内包する「ものそれ自体」となって、幻覚など精神病性の過剰状況を立ち上げる。これは主体にとっては一過性にリアルかもしれないが他者との共有性を欠く心的機能不全である。言い換えれば「存在性の過剰」を招くのである。他方、コルティニャスがいう自閉性知覚要素のように、ベータ要素が知覚要素に還元されるならば、「ものそれ自体」としての性質は閉め出されてこれはもはや心的要素ではなくなるとともに、心的存在性はそもそも成立せず、物質の水準にまで分解されてしまうことになる。この心的存在性（ベータ要素）と心的実在性（アルファ要素）の生成は、そもそも外的対象とのコンタクト、より正確にはコンテインメントを通じて可能となるということになるだろう。

(3) 自閉性変形

タスティンから直接の流れを汲むブラジルの精神分析家、セリア・フィックス・コルビヴシャーは、タスティンの自閉症臨床概念をもとに、ビオンの変形理論に「自閉性変形」(autistic transformations)（Korbivcher, 2010）という新たな様式を追加することを提案している。これは幻覚心性変形と近縁だが異なるものである。ビオンの変形概念自体、特定の病理についての言及というよりは、あくまでもコンサルティング・ルームにおける情緒体験の変形のありかた、あるいは情緒体験の共有としての情緒接触のなされ方を描写し明確化するものであり、分析的観察の領域拡大に寄与するものである。自閉性変形の概念化に際してコルビヴシャーは、特にこの概念が有用なのは、自閉症部分という「自閉核」あるいは「保護殻」を持ちつつも、よりコミュニカティヴな機能が可能な別のパーソナリティ部分も有する患者に関してであることを強調している。本格的な自閉症においては、変形自体が不可能であると彼女は述べている。したがって自閉症そのものにおける変形は、いわば「無‐変形」である。

先にも述べたとおりタスティンによると、自閉現象の本質とは、自ら反復的に知覚要素を立ち上げることで作る「自生保護殻」の中に情緒的に引きこもる状態が全体的あるいは部分的に存在することである（Tustin, 1986)。情緒接触は、自己の存在を脅かし、崩壊をもたらすものとして恐れられるとともに避けられる。こうした個人は、そもそも極端に知覚的に過敏であり、自生知覚化にたよりがちになる。また、対象からの分離性への気づきは、身体的破損として、深刻な破滅体験をもたらすことも先述の通りである。ビオンが概念化したパーソナリティの精神病部分と非精神病部分の区別にならって、人格の自閉症部分と非自閉症部分を区別するならば、非自閉症部分における「内的・外的対象」と自閉症部分における「対象」の体験のされ方は、大きく異なっている。自閉症部分では基本的に内的対象という概念はない。さらに外的対象すら通常の意味合いでは存在しない。あるのはただ知覚のみから成り立つ体験であり、それは心的水準に達していない感覚体験でしかない。したがって、心的表象を持たないため、それは心的に体験された「対象」ではない。さらに、自己と非自己の区別は知覚を通じてのみ可能で、これらの関係性はタスティンのいう「自閉対象」と「自閉輪郭」を通してのみかろうじて成立するが、これとて著しく主感的で感覚優位であって共有できるものとはならない（Tustin, 1986）。コルビヴシャーは、自閉現象において「自閉対象」と「自閉輪郭」が不可欠になるのは、それらが対象を表象するからではなく、あるいはそれらがある種の空想を立ち上げるからでもなく、それらが「その時点での対象」（actual object）に「なる」（becoming）という理由だけからであることを指摘している。そうした観点から彼女は自閉領域においては、対象希求はあり得ず、ただ感覚希求のみがあるとしている。

硬質な知覚対象とされる自閉対象は、主に対象の不在による欠損を埋め、覆い隠す（コルビヴシャーは、葬り去る・死体を覆い隠す〈shroud〉という表現を使っている）役割を持ち、存在消滅の恐怖を体験から削除する。他方、自閉輪郭によって生じるある種の関係は、その個人にとって完全に個人的で特別な形を持った感覚体験を提供する。それは他人と共有することができない知覚でしかなく、ただある種の安堵と慰めを得ることだけができる。この自閉輪郭は基本的に柔らかい対象の残遺感覚であり、原始的な空間概念と限界概念をもたらすとされる。

こうした自閉性現象の核には実存の問題が喚起される。すなわち、自閉性の自生知覚化は、「存在でなくなること」(not being / non-existence) という恐ろしい体験からの保護を提供するのであり、心的世界をシャットダウンするとともに知覚優位の自閉世界を構築することにより、存在の連続性を知覚領域のみで持続的に体験できるようにする操作である。タスティン(Tustin, 1990)は、自閉症の子どもたちの心理療法において現れてくるのは、「存在」(being)と「非在」(not-being)との間を彷徨う彼らの抑留状態であると述べている。

このような自閉症現象におけるさまざまな知覚操作によってもたらされる情緒体験の変形を、コルビヴシャーは「自閉性変形」と見なし、「幻覚心性変形」と区別すべき変形様式であると見なしている。この変形の際に認められる主要特徴は、「情緒性の欠如」であり、「空虚さ」「自生知覚活性」を伴うとしている。こうした情緒性の欠如の背景には、心的対象世界の不在が暗示され、知覚が支配する自閉世界がある。他方、幻覚心性変形では、幻覚によって構築される万能感、全知性、優越性の感覚、あるいは競争心や勝利感など強力な情動性に満ちておりいわば狂気がある。したがって、幻覚心性変形の特性が「過剰性と狂気」であるのに対して、自閉性変形の特性は「欠如性と無心性」である。これら二種の変形はそれぞれ、動きにおいては投影同一化の過剰と抑留として、心的要素においてはベータ要素の氾濫と自閉性知覚要素への一元化として対比されることになるだろう。

6 おわりに

パーソナリティにおける自閉症部分に関する精神分析的接近を可能にすべく、ビオンとその流れを汲む分析家たちの概念化を中心に紹介した。本章では特に自閉性知覚要素や自閉性変形、それらの投影同一化やベータ要素との関連あるいは異同など、理論的叙述に限局した。これらの理論が個々の臨床例を理解するにあたっての共通言語となり、臨床経験を共有するための足場となることが望まれる。また、パーソナリティにおける岩盤への好奇心を喚起することに結びつけば幸いである。

文献

Bick, E.（1968）The Experience of the Skin in Early Object Relations. *International Journal of Psychoanalysis,* 49: 484-486.〔古賀靖彦訳（1993）「早期対象関係における皮膚の体験」松木邦裕監訳：『メラニー・クライン　トゥデイ2』岩崎学術出版社〕

Bick, E.（1986）Further Considerations on the Function of the Skin in Early Object Relations: Findings from infant observation integrated into child and adult analysis. *British Journal of Psychotherapy,* 2: 292-299. Reprinted in Briggs, A.（ed.）（2002）*Surviving Space: Papers on infant observation.* Karnac Books.

Bion,W. R.（1957）Differentiation of the Psychotic from the Non-Psychotic Personalities. In *Second Thoughts.* William Heineman Medical Books（1967）. Reprinted by Karnac Books（1984）.〔松木邦裕監訳（2007）『再考――精神病の精神分析論』金剛出版〕

Bion, W. R.（1959）Attacks on Linking. In *Second Thoughts.* William Heineman Medical Books（1967）. Reprinted by Karnac Books（1984）.〔松木邦裕監訳（2007）『再考――精神病の精神分析論』金剛出版〕

Bion, W. R.（1961）*Experiences in Groups.* Tavistock Publications. Reprinted by Routledge.〔池田数好訳（1973）『集団精神療法の基礎』岩崎学術出版社〕

Bion, W. R.（1962a）*Learning from Experience.* William Heineman Medical Books. Reprinted by Karnac Books（1984）.〔福本修訳（1999）「経験から学ぶこと」『精神分析の方法Ⅰ――セブン・サーヴァンツ』法政大学出版局〕

Bion, W. R.（1962b）A Theory of Thinking. In *Second Thoughts.* William Heineman Medical Books（1967）. Reprinted by Karnac Books（1984）.

Bion, W. R.（1965）*Transformations.* William Heineman Medical Books.〔福本修・平井正三訳（2002）「変形」『精神分析の方法Ⅱ――セブン・サーヴァンツ』法政大学出版局〕

Bion, W. R.（1970）*Attention and Interpretation.* Tavistock Publications. Reprinted by Karnac Books（1984）.〔福本修・平井正三訳（2002）「注意と解釈」『精神分析の方法Ⅱ――セブン・サーヴァンツ』法政大学出版局〕

Bion, W. R.（1992）*Cogitations.* Karnac Books.

Caper, R.（1998）*A Mind of One's Own: A Kleinian view of self and object.* Routledge.〔松木邦裕監訳（2011）『米国クライン派の臨床――自分自身のこころ』岩崎学術出版社〕

Cortiñas, L. P.（2009）*The Aesthetic Dimension of the Mind.* Karnac Books.

福本修（2013）『現代クライン派精神分析の臨床——その基礎と展開の探求』金剛出版
Korbivcher, C. F. (2010) *Autistic Transformations: Bion's theory and autistic phenomena*. Karnac Books.
McDougall, J. (1989) *Theatres of the Body: A psychoanalytical approach to psychosomatic illness*. Free Association Books.〔氏原寛・李敏子訳（1996）『身体という劇場——心身症への精神分析的アプローチ』創元社〕
Tustin, F. (1972) *Autism and Childhood Psychosis*. Hogarth Press. Reprinted by Karnac Books (1995).〔齋藤久美子監修（2005）『自閉症と小児精神病』創元社〕
Tustin, F. (1986) *Autistic Barriers in Neurotic Patients*. Karnac Books.
Tustin, F. (1990) *The Protective Shell in the Children and Adults*. Karnac Books.

第Ⅳ部　症例の総合的研究

第15章 自閉症児が内的空間を形成していく過程の素描

植木田　潤

1　はじめに

筆者はこれまで「教育相談」という場において、自閉症児に対する心理療法を経験してきた。そこでは、「目に見えないこころ」について理解し考えることの難しさを改めて痛感した。自閉症児の多くが、心理療法の場においては玩具の使用もままならず、コミュニケーションの意図や指向性を持たないかのようにも見えてしまう彼らの有り様に、筆者は無力であることを繰り返し体験させられたためである。しかし、こころの輪郭が定かではなく、また無思考（mindless）にも思われる自閉症児との関わりにおいても、スーパーヴィジョンおよびスーパーヴァイザーの〝第3の視点 The third object〟を得たことで、一貫して継続される精神分析的な治療態度を維持することが可能となり、わずかずつではあるが自閉症児Cとのこころの交流が可能となっていくという経験を得ることができた。

アルヴァレズ（Alvarez, 2006）をはじめとするクライン派（タヴィストック）の自閉症児へのアプローチにおいては、自閉症の中核的な障害の性質を「間主観性の障害、他者の存在に対する認知の欠落」であり、「正常の〈人間関係についての情緒的基盤を持った関心ないし願望〉における障害である」と考えている。そして、①治療セッティングの規則性と恒常性、②転移の利用、③逆転移の利用の3点を通して、セラピストとの情緒的関係の基盤の上に心理療法を進展させるアプローチが取られており、「抑圧された素材を明らかにすることよりも、パーソナリティの失われた部分を（今ここでの相互作用において）包み込むこと（containing）」に、より重点が置かれている。

ここで報告する事例は、そうした一見意味の無いような不可解な自閉症児C（以下、C）の言動から彼の体験世界を理解する試みを通して、C－筆者－スーパーヴァイザーという立体的な治療構造（小此木、1990）を形成・維持する中で、Cの言動と自らの関わりの間に意味を見出すこと、そこからCの情緒的な体験を生み出す内的な空間を創出した可能性を素描している。

2　事例の概要

初回来談時、Cは7歳（小学校2年生）で両親と同胞の4人家族だった。来談当時の主訴は、学校における「ADHDによる集団不適応」だった。母親は幼少時よりCの養育に困難を感じる面もあったようだが、Cは幼稚園を経た後で小学校に入学した。入学後2ヶ月ほどでCが教室を飛び出すなどの行動が目立ち始め、校内にある特別支援学級で過ごすことが多くなった。学校との話し合いを通じて専門機関等を訪ねるに至り、「広汎性発達障害」と診断された。小2時より「Cはバカ？　死んでもいい？」等の言動とともに、実際にベルトで自分の首を絞めたり、他者からの働き掛けに応答せずに自分の世界に引きこもったりすることが増え、関わりが困難になったことを危惧して、筆者の勧める相談機関を訪ねた。Cとは、X年9月～X＋9年3月まで、週一回50分間の心理療法を（計326回）行なった。

3　事例の経過（「　」内はCの言葉、〃　〃内は筆者〈以下、セラピスト〉の言葉を表わす。）

〔第1回～第10回〕アセスメント

Cは注意の転導性の高さや落ち着きの無さは認められたが、対人関係での不安が極度に高いためと思われた。これは初対面のセラピストにすぐに「大好き」と抱きつく等、他者への無差別な愛着が向けられている様子と身体接触の多さにも特徴的で、他者性（＝誰ともつながっていない自分）を意識すると、バラバラになってしまいそうな圧倒的な不安が生じ、必死に自分を繋ぎ止めるためのCなりの防衛であると推測された（「付着同一化」概念がセラピストの頭に浮かんでいた）。

また、Cは〈たかいたかい〉等、乳児のように扱われることを繰り返し求め、その際、情緒体験よりも感覚体験そのものを求めていた。セラピストが、赤ん坊のように扱われたい気持ちやCの過去の体験に結びつけようとする介入はすべて無視され、「Cがバカだから？」「先生は悪い人」「独りにするな！」等の迫害的な情緒が表現された。また、Cの言葉が断片的に途切れ途切れに表出されるので、セラピストはCの語りに潜在する情緒を感じるよりも、Cの言葉を繋げて意図を推測することに終始した。

〔第4回～第6回〕

身体遊びからプラレール（電車）玩具、付録作りへとプレイが移ったところでオシッコを漏らす。「ゴメン」と謝罪を繰り返すが、不安や緊張はなく、ただ眺めている様子。プラレール遊びをするが、「セラピストが線路を敷いていく」ことを強く求める。セラピストが〝Cが自分でやるように〟励まし、手を出さないでいると、Cは激しい怒りを噴き出す。玩具を放り投げたり、プレイルームを飛び出したりしてセラピストを脅す。「先生は悪い人？」「Cが嫌いだからメチャメチャに壊してやるの？」などの言動を示した。

〔第11回～第61回〕

徐々に乳児の遊びから脱し、Cは〈（幼児用雑誌の）附録作り〉等を通して、セラピストに「全部やって」「作って」と完全な支配を繰り返し求めた。C自身が赤ん坊のように「無力である」ことを口にし、思い通りに動かないと「バカ！」「メチャメチャにしてやる！」と暴れてプレイルームを飛び出してしまうような側面（妄想分裂ポジション？）と、「この前は大暴れしてゴメンね」など謝罪を示す側面（抑うつポジション？）が交互に現れるようだった。この時期のセラピストは暴れるCに大きな動揺を感じ「抱き損ねて落としてしまう」不安を感じていた。暴れるCを「落とさないこと」、そして遊びの中に象徴、葛藤や防衛を見出すよりも「応答するｰしない」こと、そのものに意味があるように感じ始めていた。

セラピストに「やってもらう」附録作り等が中心となる。C自らも作ろうとして僅かな失敗をした時や思い通りにセラピストが動かないと怒りを爆発させるが、同時に「イライラする！」「意地悪だなぁ」「お願いだから」等の言葉も増えてくる。やがて、Cは指しゃぶりやセラピストに抱きつくことで心的な安定を図る行動を基本とするようになり、セラピストに対する質問や「バカと言われた」「大人になれるのか？」等のCの怒りや不安の言葉化が増えてくる。セラピストは正確さよりもCに応答する存在であることを心掛けた。

〈第12回〜第18回〉

プレイを録画しているビデオカメラを弄り回されるとセラピストは不快を感じる。するとCはプレイルームを飛び出して両親の面接室に飛び込んで「出ないぞ」というようにセラピストに反抗を示す。父親の説得でプレイルームに戻っても、指しゃぶりと手首の匂い嗅ぎを同時にして、嗅覚と触覚の自己刺激世界に引きこもり、セラピストに応答しない。この後、待合室に置いてある附録をCが選んで作ることが中心となっていく。また、「〇〇って何？」など疑問を多く投げかけるが、一つひとつに対して「セラピストがちゃんと応えてない」と感じると、強迫的に同じ質問を繰り返す。〝応答されている実感がCに必要なのだ〟と感じるようになる。

〈第45回〜第55回〉

「今日はなんかイライラしているんだ！」とCから内的状態を言葉にする。「悪者になる」と宣言して、物を投げたり、セラピストを叩いたりする。附録を破ってしまうと、怒りを爆発させて投げ捨てる。セラピストに抱きついてキスをするなどして落ち着いてくると、「あれ？　オレどうしたんだ？」と記憶を喪失していたフリをする。破れた付録をテープで修復してから、「見つけてはいけない〈かくれんぼ〉だよ」と求める。セラピストはCを見つけることを禁じられ、Cが見えないフリをしてプレイルーム中を探し回る。〝淋しさ〟〝孤独〟〝虚しさ〟〝腹立ち〟を感じて言葉にしてみるが、プレイルーム内に虚しく響くだけでCからは何も返ってこなかった。

〔第82回〜第148回〕

セラピストはかなり努力して身体レベルでの「抱っこ」(身体接触)を制限することを努めた(Cは必死に耐えている様子)。それと並行するように、セラピストに目隠しをさせて「見つけてはいけない〈かくれんぼ〉」や、セラピストの背後へ回り、C独りで玩具遊びをして〝独りぼっちにしておく〟ことが増えてくる。それがセラピストには、セッションの間隔におけるセラピストの不在と関連があるように考えられた。セラピストが〝抱っこをしない〟〝一緒に遊ばないが考える人〟と自分のスタンスを明確にイメージできたことで、むしろ、Cが必死に続けてきたセラピストにくっついたり離れたり(行動レベルと表象レベル)の距離を調節している様子が見えてくる一方で、Cの中のセラピストは、とても脆くて儚い存在であると感じられた。プレイルーム内にCとセラピストの二つの机と椅子を配置して定位置とすることにした。

〔第141回〕

セラピストが附録を〝作らない〟ことを宣言し、〝Cが今、どんな気持ちでいるのかを考えるためにいる〟という役割を繰り返し伝える。Cは強い戸惑いを示し、「もう二度と作らないのか?」「意地悪なの?」「悪い人なの?」とCなりにセラピストの意図を探って動揺をコントロールしようとしている気配を見せる。結局、自分独りで組み立てようとしてうまくいかず、時折、爆発して手にした物をセラピストに投げつけたり、物に八つ当たりしたりする。やがて、セッションを録画しているビデオカメラを執拗に弄り回し、セラピストの注意を呼ぶ(中からディスクを引きずり出す様子は、まるでセラピストのこころの中から想像上のライバルを引きずり出すかのようだった)。

〔第147回〕

Cは質問を次々と作り出すことで、セラピストに息をつく隙も与えない。こころに浮かぶ別の何かを追い出すことに必死と感じさせる。セラピストは〝難しい質問だ〟〝セラピストにも分からない〟ことを迷わず口にした。Cは問い続けるが、〝考えても答えが分からないのは心配なことだ〟〝特に人のこころは分からない〟と口にしてみる。Cは意外にも「うん」と応えるが、多くの時間を質問することに費やし、まるで、言葉に必死にしがみついているようなイメージを抱く。〝セラピストは無くならない〟ことを伝えるが、「中学になったら一人で考えて、一人で勉強しなきゃいけない。どうしたらいいんだろう?」と真剣に不安げに呟く。……大ボールを抱きかかえるような恰好で腹這いに乗り、再び質問攻めをしつつセラピストの腕に手を伸ばす。とても不安定な状態でボールに乗っているので、セラピストの腕を掴むことでバランスを保っている。セラピストはCの腕を払ってしまえずに居心地の悪さを感じている。Cは「もっとギュッと!」「もっと、もっと!」とセラピストに救いを求める。まるで濁流に呑まれるCを必死に掴んでいるような切迫したイメージが浮かび、戸惑う。セラピストが積極的にCを支えなかったために、Cはバランスを崩してボールから落ちてしまう。「あぁぁ!」という哀しげな声にセラピスト自身が痛みを感じる。その後は直接的に身体接触を求めるレベルに退行し、セラピストの膝に座ろうとするか、抱きつこうとするかを繰り返した。

〈第149回~第187回〉X+4年4月~X+5年3月

「他の子は来ている?」と他児の存在を意識する言葉が出始める。こうした空想上のライバルへの情緒は、室内に設置された(覗き見る)ビデオカメラに対する攻撃という形で表現されていることを感じる。Cは、「やれやれ……」の呟きや「あぁぁ……」という溜息でセラピストの注意を引くが、それについて訊ねてもCが応えることはない。同時に〈かくれんぼ〉やセラピストの背後に回るなどしてCは視界から消えた。〝セラピストは一人で置いておかれる〟布置が現れ始める。セッションの中心は、ひとりぼっちの孤独や寂寥を感じ、〈目には見えない〉Cの言動について考え、セラピストのこころに保持し続けることが求められているのだと考えることになっていた。

X+4年7月時に、外的事情ですべてのプレイルームが一斉に変更となる。Cのプレイルームも玩具や備品は同じモノを移動したが、部屋の構造や大きさが一変した。この時期、プレイルームを奪おうとする（想像上の）他児を意識した言動が表現されるようになったが、セッションの継続性が保たれることで、Cの物理的な空間と心的な空間の混乱が徐々に収まってくる。やがて、Cはウルトラマン人形を手にすることが増えた。Cの「宇宙人……」という言葉は〝空を飛んだり光線を出したりできるけど、地球人とは違う〟という異邦人感覚や孤独感を伝えているようだった。また、自販機の玩具の〈カプセル〉に強い興味を示し、度々、それを使ってカプセル怪獣の遊びを空想して展開していた。セラピストは〈カプセル〉の持つ、侵入されない安全感と同時に外界に出て行くこともできない閉塞感という二面性に興味を引かれた。そのプレイをプレイルームという空間に展開したかのように、Cは玩具とカップルを形成して空想世界に閉じこもり、セラピストは一人きりで置いておかれ、疎外されるという布置の中で、強い眠気に襲われ朦朧とした意識の中で微かに感じられる程度の、孤独感や疎外感、〝訳が分からない〟感じについて考え続けていた。

〔第159回〜第161回〕

Cは指しゃぶりをしたり、自分の指の爪で前歯を弾いたりする。また自分の脚部を撫でて、その感覚体験に耽っている。……Cが「ここはどこだ?」と記憶喪失のような言葉を出したので、〝お部屋が変わってしまうと、セラピストも今までとは違う人になってしまうみたいだ〟と言葉にする。Cは無視するように自己の身体愛撫に没頭し続けている。〝ちゃんと歯があるか……〟〝ちゃんと脚がついてるか確かめている〟と描写したが、Cには届かないようだった。……Cはソファの上で何事かを考えているようにボーッとしている。自分の右手を確かめるように掌を裏返して見たりする。〝自分の手じゃないみたい〟と言葉にすると、掌の裏表を確かめている。……大ボールに腹這いになって、指しゃぶりと手首の匂い嗅ぎに浸っている。〝安心できない感じがしている〟ことを描写すると、その言葉を掻き消すようにCが声を重ねてくる。ふと、セラピストが話をすると、分離を意識することになるのかと思い浮かぶ。そこで〝セラピストが話をすると、Cは一人きりになった感じがするのかも知れない〟と繰り返してみた。

Cの行為をセラピストが言葉にすると、それはCの体験ではなくなり、セラピストに奪い取られることになると感じているのではと考え、セラピストは沈黙が多くなる。すると、Cの方から「誰か呼んだか？」と、バカ殿（注：テレビコメディに出てくるキャラクター）の口調で繰り返し呟くようになる。セラピストは自分が呼ばれたと感じた。Cにとって侵入的になりすぎない、適度な距離について考えさせられる。

〔第179回〕

《年末年始で2週間ほどの休みに入る直前のセッション》プレイルームに入ると、ブツブツと大きな声で独り言を呟いた後、指しゃぶりを始めて動かなくなる。〝なんだか心配なことがあるみたいだ〟など伝えると、Cには届いているようだが指しゃぶりに没頭し続けた。やがて指を外して独り言を再開するが、ところどころ聞き取れる単語が断片的に聞こえてくるだけで、セラピストには何のことかさっぱり分からない状態が続く。〝Cのお話の中にセラピストは入れてもらえないみたいだ〟と口にすると、沈黙が下りる。……おもむろにCは立ち上がり、セラピストの膝の間に執拗に座ろうとする。セラピストが冬休みと繋げて〝くっついていないと心配になる〟〝休みの間にセラピストがCのことを忘れてしまうんじゃないかと心配〟であることを伝えつつ、Cを引き離そうとしたが、珍しく強く抵抗を示した。「（セラピストは）おトイレだ！」と強く主張したことに興味を覚える。〝嫌なモノを預けておく場所なんだ〟という言葉には反応がなく、〝2週の休みがすごく心配〟であることを繰り返し伝える内に、諦めたようにCは隣のソファに座り、セラピストを再び閉め出したように独り言の世界に没入してしまった。……ウルトラマン人形との対話を続けている。やがて、「どこに行ったの？」とハッキリと繰り返し呟く。〝休みの間に、Cをこころの中からどこかへやってしまうんじゃないかと心配……〟と言葉にすると、Cは奇声を発して指しゃぶりを始めた。不在について考えることは困難なのだと感じさせられた。

〔第188回〜第226回〕　X＋5年4月〜X＋6年3月

現実場面では、特別支援学級在籍の中学生になったが、環境の大きな変化にもCはうまく適応していると聞かされた。……プレイにおいては、Cが未だまとまらない思考の断片を言葉にしてセラピストとのコンタクトを求める比較的安定した状態と、情緒的な混乱や興奮に翻弄されて身体感覚に没頭し、コンタクトが取れない状態との二極化が明確になり、それらが一回のセッションの中でも激しく入れ替わるコントラストが際立ってきた。……Cの身体感覚や言動に含まれる微かな情緒の萌芽のようなものを取り上げ、理解した感覚を言葉にしてCに伝え返していくというサイクルを作り出すセラピストの役割が明確になったと感じられた。しかし、実際のセッションの大半は、Cの空想と独り言の展開を見守りながら、セラピストが眠気で朦朧とする中で、混沌と混乱の中に放り込まれていることを味わい、〝訳が分からない〟地に足の着かない不安感や無意味感、無力感、閉塞、退屈の連続をただ味わうだけの感じがしていた。……Cは図鑑や玩具を手にしていることも多くなり、セラピストと何かを共有できる可能性を示し始めたようだった。……この頃、セッションの中では「高校生や大人になること」「強くなること」「勝手はよくないこと」など、目には見えない〈観念的なモノ〉を理解することの壁に突き当たり、もがき続けた。

〔第189回〕

しばらくの間、丸まっているCを無言で見守っていると、Cがチラと顔を上げてセラピストを見るようになってくる。一回上げて、また丸まる。やがて、セラピストに顔を向ける回数が増えてきて、チラと視線を合わせて、すぐに逸らし、またすぐに視線を合わせるというような様子になってくる。身体を横向きからセラピストの方へと向け直して、コンタクトの準備をしているように見える。セラピストは内心、玩具や食物を口に入れたり出したりして吟味している赤ん坊を思い浮かべる。Cが視線を合わせる度に〝目が合うとムズムズするね〟〝なんだか嬉しいね〟とセラピストが描写してみると、Cも笑顔になり、嬉しさを感じ始めているようにも見えた。……Cはやがて、その喜びか嬉しさに突き動かされるように立ち上がり、浮かれた表情で室内をウロウロし、大ボールの上に腹這いで身を預ける。どこか危うげなバランスで、時折、落ちそうにもなる。柔らかい対象への依存は危うげなバランスで成り立っているように感じ、対象次第でCは振り落とされてしまう危うさを伝えているように感じた。

〈第224回〉

Cは室内をうろうろしながら「勝手は良くないよ」と呟き続けていたが、やがてCは「かぁちゃん、バスモ、作ってくれ！」「オレもほしいんだ！」とハッキリと訴える。〈電子乗車カードのPASMOと理解し〉〝買って欲しいとか話を聞いてと、言うことが勝手なんじゃないかと思ったのかな？〟とCの中にある種の混同があることを考える。Cは無言で小さく頷き、一気に退行したように言葉にならない鼻声を上げて指しゃぶりを始める。セラピストの手を掴んで匂いを嗅ぐような仕草をするが、その際、セラピストの指輪を引き抜こうとする。〝セラピストの中にCの居場所がないように感じた〟と伝える。Cは手首の匂いを嗅いだり性器を弄ったりして、身体レベルと心的なレベルの快感とが混乱してしまい、訳の分からない波に翻弄されている様子に見えた。……〝Cが欲しいのはPASMOではなく、他の人には出来て自分には出来ないもの〟という理解を伝えてみる。Cはその言葉を聴いているように見える。Cが附着同一化の水準にいるのであれば、それは他者から奪い取らなければいけないのだろうと考えていた。

〈第227回～第264回〉――X＋6年4月～X＋7年3月

引き続き、Cは目には見えない〈観念的なモノ〉を理解することの壁と向き合い、もがき続けるセッションが続いている。その中でも、徐々にCは〈目には見えないモノがある〉ことに気がつき始め、それに直面すると、断片化したり空想へ引きこもったりしてしまうが、必死に考えようとするCが現れ始めているように見える。この繰返しこそが、投影と摂取のサイクルであり、Cの成長へ向かう過程であるとセラピストは考え始めていた。

〈第244回〉

Cは大ボールに背を預けて、下半身を机上に預けて寝転がる。重力に逆らっていられる背骨がなくなってしまい、拡散してしまったように感じられる。セラピストも朦朧として、目の前にいるCに意識を集中することが難しい。……Cは頭部をセラピストの膝頭にくっつける。〝くっついていないとバラバラになりそう〟と描写すると、Cが

「ボクの脳はおかしいです」と呟いた。セラピストはその意味がよく分からずに戸惑った。……しばらくソファの上で所在なげにした後、唐突に「でも、オレ……学校、行けるかなぁ……」と頭を掻きながら、ボソッと一言伝えてくる。〝それをずっと考えていたのかぁ〟と問うと「うん」と応える。……「将棋……」と呟き、将棋の駒を眺めて、書かれた漢字を「これは何?」と確認していく。よく分からないものを何とかして理解しようとCなりに必死であると伝わってきた。Cは将棋盤を机上に拡げて、その上に駒を打ち始めた。盤の縦横が違っていて、ルールを理解できていないことは明らかだったが、盤を打つ手付きや音だけは、まるで将棋をしているようだった。……やがて、「何が面白いの?」とセラピストに呟く。Cが表面的な模倣にしか辿りつけずに、目に見えない内的な世界の含意を考えることが難しいと伝えているようだった。Cは表面的に「○○のような」模倣はできても、内実は空虚で、未だ意味のないもので満たされているということを考えさせられた。

〔第255回〕

「楽しみなんて、一つも無かったって!」とCは唐突に口にした。誰かの体験をまるでCの体験であるかのように、熱心に語っていることがようやく分かってきた。Cがある種の模倣を始めたのかと感じられた。……「ボクも……楽しいことなんて、一つも無かった……」と棒読みで口にした後、「楽しいって、どんな?」とセラピストに訊ねて来た。Cには〈楽しい〉という感覚がどのようなものか分からないのだと納得させられると同時に、Cがそうした目に見えない情緒について興味を示したことに感銘を受けた。……Cは大ボール上で跳ねて興奮を示した後、乳首や足を撫でる感覚体験に没頭し、ブツブツと呟く空想世界を展開した。奇妙な鼻声と手首に歯を当て、退行した状態なのだと感じられた。……セラピストが、年内のセッションが今日で終わりであることに言及すると、Cは室内をウロウロするなど、やや興奮気味になっていった。〝会えないことを考えたくない〟……〝淋しいことだなぁ……〟とCの様子を描写してみた。

〔第265回～第326回〕Ｘ＋7年4月～Ｘ＋9年3月

新学年になって担任が退職したこと、母親が家を出たことなどの不在体験を重ねながら、Cはセッションの中、そしてセラピストとの間にある〈足りない何か〉に向き合い始めていると考えられた。硬い玩具と柔らかい遊具を用いながら、Cが心理的な〈骨と肉〉を身に付け始めたイメージが生じるのに伴って、ある種の〈内包される空間〉も生じ始めているように感じられていた。

〔第267回〕

唐突にCが「セラピスト、厳しかったよ……」と呟いた後、「大泥棒……」と呟いた。〃どういうこと？〃かと問うたが、それには応えず、しばらく間を置いてから、「……勝手はダメ」という呟きを漏らした。セラピストは訳の分からない状態に置かれた。……Cは積み木を歯に当て、口に入れ、何かの硬い食べ物を囓るような素振りを示した後、咀嚼して見せた。そして「厳しい……」という言葉を漏らしたので、Cが感じている〈厳しい〉を身体感覚レベルで表していると感じられた。……Cは「うんち、ブリブリ……」という言葉を漏らすと、途端にマニック様になり、興奮を抑えられなくなった。奇声と興奮を身体の内に抑えきれない様子でセラピストの傍に寄ってきて、触手のようにCの脚を伸ばしてきた。セラピストが注意を促すと、Cはバランスを崩して椅子に脚を打ちつけて痛がり、ソファへと戻っていった。……セラピストへの身体接触を禁じられると、Cは「人生……難しい」という言葉を繰り返した。〃人生っていうのは……難しいよね〃と応えると、Cはその言葉を咀嚼するように口の中で何度か繰り返した。観念的なモノを何とか咀嚼して呑み込もうと奮闘しているようだった。

〔第270回〕

《Cの修学旅行やセラピストの都合等が重なり、3週間のセッションの不在があった》Cはチラリと見てはジッと視線を固定したり、サッと視線を逸らしていた。(空想世界を展開している様子を見ながら、〈空っぽの中身を膨らませることに必死である〉と意識させられた。情緒的な接触がCにとっては脅威となり得るので、Cは自分が萎んだり消し飛んだりしないように、一所懸命に内側から空想を膨らませることで自分の形を必死に維持しているように見えてきた。）……動かなくなったCを見守る内に、セラピスト自身もうまく考えられない感覚を覚え、またCも空っぽになっているように見えた。〝3週間もお休みがあったから、その間にCは空っぽになってしまった〟と言葉にしてみた。少し間を置いてからCは興奮気味に身を起こして、「勝手はダメ」と手や指で×印を作りながら繰り返した。ふと〝3週間もお休みがあったから……セラピストが勝手にお休みにしたように感じたかも知れない〟ことと結び付けてみた。すると、Cがそれに応えたように「ふん」と小さく鼻息を漏らした。

〔第283回〕

妹が来ていることに触れると、間を置いてから「……今日は……何か……あったのかな？……」と呟いた。それはセラピストからCに対して発せられるべき問いであり、そのままCに返してみた。……しばらく手にした本の頁を繰って、Cは本の内容を理解しようと努力しているように見えた。その様子を見守るセラピストは意識が逸れてしまい、ボーッとしていることに何度か気づいた。Cは「ダメだ……」というような呟きを漏らして、本読みを諦めるように閉じた。…Cは落ち着かない様子でプレイルーム内をうろついて、自分の乳首などの敏感な身体部分を撫でたり、服の内側に手を入れて触れたりする様子を頻回に見せた。セラピストはCを落ち着かなくさせていることがどういうものなのかを理解できずにいた。ただ漠然と〝(治療しても)何も変わらないのでは？〟という無力感を感じ始めていた。……セラピストに近づいて触れようとしたので制止すると、Cは我慢しようと努力した。「ダメダメ……」と呟きながら、本に視線を落とした。少し間を置いてから、おならを漏らした。〝我慢が漏れたのかなぁ？〟と描写してみた。Cは「切り替えて、切り替えて」と自分に言い聞かせていた。それからCは奇声を挙げ、伸びをするように身体を突っ張ってから弛緩させた。……ソファに横たわり、〝背骨が無くなったみたい……ドロンと溶けてしまったみたい……〟という印象を抱かせた。

〔第287回〕

《この時期、特別な事情で「妹を連れて母親が家を出た」と聞いた》Cは「どうしようかなぁ？」と繰り返し呟いた。セラピストは内心で〝なにを？〟という疑問を思い浮かべるが、そうした〈目的語〉あるいは〈対象となるもの〉が存在しない問いこそ、Cらしさを表わしていると感じられた。……再び、Cは「どうしようかなぁ？」を繰り返し口にした。〝何か足りない感じがある〟と描写してみた。Cが不在の母親やプレイルームに不在の何かを表現しているようだった。〈対象の無い問い〉そのものが、不在を強く意識させるものであると感じ、Cにも何が不在なのか分からないのだろうと考えられた。……Cはソファから離れ、ロボット人形を手にした。「キングジョー……ペダン星人……」という呟きから（『ウルトラセブン』のストーリーを思い出し）、明確な自分の意思を持てない目の前のCと、操縦者の必要なロボットの姿とが重なっていると感じられた。そこで〝ペダン星人がキングジョーを動かしている〟ことを関連づけてみると、Cは「うん」と肯定した。Cは手にしたキングジョーを熱心に眺めていた。その様子を見ながら、セラピストはCが身体とその内側にあるこころについて考えようとしていると感じた。〝キングジョーは硬い身体を持ってる〟ことを投げ掛けてみると、「硬いボディー……」とCが言い直した。セラピストはCが硬い身体とその内側にある、ある種の空間（space）について考えていることを感じた。「……キングジョーを作ったんだって……」〝ペダン星人がキングジョーを作ったの？〟というやり取りから、Cがキングジョーと自分自身を同一視していることも考え、〈魂の無い空っぽのロボット〉というイメージと同時に、〈硬い殻で守られた内側のモノ〉があることも考えさせられた。Cが内なる声＝消化されない対象イメージを形成しつつあるように感じられた。……Cは人形の外殻を指でコツコツと叩き、さらに拳固で殴り、「痛てぇ……」とセラピストにアピールして〈硬い〉ことを強調した。「この中に……UFOがあるんだ……」と口にした。そして「命令……するんだ……」という言葉から、身体の内側にある空間とCが十分に消化できない対象が在ることについて語っているとセラピストは考えていた。コツコツと叩き、「硬いねぇ……」と繰り返した。Cのこころの中で生じていることを、キングジョーを用いて具象的に？　象徴的に？　表現しているように考えていた。……Cは人形の硬さを確かめるように突きながら、「……いつ……命令するか、分からないよね……」〝キングジョーの中のUFOが命令するんだね……？〟と描写すると、Cは「UFOの中にペダン星人がいる……」と言葉にした。セラピストはCの中にも階層的なスペースが存在しつつあることに注意を払った。

〔第289回〕

《年末年始を挟んだ2週間の不在》Cは玩具棚から「キングジョーだ……」と手に取ってから、胴体をコツコツと叩いて見せた。セラピストは〝硬いボディー〟という描写をしながら、〈透過できない、あるいは貫通できない〉ことについてCが語っているように考えていた。Cは「キングジョー……」「ペダン星人……」と繰り返した。Cが内的な空間に注目していることを感じた。そこで〝硬いボディーに護られているけど、中はどうなっているか分からない〟と描写してみた。Cは「うん……」と曖昧に応えつつ、「ロボット……」「ペダン星人……」と繰り返した。「……中に入ってる……」というCの言葉に、〝中はどうなっている分からない……〟と補足を加えた。……Cは人形にポーズを取らせたり、その身体をコツコツと叩いて、硬さを強調した。〝硬いボディーに護られているから、中がどうなっているか分からない〟ことを繰り返した。Cは人形を手にしたままソファへ横たわり、「硬い……」と繰り返した。〝中がどうなっているか分からない〟〝セラピストのこころの中もどうなっているのか硬くて見ることができない〟と投げてみた。Cは人形をコツコツと繰り返し叩いて確かめているようだった。段々とセラピストはCの手にした人形がセラピストそのものであるかのように感じられてきた。……コツコツと叩いて、指が「痛い」ことを強調した。セラピストは〝中を知ろうとすると、痛い目に遭うことになっている〟ことを描写してみた。Cは人形の臀部を指して、「このお尻の中に入ってる……」ことを伝えた。セラピストは〝まるでウンチみたいだ……〟と、Cが排便することに長らく困難を抱えていたことを思い出しながら伝えた。「中に入ってるんだ……ペダン星人……」と臀部を指して繰り返した。〝うっかりすると、お尻から出ちゃうかも知れない〟という言葉は聞き流し、Cは人形の身体をコツコツと拳で叩いていた。……Cは人形の腕や身体を捻り、その硬さや堅さを確かめているようだった。「痛い」ことを強調したので、〝中に入ろうとすると、痛い目に遭うことになっている〟ことを描写した。

……Cは脚や身体を揺すり、落ち着きを失い始めた。身体感覚が優位になり、非自閉的なCから自閉的なCが、より前面に出てきたようだった。Cは手にした人形を見詰めながらも、脚の動きや手の匂いを嗅ぐ感覚体験が優位になる様子を示し始めた。

〔第326回　最後のセッション：セラピストの退職〕

プレイルームに入ると、Cはすぐにトランプを手にした。セラピストから挨拶をして〃今日で卒業だ〃と声を掛けると、Cも「今日で……おしまいだね……」と返した。〃淋しくなるね……〃とセラピスト自身の気持ちを口にすると、Cも「淋しくなるね……」と淡々と呟いた。Cはソファに腰掛けたまま、両脚をブラブラとさせて揺らしていた。目の焦点は遠くにあって、ただ、その脚を動かすリズムだけがプレイルームに満ちていた。その動きを観ながら、セラピストはCがセラピストとの別れをどのように扱ったらよいかを持て余しているように思えた。少し間を置いてから、カレンダーを指して、「今日は○日……明後日でいなくなるんだよね？」と確認した。セラピストが同意すると、Cは「でもさ……」と呟いてから、「今日は……長い針が10まで……」と確認した。しばらくCは脚をぶらつかせてから、「今日は……どうしようかな？」と尋ねるともなく呟いた。……「ババ抜き、やりましょう」とCから提案をして、トランプを切り始めた。セラピストは〃Cの中にある嫌なモノも取り除いてしまいたいと思っているのかも知れない〃ことを投げかけてみた。Cの中に居心地の悪い〈ババ〉を取り除こうとしているように思えた。……トランプを終えると、唐突に「今日でお別れだね……」「明後日いなくなる……」ことを確認した。〃そうだね〃と返すと、「淋しいね」とセラピストがさっき投げた言葉をそのままCがなぞった。〃Cに会えなくなると淋しくなる〃と伝えると、Cは少し間を置いてから、「トイレに行ってくる……」と宣言して、プレイルームを出て行った。セラピストにはCの中に置いておけなくなった情緒的なモノを排泄しに行ったと感じられた。……Cはセラピストから離れて、プレイルームの隅にある玩具を手にした。ビー玉がグルグルと巡りながら上から落ちていく様子は、Cの排泄過程をそのまま描写しているようだった。再び、「長い針が10まで？」と確認した。Cの中に〈別れ〉を置いておくことが難しいように感じられ、何度確認してもすぐに漏れ出てしまうのだと想像された。

4　考察

セッション初期は、Cの求める「抱っこ」による付着的な布置と、「たかいたかい」に代表される身体感覚遊びに埋没して、セラピストはCのこころについて考える事ができない状態だった。その後のセッションで、セラピストは「独りで置いておかれる」布置が長期間続き、猛烈な眠気と無思考状態に陥ることが常態になった。セッション中期になって、スーパーヴィジョンでの示唆を足掛かりにプレイルームという物理的な治療構造の変化と、Cの心身の輪郭さえも崩壊（曖昧・不明に）させてしまうほどのインパクトとの関連について考えられるようになった。また、わずか2週間のセッションの不在でさえ、Cとセラピストの心身の間隙を作り出し、その不在に対して、Cは身体的な分離性を拒否することでしか対処できず、これまでに積み上げた（と思われた）情緒的な繋がりは排除されてしまう、こころに留めておくことは不可能だと実感された。セッション後期には、不在はCに不満や不安を抱かせながらも、それを〈カプセル〉や〈キングジョー〉という象徴化された容器に保持し続けることが可能になった。また、Cの示す言動が情緒的な萌芽のようなものを帯びているようにも感じられ始めた。プレイルームの外側での体験と内側での体験に混乱は感じられるものの、現実の不在を契機に、象徴的な人形の表面と内側に在るモノに対する注目も始まっており、それは同時にCの内的体験について取り扱える可能性も示唆していた。

以上の治療過程で示されるCの言動や成長発達の軌跡からは、自閉症児との心理療法において、一貫した治療設定と態度を維持し、Cの〈奥行き〉に注目し続けることの重要性が示唆されている。自閉症児との心理療法では、言語や玩具を媒介にした情緒的なコミュニケーションの水準は期待できない。そのため、より原始的なコミュニケーションの水準、主として投影同一化、あるいはそれ以前の付着同一化を通じた情緒的な交流に焦点を当て、主に逆転移を通じて、セラピストが子どもの示す無意味なモノやコトの「布置や意味について考え続ける」ことが重要であると考えられる（平井、2011）。子どもとセラピストとが繰り返し出会うことで生じる、子ども－セラピストのどちらのモノとも定かではない、治療空間内に漂う情緒の萌芽となるべき感覚体験を味わい共有し、やがて子どもが消化可能なレベルで戻していくことを繰り返すことで、心的な成長発達の助けとなるような意味ある情緒体験を消化吸収するよう促すことができると考えている。もちろん、これはビオン（Bion, 1999）の container／contained の援用である。セラピストが〈もの想い〉の態度を維持していくために不可欠な治療設定や治療態度は、特に、メルツァー（Meltzer, 1970）が指摘しているセラピストの内包する空間、三次元性あるいは四次元性という鍵概念の重要性を思い起こさせる。

それはつまり、自閉症児のような原始的な水準で機能している子どもたちの心的な成長発達に不足しているモノが心的な〈行間〉や〈奥行き〉であり、心理療法を通じて、これらのこころの骨格を取り入れられるかどうかが治療の転機となるということだろう。本事例の断片でも示されるが、自閉症児は治療構造の一時的な揺らぎ、突然のセッションの不在やセラピストとの分離に対して、過剰とも思われるような反応を見せる。それはおそらく、自閉症児がこころの骨格を持たない段階では、不在や分離によって生じた〈こころの穴＝空っぽの空間〉に持ち堪えることが困難なためだと考えられる。

アウゼル（Houzel, 2006）やマイエッロ（Maiello, 2006）が指摘しているように、セラピストが一時的な揺らぎも視野に入れつつ治療構造を維持していくことが、本来的に治療構造に内包されている時間間隔のリズム（セッションの在－不在とセラピストの在－不在のリズム）を必然的に創出することとなり、この〈不在〉に圧倒されず耐えることができるようセラピストが自閉症児を包み込んで保持していく態度こそが、こうした子どもたちのこころの行間や奥行きを形作る基礎ともなり得ると筆者は考えている。

5　おわりに

自閉症児との心理療法事例を提示することを通じて、精神分析的な心理療法における治療構造と「もの思い」の維持の意義について考察した。治療構造に必然的に含まれる「休み」＝セッションの不在、もしくはセラピストとの分離という体験が子どもに与えるインパクトについて描写し、セラピストとの関係性の一時的な断絶が、長期に渡る治療経過の中では、ある種の（音楽的な）小休止のリズムにも似た抑揚を作り出し、自閉症児の内的世界に〈奥行き〉を与える可能性について示唆したものと考える。

文献

Alvarez, A. & Reid, S. (1999) *Autism and Personality: Findings from the Tavistock Autism Workshop*. Routledge.〔倉光修監訳（2006）『自閉症とパーソナリティ』創元社〕

Barrows, K. (2008) *Autism in Childhood and Autistic Features in Adults*. Karnac Books.

Bion, W. (1978) *Seven Servants*. Jason Aronson.〔福本修訳（1999）『精神分析の方法Ⅰ――セブン・サーヴァンツ』法政大学出版局〕

Cassese, S. F. (2003) *Introdction to the Work of Donald Meltzer*. Karnac Books.〔木部則雄・脇谷順子訳（2005）『入門　メルツァーの精神分析論考』岩崎学術出版社〕

平井正三（2009）「発達障害の精神分析」ウィニコット・フォーラム発表資料

平井正三（2011）『精神分析的心理療法と象徴化――コンテインメントをめぐる臨床思考』岩崎学術出版社

Houzel, D. (2006) Splitting of Psychic Bisexuality in Autistic Children. In *Invisible Boundaries: Psychosis and autism in children and adolescents*. Karnac Books.〔長沼佐代子訳（2009）「自閉症児のスプリッティング」木部則雄・脇谷順子監訳『自閉症の精神病への展開――精神分析アプローチの再見』明石書店〕

Maiello.S. (2006) Comment on Splitting of Psychic Bisexuality in Autistic Children. In *Invisible Boundaries: Psychosis and autism in children and adolescents*. Karnac Books.〔長沼佐代子・五十畑昌子訳（2009）「自閉症児のスプリッティング」への論評から」木部則雄・脇谷順子監訳『自閉症の精神病への展開――精神分析アプローチの再見』明石書店〕

Meltzer, D. (1970) *Explorations in Autism* (The Harris Meltzer Trust Series). Karnac Books.〔平井正三監訳／賀来博光・西美奈子訳（2014）

『自閉症世界の探求——精神分析的研究より』岩崎学術出版社〕
小此木啓吾（1990）『治療構造論』岩崎学術出版社
Trevarthen, C., Aitken, K., Papoudi, D. & Robarts, J. (1998) *Children with Autism : Diagnosis and interventions to meet their needs*. Jessica Kingsley.
〔中野茂・伊藤良子・近藤清美監訳（2005）『自閉症の子どもたち』ミネルヴァ書房〕
Tustin, F. (1995) *Autism and Childhood Psychosis*. Karnac Books.〔齋藤久美子監修／平井正三監訳（2005）『自閉症と小児精神病』創元社〕

第15章へのコメント1――間主観的なつながりへと誘うこと

平井正三

第15章のCは中度の自閉スペクトラム症（ASD）を持つと思われる。この水準の自閉症を持つ子どもとの間では通常言語的コミュニケーションの果たす役割はかなり限定的であり，象徴化の能力も極めて限られている。すなわち，子どもの象徴的表現の「意味」を言葉で「解釈」することを中軸とする精神分析的心理療法の仕事のできる基盤がほぼないのである。バロウズ（Barrows, 2008）は，自閉スペクトラム症の子どもへの精神分析的心理療法はすべての子どもに有効であるとは言えず，英国のような国営医療制度（NHS）の中での限られた財源を考えれば心理療法が有効だと見込まれる「サブグループ」を同定すべきであると主張し，リード（Reid, 1999）が「自閉性心的外傷後発達障害」（APPDD）と名づけた心的外傷の影響が明白なサブグループを特定している。これには生育歴上に，侵襲的な医学的介入（Barrows, 2008のステファン）や突然の親との分離（Cecchi, 2008のマリエラ）など分かりやすい心的外傷もあれば，通常ならば問題にならないような出来事も過敏もしくは脆い生得的基盤故に外傷的に経験されたもの（Tustin, 1972のジョンやデイヴィッド）も含められる。このサブグループは，自閉スペクトラム症の発展に，概ね養育環境上の要因が果たす役割が大きいと考えられる子どもたちであると言えるだろう。私自身は，こうした急性の心的外傷的要因だけでなく，慢性的な「心的外傷」もしくは環境からの負荷という観点で広く捉えていけば，たとえば児童養護施設などで広く見られる，主に劣悪な養育環境の要因が考えられる自閉スペクトラム症の子どもを一方の極にするような，慢性的な環境上の負因と子どもの生来的な器質上の脆弱性との交互作用の結果としての自閉症状態を想定できる臨床群はかなり広範に見られるだろうと考えている。一般的に、こうした子どもに精神分析的心理療法は一定有効である。特に発達援助という点から見れば、まず成果が出ると考えてよいだろう。もちろん、心理療法だけしておけばよいというわけではなく、ほかの援助方法も併用することが重要な場合も多い。ただし、子どもにとって発達促進的でない家族の負因に対する有効な介入がない場合、それもかなり限定的になる可能性が高くなる。なぜなら、この臨床群の子どもたちは脆弱な器質的な基盤しか持たないので、ほかの臨床群に比べて、環境からの影響をきわめて受けやすいからである。

さて、植木田氏のC君との心理療法は9年近くに及ぶ長いものである。植木田氏の記述を読む限り、C君は当初多動で「ADHDによる集団不適応」ということであった。心理療法の始まった頃の記述を読むと、会話のようなものも成り立っているように見える。しかし、よく見るとかなり表面的で、かつちぐはぐで意味のよく分からない唐突なものが多いことに気づかされる。さらに、心理療法のセッションの中では、身体接触を求め、「くっつくこと」が主要な関わりのモードであることも明瞭になってくる。こうしたことから、C君は、人との関わり、特にコミュニケーションを通じた関わりに大きな困難を抱えており、付着的なつながり以外に用いることが難しい状態にあること、さらに象徴的な表現やコミュニケーションが実は困難であることが明瞭になってくる。これらは、自閉スペクトラム症を示唆している。さてこうした状態のC君がこの長い心理療法過程を通じてどのように変化していったであろうか。心理療法外でのC君の様子については、詳細な記述はないのでこの点については確かなことは分からない。心理療法のセッションでの様子を見ていくと、初期の頃は、プラレールをしたり、付録を作ったりするなど「遊び」をしていたり、またセラピストがC君の言うことをしてくれないと激しく怒ったり、暴れたりするなどの情動的反応も見られた。しかし回を重ねていくにつれて、C君は次第に感覚水準での行動に終始し、それらは断片的で意味を把握することが困難なものになっていき、セラピストへの関わりはほぼなくなり、セラピストは意味の断片化や無意味さのただなかに一人放っておかれているような状況が毎回のように続いていく。全体として，この長い期間，セッションで見る限り，C君は，概ね抑うつ状態にあるように見える。

セラピストである植木田氏は，こうした流れの中で無力感や絶望感に圧倒されながらも，C君との経験について考え続けようと奮闘している様子に本章の事例の読者はみな感銘を受けるだろう。そうして次第に，C君から，ぽつりぽつりと意味のある言葉が発せられ，またその意味を考えさせられる遊びが見られるようになってきて，少しずつセラピストとの間での情緒的交流や接触が起こってきていることに気づかされる。

以上のように9年間の軌跡を荒っぽく見通すと，この心理療法過程を通じて，C君の自閉症は改善したのかどうなのか，疑問に思わざるを得ない読者も多いだろう。このような疑問点は，本過程の大半を占める，C君の抑うつ的に見える状態に起因するところが大きいだろう。この抑うつ状態は何だったのか，が本事例を理解する上で極めて重要に思われる。この点について順を追ってこれから考察していきたい。

まず，本事例のような子どもの心理療法においては，アルヴァレズ（Alvarez, 1992, 2012）が論じているように，子どもの言動の隠された意味を露わにするような暴露的解釈はほとんどの場合意味をなさない。そもそも，隠された意味どころか，明示的な意味さえも把握することが困難であり，コミュニケーションそのものの基盤が成り立っていることさえ不確かな状況だからである。私は，こうした事例においては，「象徴－解釈モデル」だけでなく，「対人相互作用モデル」と呼ぶモデルを念頭に心理療法を進めていく必要があると論じてきた（平井，2011）。それは，心理療法の状況でセラピストは子どもに「プレーヤー」として関わりつつ，子どもとの関係性をいわば外側から観察し続ける「観察者」の位置取りも保持していく治療的スタンスと関わる。このモデルにおいては，セラピストは，子どもと自分との関係性を観察して，必要な介入の方向性を考えていく，つまり「プレーヤー」として子どもと関わる関わり方を考えていくことになる。

「プレーヤー」としてセラピストの位置取りの基本になるのが，精神分析的設定を作り出し，維持することである。こうしたプレイセラピーの場合重要になるのは，子どもの一部にはならない（「分離性」を維持する）一人の考える大人として，子どもの気持ちに関心を払い考え続ける存在としてセラピストがそこにいることである（Tustin, 1972）。そのために，セラピストは，子どものことをじっくりと考えることのできる「観察者」としての位置取りもしっかりと維持するために，座る椅子を定めそこからできるだけ動かない姿勢を持つことが重要になってくる。植木田氏も，82回以降のセッションでそうしたスタンスを鮮明にしていくことで，附着的で感覚的な無思考状態でのつながりに引き込まれにくくなったようにみえる。そして，セッションの中に展開される「対人相互作用フィールド」の経験にさらされ，その経験について考えることができるようになったと思われる。その経験とは，一人ぼっちにされ，閉め出され，断片的なことしか分からないまま放っておかれること，そして無力感と絶望感，希望のなさを味わうという経験だったように思われる。

こうした状況で，セラピストとして植木田氏は，そこで感じられることを言葉にしていく。これは，現代クライン派の子どもの精神分析的心理療法では，一般的に用いられる手法ではある。たとえば，「先生は一人ぼっちになるというのはどういう気持ちになることか味わうことになっているんだね」といった「解釈」である。こうした解釈は，セラピストが投影を受け止め，それをすぐに返さず，保持し続けることが大切であるという考えに基づいており，ビオンによって示唆されたコンテインメントそのものに治療的作用があるという考えに依拠している。ところが，C君のような自閉スペクトラム症の子どもとの心理療法の場合，子どもがセラピストにこうした投影を意図的にしているとは考えにくい。むしろ，植木田氏が行なったような「解釈」は，子どもに，子どもの経験について関心を払い考え続ける生きたこころがあることを示し続ける，という意義が大きいと私は考える。いわば間主観的な関わりの可能性，そうした関わりが可能な存在がいることを伝え続けるということ，さらに，子どもにとっては考えようもなく，言葉にしようもないことについて言葉にすることの可能な大人のこころの存在を子どもに示し続けるという意義もあるだろう。植木田氏の言葉を借りれば，「応答する存在」がいることを子どもに示し続けるのである。

こうした植木田氏の奮闘の中で，次第に断片的にC君は意味ありげな言葉を発するようになる。それらの多くはC君の心理療法の外側での経験と関わっているようだが，断片的すぎて何か分からない。あるいは，意味ありげな問いを発するのだが，確かなことは分からない。どれもこれも，つながりがあるようでない。つながりは攻撃された（attacks on linking〈Bion, 1959〉）のだろうか，それともつながりそこねている（failure to link〈2012〉）のだろうか？

私が受けた印象は，この子どもは，そもそも原初的母性的対象とのつながりを十分に持てていないということである。心理療法の当初には，セラピストに対して怒ってきたり，遊びの表現をしてきたり，会話のようなものも成立していたが，これらはおそらく表面的なつながりにすぎず，借り物のようなものであったに違いない。そのように考えさせられるのは，のちの「キングジョー」の素材である。「キングジョー」は中身がなく空洞なのである。おそらく心理療法初期までに見せていたC君の姿は，このような「キングジョー」ようのあり方であり，中身がなく空虚であったのではないかと思われる。その空虚さは，この子どもが原初的母性的対象とつながりそこねていることと密接に関わっていたのではないかと思われる。C君との心理療法の大半を占めるように思われる，意味のなさ，不毛感，無力感，空虚感はこうした彼のこころの中核を占める抑うつ状態と関わり，この心理療法過程はセラピストである植木田氏がそれを十全に体験する過程であったと見ることができるかもしれない。それは同時に，この子どもが誰か生きている対象と本当のつながり（間主観的な関係）を少しずつ築いていく過程であったかもしれない。彼が，セッションの中で口にする「言葉」は断片的であり，それはどこか外側から借りてきたもののように思われる面があるが，次第にこの子どもの心情を表現する言葉のように感じられてくる。

メルツァー（Meltzer, 2002）は心理療法において，個性的象徴（idiosyncratic symbol），すなわち子どもとセラピストとの間だけで共有される，その子ども固有の象徴の出現の大切さを指摘している。C君の「キングジョー」はそれに近いと考えられるように思われる。「キングジョー」は主体のない，殻だけの空洞の存在であり，心理療法開始前までのC君の姿そのものかもしれない。心理療法の終わり頃には，この「キングジョー」の中におり，「キングジョー」を操る「ペダン星人」の存在が言及される。これは，この子どもが行為の主体の感覚，主体性の感覚を持ち始めていることを示唆しているように思われ，それは，彼に関心を払い続けるセラピストとの情緒的なつながりに支えられていると考えられる。

と同時に，この「キングジョー」という表現自体が借り物であり，また「キングジョー」は「ペダン星人」に操られる存在である。これらは，この子どもが，自分と人とのつながりをどこかやはり違和感を持っており，自分の言葉や振る舞いに「借り物」感を持っている可能性，さらに「させられ感」や主体性のなさを感じている可能性も示唆しているように思われる。

本事例全体を振り返ってみると，心的外傷性の経験とのつながりをみせる，典型的な殻タイプの自閉症の子どもとは異なるように思われる。典型的な殻タイプの子どもの場合，心理療法の過程の中で，外傷的な分離性の気づきとそれに伴う，深い抑うつや悲嘆の急速な噴出という局面が現れるが，この事例の場合，むしろ長期にわたる抑うつ状態，空虚さの蔓延という形をとったように思われる。これは，この子どもの場合，外傷は慢性的で遷延化された，つながりのなさという類のものだったかもしれないことを示唆している。

もちろん，外傷が原因で自閉症が生じたというような直線的な主張を私がしたいわけではない。そうではなく，「外傷」の問題は，間主観的なつながり（Trevarthen, 1996），「人間の家族」（Rhode, 2008）になることを難しくする大きな要因であり，それは自閉症の子どもにとっても同じであり，彼らの発達を滞らせる要因であると私は考える。

植木田氏が行なっているような精神分析的心理療法は、自閉症の子どもを間主観性のつながりへと誘うことを目指しており、その点で本事例では限定的とはいえ一定の成功を収めていると言えるだろう。

文献

Alvarez, A.（1992）*Live Company: Psychoanalytic psychotherapy with autistic, borderline, deprived and abused children*. Routledge.〔平井正三・千原雅代・中川純子訳（2003）『こころの再生を求めて――ポスト・クライン派による子どもの心理療法』岩崎学術出版社〕

Alvarez, A.（2012）*The Thinking Heart: Three levels of psychoanalytic therapy with disturbed children*. Routledge.

Barrows P.（2004）'Playful' Therapy: Working with autism and trauma, *International Forum of Psychoanalysis*, 13: 175-186.〔平井正三・世良洋監訳（印刷中）「『遊び』療法：自閉症と心的外傷に取り組むこと」『自閉性スペクトラムの臨床――大人と子どもへの精神分析的アプローチ』岩崎学術出版社〕

Barrows, K.（2008）*Autism in Childhood and Autistic Features in Adults*. Karnac Books.

Cecchi, V.（2008）Analysis of A Little Girl with An Autistic Syndrome. In Barrows, K.（ed.）（2008）*Autism in Childhood and Autistic Features in Adults*. Karnac Books, pp.81-94.

平井正三（2011）『精神分析的心理療法と象徴化――コンテインメントをめぐる臨床思考』岩崎学術出版社

Meltzer, D.（2002）*The Psychoanalytic Work with Children and Adults*. Karnac Books.

Rhode, M.（2008）Joining the Human Family. In Barrows, K.（ed.）*Autism in Childhood and Autistic Features in Adults*. Karnac Books.

Trevarthan, C., Aitken, K., Papoudi, D. & Robarts, J.（1996）*Children with Autism: Diagnosis and interventions to meet their needs*. Jessica Kingsley.〔中野茂・伊藤良子・近藤清美監訳（2005）『自閉症の子どもたち』ミネルヴァ書房〕

Tustin F（1972）*Autism and Childhood Psychosis*. Karnac Books.〔齋藤久美子監修／平井正三監訳（2005）『自閉症と小児精神病』創元社〕

第15章へのコメント2——パルス状の主体の発現

福本　修

植木田氏は、来談当初「ＡＤＨＤによる集団不適応」という主訴だったが、面接経過中に専門機関で「広汎性発達障害」の診断が確立した事例を検討している。彼は、このように特定の器質的障害の存在が明確な場合でも、精神分析的なアプローチによって心的次元での表出を理解したり、さらには精神分析的な関与によってそれを醸成したりする可能性があることを示そうとしている。事例を理解するためには一定の視点と態度が、醸成には適切な条件が備わった中での交流が必要だが、平井正三氏によるコメントはそうした点について論じているので、ここでは、器質的障害が存在する子どもの事例の経験は成人の臨床とどう対照されるか、という少し違った問題意識から述べたい。

1　精神分析概念の問題

事例に入る前に、本書の企画と通底する一般的な問題を確認しておこう。それは端的に言えば、隠喩の限界と効用に関わる。つまり、類似の事象を言葉で整理しても、それはあくまで言葉との相関性が高い限りで有効であって、自然科学的基盤が共通であることまでは保証していない。たとえば「星座」は、位置関係に客観性があるにしても、布置の受け取り方は人間の文化が築いたもので、星の性質のごく一部としか関わりがない。精神分析の領野で言えば、メタ心理学的な解明は、言葉で表現しうる心的な何かを対象としており、それは生物学的領域すなわちその「岩盤」に突き当たる。フロイトもこのことを認めていたが、問題は「岩盤」とされた事象が、歴史的・文化的バイアスの産物のこともあれば、逆に生物学的に規定された特性なのに、成因も治療も心因論的に説明される場合もあることである。前者の典型は「解剖学的な性差」に重きを置き過ぎたフロイトの女性性論であり、後者は「冷蔵庫マザー」を思い起こせば十分だろう。しかしさらに問題なのは、素因と環境の相互作用によって、実際に曖昧な領域が形成されていることである。

「岩盤」の一つである性との関連で言えば、「同性愛」概念は精神分析理論の中で同じ問題を抱えてきた。万人に「同性愛傾向」や「両性具有」を認めることは、心的次元あるいは意識的・無意識的空想において可能である。しかしながら、それが同性愛そのものとどこまで共通性があるかの判断には、慎重さを要する。同性愛は、フロイト時代の正常からの偏奇という位置づけから脱して、今では発達展開の多様性の一類型と見なされている。女性と知的な劣等性に内在的な結びつきがなかったように、同性愛と加虐/被虐のような倒錯とは、かつて併存することが多かったとしても、それはマイノリティならではの機会不均等の影響が大きく、内在的な構造の共通性ではなかったということである。しかしそこでも微妙なのは、発達の過程で性的志向や同一性に関する混乱が生じることは今でも起こり、精神分析的な概念装置および関与のすべてが無効になったわけではないことである。結局「同性愛」を同一化や対象関係などの精神分析概念によって説明することは、同性愛そのものとどこまで関係があるのか確定し難い。

この倣いで行くと、自閉性もまた特殊な機能様式の一つであって、多様性の一部として認められるようになることも、やがてはあるかもしれない。現状では荒唐無稽だが、自閉性から知能の障害が外れたように、現在その特徴に含まれている拘りや感覚過敏の問題は単に個体差として捉えられるかもしれない。しかしそうなると、改めて自閉性の本態は何かが問われる。

発達の視点から捉えることは発想の転換に通じるが、精神病理として見るならば、やはり欠損や障害として見ることになる。だが精神分析の概念には、精神病理の把握に関しても、基本的な限界がある。たとえば

「投影同一化」という概念は当初、統合失調症あるいは広く精神病の機制と見做されていたが、もはや原始的なコミュニケーションの手段として、誰にでもあるものとされている。実際には、乳児観察に見られる母子交流と精神病的な事例では、攻撃性の質の違いがある。しかしそこに精神病の特質があるなら、「投影同一化」の概念では捉え切れないものがあるということである。何はともあれ、精神病の「固着点」という考え方がなくなるとともに、「投影同一化」は原始的と形容するのが妥当な水準に該当すると考えられるようになった。事実この概念は、「精神病」との関連づけから離れたことで使用価値を増した。そこに三次元性の含みがあり二次元版もありうることは、メルツァーらによる新たな発見であり、この概念の意義の創造的な拡張だと言える。

2　パーソナリティ・モデルの限界

類縁の概念で曖昧なままなのは、パーソナリティの「精神病的部分」「非精神病的部分」というものである。これらをセッション内で働く機能単位についての仮説として、いわばその場限りの特徴として見なしている分には問題も混乱も少ないが、実体として捉えようとすると、整合性を保つのは困難である。妄想のある患者は、ほぼあらゆる思考に妄想活動の影響が及んでいるから、精神病的部分があると言うよりは精神病そのものの状態である。しかしそれでも背後にあって、迫害以外の何かを感じて機能しているこころの無意識の部分を「非精神病的部分」と呼ぶことは、治療上有意味でありうる。ただし、それが精神病の影響を免れているのかどうか、そしてそこへの動き掛けが精神病にどのような影響を与えることができるのかは、未知数である。と言うことは、単に名づけた〝画餅〟以上ではない可能性もあることになる。

「精神病的部分」の方を力動的に特徴づけることは、或る意味で定義の問題である。たとえば心的次元での「断片化」を論じることは、無意識的空想の理解にとって重要である。しかしそれが「精神病」そのものとどこまで関係があるかを聞かれると、やはり曖昧である。ビオンの「奇怪な対象」概念は、幻覚・妄想に直接関わっているが、精神病理学的な説明であって、介入によって動くものではない。その有無は、或る程度改善の指標になるかもしれなくても、改善の保証まではしない。だが、他の概念と同じく、特定の疾患との結びつきの緩さは、精神分析の実践にとっては利点でもあって、ビオンの臨床記述および理論構築は、象徴機能の問題を通じて、心的外傷や自閉病理の理解に転用することができる。逆にもっと一般化して、この概念で精神病自体と無縁な人の衝動性や非合理性までも指すように捉えると、その輪郭は最早捉え難くなるが、それでも或る種の有用性はある。

やや長い迂回となったが、自閉スペクトラム症圏の理解に戻ると、パーソナリティの「自閉的部分」「非自閉的部分」という概念で何かを捉えようとしても、同様の問題がついて回ることが分かるだろう。カナー自閉症に典型的な現象は、障害に固有の特性であって、それについてさらに精神分析的な解釈を加える余地は乏しい。精神分析に可能なのは、体験しているパーソナリティを含めた世界を描くことである。その主な成果は、メルツァーやタスティンの仕事に見られるが、彼らの理解の間でも対象とした患者の違いによって、別の世界が見えている。

メルツァーらの『自閉症世界の探求』(Meltzer, 2008) には、「非自閉的部分」という発想がない。それはタスティン以降の現代的な捉え方である。同書に登場する患者たちは、器質的な自閉性障害が明瞭である (ただし、第3章のティミーは、経過から現在では別のタイプに分類されるだろう)。その一方で、「付着」および「二次元性」という着想は、成人の訓練分析からビックらが見出した或る種の防衛機制 (「付着同一化」〈adhesive identification〉) であり、パーソナリティ全体を占めるもの (「付着同一性」〈adhesive identity〉) ではない。しかし、そうした成人に自閉スペクトラム症の診断が該当しなくても、「同一性」(identity) を含めて、〝自閉的〟なところはありうる。それは自閉症そのものと関連があるのだろうか。それから、「非自閉的部分」という概念は何を指すだろうか。外見上ほぼ正常に機能していることは、常同的でもありうるから不十分である。こうした表現は、より積極的に成長なり発達なりの可能性が認められる際に用いることに意味があるだろう。だが自閉症児の場合、その表われ方を定型発達から測るのは無理があるし、固有の特徴を軽視することにもなる。メルツァーが自然史に関して「ポスト自閉心性」と言ったのも、筋が通っている。「非自閉的部分」の概念を有意味に用いるには、あくまで機能に関連して使用するべきだろう。

3　主体性のCに固有のあり方

以上のようなことを念頭に、本事例を非自閉的な事例と素朴な比較をしてみよう。

Cは、「自己」に関して主体性や自分の不確かさが際立っている。彼の対象もまた、少なくとも当初は、何と関わっているのか分からないほど輪郭がはっきりしない。後半に登場する対象も、独特の合成物に見える。Cは専門機関での小4の時点でＷＩＳＣ－Ⅲが60台だった（植木田、私信）ので、表現の全般的な乏しさは知能の障害とも関係がありそうだが、主には受身性や生気のなさに由来するように思われる。どちらも表出上の多動や衝動性に合致しないが、主体に関して言えば「引き出されていない」（undrawn）（アルヴァレズ）という印象がある。平井氏が「抑うつ状態」と形容しているのは、最初の対象との生き生きとしたつながりの乏しさのことであり、タスティンが注目したウィニコットやビブリングの「原初抑うつ」（primal depression）に関わる。すでに成書にあるように、この「抑うつ」は自己が対象を喪失する経験に伴うものではなく、自己が別個に成立していることは言えない水準での事態である。

ここで湧く疑問がある。このような局面でセラピストが味わう「地に足の着かない不安感や無意味感、無力感、閉塞、退屈の連続」は、Cとの関わりから生まれたことは確かだとしても、果たしてそれはC自身の無力感や空虚さ（この二つは水準が違うが）と一致するものなのだろうか。また、治療者がそれを受け止めることによって、通常の投影同一化の過程に見られるように、患者の側に「内的空間」が形成されていくのだろうか。治療者と同質のものを想定するなら、主体の発現がパルス状であるCを見る限り、それはかなり期待を込めた、つまり治療者側を投影した読み取りのように思われる。非自閉的ではあっても標準的とは限らない、独自の発達をしていくものではないのだろうか。「主体」が波状に登場し、持続的に存在しないことが、最も顕著なCの特徴である。そもそもCは空虚かというと、彼の情緒性は希薄であっても、治療者が手伝わないと「激しい怒りを噴き出す」ように、動物的なものが詰まっている。そして興奮が収まっても空ではなくて、別のものが彼を占めているのが現れるように見える。

Cの不適応が最初に頂点に達した小2のエピソードでは、「〈Cはバカ？　死んでもいい？〉等の言動とともに、実際にベルトで自分の首を絞めた」た。疑問の言葉は元からのC自身のもののようだが、首を絞めることの方は、本来自分がすることではなく、迫害対象への同一化である。それが超自我の位置にあるとすると、何らかの立体構造を考えてよいだろうか。つまり、それは単に平面への付着ではないようだが、きちんと内在化されているようにも思われない。通常の自我の性格は、「かつて断念された対象備給の沈殿したもの」（フロイト）であるのに対して、対象は性質の抽出が行なわれずにそのままCのこころを占拠するかのようである。

同じことは、後の「勝手は良くないよ！」あるいは「勝手はダメ」や、「強くなる」などの声にも認められる。これらはCから発せられてはいるが、エコラリアのように、おそらく母親と父親から聞かされた言葉を繰り返しているのだろう。Cはそうした借り物で分を支える骨格を形成しようとしている。非自閉性のパーソナリティ構造ならば、誰の声を取り入れたのか、無意識的同一化の源を吟味することが必要であり有効である。しかしCに、同じような元々の自分はあるのだろうか。Aが「Xに同一化する」ときには、Aが先行して存在していることが前提である。Cが居たし、今も居ることは確かだが、X以前に「誰」だったかは分からない。彼が「今日はなんかイライラしているんだ！」と言うときには、自分の状態を言葉にし、「悪者」として言動が一致しているように見える（第45回〜第55回）。しかしそれも長続きしないので、「内的状態」なのか、借り物ではないのかは測り難い。ドナ・ウィリアムズの書名のように、人として認められる過程をnobodyからsomebodyへと表現できるが、通常の自発性を期待すると、身体bodyはあっても誰だか分からない、「カオナシ」に見える。

人を「誰か」として捉えることは、把握する側の解像力も関わる。以下は印象的な場面である。Cは、「〈中学になったら一人で考えて、一人で勉強しなきゃいけない。どうしたらいいんだろう？〉と真剣に不安げに呟く。［中略］とても不安定な状態でボールに乗っているので、セラピストの腕を掴むことでバランスを保っている。セラピストはCの腕を払ってしまえずに居心地の悪さを感じている。Cは〈もっとギュッと！〉〈もっと、もっと！〉とセラピストに救いを求める。まるで濁流に呑まれるCを必死に掴んでいるような切迫したイメージが浮かび、戸惑う。セラピストが積極的にCを支えなかったために、Cはバランスを崩してボールから落ちてしまう。〈あぁぁ！〉という哀しげな声にセラピスト自身が痛みを感じる」（第１４７回）。ここでCは、何かを伝え表しているかに見える。だがその一方で、そうした意思やメタ水準が持続的に存在するようには見えない。ここに「非自閉的部分」の活動を想定して良いのだろうか。それは実体化の行過ぎのようにも思われる。同様に、Cの「宇宙人」という言葉から、「〝空を飛んだり光線を出したりできるけど、地球人とは違う〟という異邦人感覚や孤独感」（第１４９回以降）が伝えられているとしてよいのかどうかは、言い切れない気がする。

何年か後の、「Cは室内をうろうろしながら〈勝手は良くないよ〉と呟き続けていたが、やがてCは〈かぁちゃん、バスモ作ってくれ！〉〈オレもほしいんだ！〉とハッキリと訴える」（第２２４回）という場面では、「オレ」という一人称の使用に、Cの意思がかなり強く、やはりパルス状にだが立ち現れている。Cが通常の「パスモ」の代わりに「バスモ」と発話しているところがユニークである。濁音は、Cの衝動が加算されているのを反映しているように感じられるのが、「言語新作」や「私的言語」のようではあっても公共性を保っているところである。しかし、表現のために元ネタを必要とする点は、「表意文字」(ideogramme)(ビオン)に似ている。つまり、象徴力が上がっても、自発的に繰り出すことは困難で、外的素材を要する。精神病に関してビオンはアルファ機能の「取り入れ」と「内在化」を想定したが、実際に起こるのは、アルファ機能の「回復」だろう。それは元があることを前提にしている。そうした消化吸収は、Cに起こり難い。

Cの場合、「盤を打つ手付きや音だけは、まるで将棋をしているよう」(第244回)であっても、それは表面的な模倣である。しかし、「何が面白いの?」とCが疑問を呟いたことは、部分的な共有はできるのかもしれないと思わせる。それでも、治療者はCの楽しみが、基本的には「大ボール上で跳ねて興奮を示した後、乳首や足を撫でる感覚体験に没頭し、ブツブツと呟く」(第255回)ことだと理解しているようである。

長い治療経過を辿って、Cの「内的空間」はどのようになっただろうか。最後にその点について考えるために、ロボットの人形に焦点を当てたい。「キングジョー」という見立ては、Cのオリジナルのようである。外的素材を使用して命名するという最小限の方法だが象徴化ではある。しかし、「キングジョー」とそれを操る「ペダン星人」との関係から、「内的空間」の観念が成立しつつあるとするのは、やや飛躍になるのではないだろうか。元々フィギュアは表面だけが加工されたもので、中味が均質の材料となる3Dプリンターの産物と同じである。また、中空のように見えても、(ペダン星人によって)簡単に入られてしまう内側は、位相としては窪みか腔であって、本当の内側ではない。それでも、蓋が付くか開閉口ができるかすれば、一時的にせよ「空間」は確保できるようになる。

このようなことをわざわざ言うのは、「内的空間」の恒常的な成立や「自発性」の持続的発現を期待するのは、非現実的だろうという気がするからである。自己表現という本来個人的なことについてであれ、他人の助けをより適切な形で用いられるようになるなら、それは大きな達成だろう。治療者たちが強調している、経験の「なぞり」「縁取り」には、そうした機能がありそうである。〝普通〟とは違うけれどもCにとっては〝普通〟であることを理解するのが、まず必要なことと思われる。

誰かがすでに用いたことのある比喩かと思うが、自閉状態からの表出は、時折しか受信可能にならない放送のように、周波数を合わせ難いし、接続を維持し難い。自閉スペクトラム症類縁の構造を持つ成人の場合、雑音つまり別の夾雑物が困難をもたらす。昔はカセットデッキのように大きかった携帯電話が手の平サイズになったのは、送受信機能の性能向上もあるが、主として中継基地が整備されて必要な情報の電波を増幅しているからだという。精神分析の理論もまた、そのような役割を果たすのではないかと考えられる。

第16章 「ゆるむこと」と「ぶつかること」を恐れる青年期女性の心理療法

淀　直子

1　はじめに

自閉スペクトラムの特性は、すそ野が広く連続体の様相を呈し、私たちの中にも個体差レベルで存在する。ここに提示する青年期事例Aは、自閉スペクトラム症と診断されているわけではなく、投影同一化も象徴化も機能していないわけではない。しかしAには付着的部分（Bick, 1986; Tustin, 1992）があり、Aの対人関係様式は存在を消し相手に合わせるシステムになっていた。Aは「ゆるむこと」と「ぶつかること」をとても恐れていた。自分が主張すると相手に決定的なダメージを与えると感じていたと考えられる。

以下にプロセスをまとめる。

2　事例の概要

Aは来談時中学生女子。自分の思いを言わずコミュニケーションが苦手で、友達は少なかった。クラスメートが人の悪口を言っているのが耐えられないと泣き、歩いている人が刃物を持っている気がするなどと言うので、母親が心配し相談を申し込み、Aは私の勤める心理相談室に来談した。

父母と弟の4人家族。母親は華奢で身体が弱く、Aは帝王切開で標準よりやや小さく生まれた。抱いていないとよく泣いたが、抱くと反り返った。後追いはあった。人形が苦手で、テレビの幼児番組でキャラクターが動くのを怖がった。幼少期から気持ちが表情に表われず、話すことも事実の説明が多いため、母親はAのことを分かりづらく感じていた。小学生の一時期、Aはクラスメートに「透明人間」のように扱われた。相談歴はない。

週一回50分の心理療法を私が行ない、母親は2週間に一回別の時間に別の担当者が面接をした。面接は対面で有料で行なわれた。

3　面接経過（〔　〕は面接回数、「　」がAの発言、〃　〃は私の発言を表わす）

第1期〔第1回〜20回〕――「言葉が通じるか不安」

Aはがっしりとした骨格で太い声。表情変化は少なく、〈いる〉だけで伝わってくるような情緒的なものが感じとりづらい。面接室に移動の際、身体的距離が近いがAは頓着していないようだった。

主訴について「争うことが嫌なのでこころを砕いています」「人が落ち込んでいると、自分の言った言葉で傷ついたのかと思います」「抑圧しすぎて気持ちを出すのが怖い。でも本能的にそうしている。そういうシステムになっているみたい。自分が何を言いたいのかも分からない。本音って何？　何が建前か分からない」「寝て食べて場所だけとって、私なんかいなくなっても……でもいなくなるのは怖い」とAは大人びた口調で話し涙した。テーブルにはAが鼻をかんだ多量のティシュが並んだ。具体的エピソードがなく抽象的で、私はAの話が理解できず、また情緒的に感じ取りにくく、Aに質問し確認することが多かった。面接空間は固くぎこちないものだった。

〔第12回〕
学年が上がった新学期、Aはクラスにうちとけられないでいた。〃休み時間には話さないのかな？〃「（クラスメートたちは）他のクラスの人のところに行ったりして閉鎖的になっちゃうんで。（Aが）『クラスどう？』と隣のクラスの人に聞いてみた。隣のクラスは賑やかで濃厚な人が多い」。（　）内は私が補って書いたものだが、主語が分かりにくい。〃Aさんが聞いたの？〃「はい。向こうが聞きたかったようで」〃Aさんもどうかなと思ったのかな〃「見ていて分かるんですけど、実際にいる人はどうかと思って聞いた。聞いた人も大勢が苦手な人で居心地悪いと言っていた。教室の前を通る時、チラッと見ると尋常でなく、かたまり（グループ）が目で見て分かる」〝隣のクラス、どうかなって気になるんですね〟「ですよね」。〝どう感じた？〟と尋ねると「同じ人とくっついている感じ。閉鎖的か。他の人と交わりがないと言っていた人がいる。私のクラスを見ておとなしいと言っていた。目立たない人が集まっているみたい。どういう基準でクラス分けをするのか分からないけれど。ああ、隣のクラスの授業中の様子を聞きたかったけれど、聞けなかった」〝どんどん隣のクラスに人がいっちゃうと、残されて寂しい気持ち？〟「最初は当然かな。友達が隣のクラスに遊びに行かない？と言ったけど、そういうところに踏み込むのは好きじゃない。明るいからこそ阻まれる。基本的に人がいっぱいいるところがダメなので。うるさいとダメなんです。大声で喋るとか、手紙を投げているとか」〝どんな感じがするのかな〟「何か入っていけない。多いと生理的に受けつけない。文化祭とかで騒いでいるのはいい」〝どう違う？〟「私は騒ぐことはしないんですが、盛り上がって高まっている感じ」〝？〟「文化祭はイベントで同じことで盛り上がってバラバラでない、話題も明るい。休み時間は、バラバラなことを考えバラバラなことを喋っている。話題がジメジメと湿っている。」〝陰口ってこと？〟「はい。不思議なのは、先生によって騒がしい授業とそうでない授業がある。みんなが怖いと思っている先生の授業があったけれど、楽しくおもしろい。思い込みはだめですね。先入観があったんじゃないでしょうか」。こう言ったあと、Aは、ある先生が『みんなの授業態度が悪いから、クラスに行く足取りが重くなる』と言ったと話し、「先生に申し訳ないことをしてしまった」と泣く。Aは自分が実際にしていなくても、迷惑をかけていて申し訳ないと感じるようだった。

「〇〇（教科）は大事な授業だから響いてくると思うのですが、内職している人は、あとで誰かに教えてもらえばいいと思っているんでしょうか。寝ている人もいる」〝Aさんはそういうことはない？〟「眠くなることはたまにありますが、まあ何とか」。このあと、「悪夢にうなされ起きられなかったことがあって」と昨日の夢を話す。夢「高校受験に落ちる夢。合格者が貼りだされて自分の番号がない。10人くらいしか番号がなく、まわりの人たちは受かっている人がいっぱいで。なぜか申し訳ない気持ちでいっぱいになって目が覚めた」〝申し訳ない気持ち？〟と問うと、「受からなくて、勉強を教えてくれた人にすみません」と言って泣く。中学受験をし、ある学校が不合格だったAは、その時の気持ちと似ていると話し、「頭の中で『ごめんなさい、ごめんなさい』と繰り返していた。塾の先生やいろんな人にごめんなさい」〝教えてくれた人に悪いと思うの？〟「自分が悲しいとかなく、ごめんなさいという気持ちしかない」〝いつも相手を中心に考えるのね〟。Aはぼろぼろと涙を流す。

Aにとっては学業がとても重要で、少しでも良くないと自分はさぼっていて、生きている資格がないとまで感じていた（後の面接で、Aのクラスは「先鋭強化部隊でそこから容赦なく準強化部隊に落とされることがある」「補習など救済措置があってもいいと思うのですが。生存競争になってきましたね」と整然と話した。Aにとっては文字通り生存を左右するような切実な問題であった）。

〔第13回〕

「今年は去年以上に勉強を頑張ってみようと思います」「受験が終わると生活がルーズになった。普通に遊んだり、かなりの頻度で本屋さんに行ったりした。体が軽くなって跳び箱が跳べた。受験勉強中は座っていたから背が縮んで」〝？〟「前の年より縮んでいた」。精神的なものと実際の体の重さや姿勢と背の伸び縮みが直結する。〝精神的に重いものがあったのね〟「わからないけど。お腹をよく壊す。便秘。腹痛と吐き気が同時にやってくる」。昨年の定期テスト中腹痛で、発熱し病院へ行ってさまざまな検査をし、胃で消化されていないと言われた。最終的に浣腸をしたが、「病院でトイレに長い時間いたらいけない。トイレの数が多くなく、他にしたい人がいるのに」。占有してしまうと感じ、自分がそこにいてはいけないとAは思うよう。「5日間くらい休んだあと、足が小さくなった。靴がゆるい」〝？〟「栄養が取れなかったから」「自分で疲れているということを人に指摘され、鏡を見て確認して分かる」〝鏡を見て分かるの？〟「はい。ふだんより白いとか。おもしろいことに顔色が悪いと言われると、余計しんどくなる。言葉の暗示ですね。『大丈夫、大丈夫』と言いきかせる」。

体調不良で保健室に行っても、みんなが授業を受けているのに休んでいいのかと感じるAに、〝申し訳なくて罪悪と感じるみたい？〟と伝えると、「事あるごとにそういう感じはしますね。『生まれてきてごめんなさい』でしょうか。自分がいることに意味がないような」と言って涙する。〝求められているものに絶対に応えないといけないと思っていて、それが応えられていないような気持ちになって、すごく責任を感じているよう〟「自分がいなくなると他の人が楽になるか。うっとおしいから消えろと言われたらすぐに消えたい」。「うっとおしい、消えてほしいと思っている。それは自分に思うこと。根拠がなくてもそう思う。被害妄想の度が過ぎて。物騒なニュースも多くて」〝どういうこと？〟「自分の近くでも起こるのでは」。時折、私はAの話の展開が分からなくなる。しかし、私はそのことに注目して考えず、話の内容から〝Aさんは、自分のことをいいと思えなくて、まわりもそのように思っていると思うのね〟と伝えている。「そこから抜けられなくて離れられなくなる」。Aはそのままの自分でいることは許されないと感じていた。

私は分からないところを、〝どういうこと？〟と尋ねることが何度もあった。すると、知的に高いAは、考えて言葉を選んで説明した。私は説明してくれた話の内容からAを理解する傾向にあった。

遠方の方言のある地域に行くことになったAは「言葉が通じるか不安」だと言う。「小学生のとき、自習時間に『うるさい！』と感情に任せて言ったのでとてもエネルギーを消費した。中途半端に怒ると、何を言っているの？と笑われると思う」と涙する。Aは「感情が動くと言葉が出てこない」と言った。情緒が言葉にのっていないためなのか、私には伝わってきにくく、Aに再度問うことが多かった。Aにしてみれば、それは、『何を言っているのかわからない』と私から言われているに等しく、『言葉が通じない』ことの再体験であっただろう。

学校行事で一人取り残された状態になったが、他の人が楽しくやっているなら自分はどうでもいい、人に従わないといけない気がすると言い、さらに自分は人間の屑だと言って泣く。〝Aさんの気持ちはおいてけぼりのよう〟〝自分がいてあたりまえにいいと思えないんだね〟。

〔第19回〕

雨の日、雨の話をするが、話のための話をしているようで、〝何を話そうって必死で探して話しているんじゃない？〟と言うと、ちょうどそのとき、階上から工事のような音が聞こえて「何の音？」と二人で見上げることになった。私は、初めての共有の瞬間のように感じた。そこからAは、家にいて聞こえてくる赤ちゃんの泣き声について話した。「恐怖感。泣き方が嫌がっている。何をされているんだろう。喉が渇いているとかなら、そんな泣き方はしない。おきざりにされて出かけられたとか……赤ちゃんでなくても怖い。迷子も同じ。デパートだと迷子センターがあって救済措置があるけれど」〝助けを求められる〟「でもそこに行けるかどうか」〝心細いし、どうしていいか分からない気持ち〟。

Aは「感情的に気持ちを言ってはならない」と本能的に感じており、私は情緒的に感じ取れず、Aに尋ね、説明の内容からAを理解した。それは、Aが「自分がいること」を罪悪と思っており、気を抜かず常に頑張っていないと、存在してはいけないと感じていることであった。また、一人おきざりにされて恐怖で泣いている赤ちゃんがいるのであり、迷子で路頭に迷っているAがいるということだった。

私がAに問い直すことは、「言葉が人に通じるかどうか不安」なAにとって、「やはり通じていない」と感じる体験であっただろう。またそのようなAのこころは、理解されずおきざりにされたままであった。

第2期〔第21回〜45回〕──「主張」と「同一」の揺れと混乱

勉強のことを話していくAに、〝勉強はとても大事なんだね〟と言うと、めずらしく「でも実は嫌いです！」と言う。Aは、勉強ができないと認めない親のことを言うが、「期待しちゃうのも人間で、子どもがどんな成長を見せてくれるのかと期待する」と親のような発言をする。そのあとAは、電車オタクなど、いろんなものが好きな人もいるわけだから、それらは評価されるべきだと話す。人はそれぞれに好きなものがあって、マイノリティーも認められるべきだと言っているようであった。

別なセッションで、Aは、地震で閉じ込められたらどうしよう、ロープウェイでロープが切れないかと妄想し、夜襲われたらどうしようと話す。私は、Aの恐怖を想像しながら聞いていた。するとAは駅の階段で痴漢にあったことを、「スースーするなと思うとスカートをもたれていた」と平気な表情で話し、「女子高の傍に住んでいる男の人はパラダイスだろう」と言って笑う。さらに、電車で席が空いているのに男の人が隣に座るときは身の危険を感じると何かに書いてあったと話し、電車では端・端・真ん中に座るし、待ち針の打ち方もそう習ったと言う。私はアスペルガー障害の特徴のように感じた。しかし、Aは私に少しうちとけ、このような言い方で異性への関心を示した。

〔第27回〕

人が怪我をしたときや苦しんでいるときに、「傍観者」になってはならず同じように苦しみたいと話す。傍観者でいることは「失礼」と言ったあと、「生徒の気持ちを理解できていない学校の先生がいるけど、嫌だなと思いますね。いじめとか、子どもの現状を直視していない。適当に片づけてしまう。相談にのったりするのが面倒なんじゃないでしょうか」と、理解していない相談相手の話をした。私との関係を言っていると思いながら、〝本当に真剣に見ていてくれるのかと思うのかな〟「はい。大丈夫と背中を押してくれるのが合う人もいれば、嫌と思う人もいると思う」。いろいろなタイプや感じ方があることをAは示唆した。「あとは漫画。主人公が怪我をしたら、どれくらい痛いんだろうと気になる」〝Aさんが痛い思いをしたときの、その痛みを分かってほしいんですね〟と言うと、Aの目にじんわりと涙が浮かび、「軽く見逃されると納得できない」と言う。

沈黙のあと、「苦しめた相手に同じ気持ちを味あわせたい、思い知れ！ってありますよね。……自分がされて嫌なことは、人にするのはやめましょう。そういうこと」。私は一瞬理解できず〝それは同じこと？〟と尋ねると、「あれ？　あれ？　つながっていないですね」とAは混乱する。私が、〝苦しめられたとき、相手に同じ思いを味あわせたい、という気持ちが出てくるんだね〟と言うと、「そのためには、自分がされて嫌なことをしなければならない。お互いを知ってフィフティフィフティでプラスマイナスゼロですね」。おそらくAに怒りが湧いてきたのだろうが、それはシステムのように抑制され、感情は消えて上述のような言葉になったのだろう。

「話は違いますが……うーん、うーん……」と言いかけて止める。〈何か言いたいことがあるんだよね〉「はい……でも、そのう……」と迷ったあと、「共感するのと相手に合わせるのは違っていて……むやみに相手に合わせているのは怖いな。自分が一人になったとき、何もできなくなってしまう」と話す。Aは学校の友達は価値観が違い、好きなジャンルも違い、一人は食べ物を残すし一人は食べ物を残さない、毒舌も飛ぶし火花も散るけど仲がいいと言う。〈違っていてもOKなんだね〉。しかしこのあと「短歌や俳句は絶対に一行が美しい。スパーンと決められていて美しく、啄木は三行で書いたりして許せない」「本の背表紙がいっぱい並んでいるようで見た目が美しい。CDがたくさん並んでいるようで。一行に集められた作品。言い切っている感じがして強く伝わる」と話す。

Aはそれぞれであっていいとも言っているが、違いは火花が散ることであり、一行でない短歌・俳句の話のように、空間があるようなバラバラ感は不安をもたらし、よくないと感じている。

このセッションで、Aは嫌なことや納得がいかない怒りの感情が実はあることや、人はそれぞれであることを示したが、同一であることに揺れもどっている。

疲れ気味なAは、「時計は時刻を確認するために見るけれど、時刻を見るためのものというのを忘れて、考えるのがめんどうになって、本能的にピントを合わせないようにしている」「顔の筋肉さえめんどうになる。笑うとき、意識的に動かしているのでないけれど、それさえめんどう」と話した。

Aのずっと張り詰めていたものが少しゆるんできたと思われたが、それはAにとってはいけないことで、慢性的にあった頭痛がないと「物事を考えていないから頭が疲れていないんじゃないか。手を抜いていた」「自分がしんどいときだけ存在を許されているような気がする」と涙して言う。またこの頃、締めつけられるような喉の痛みと息苦しさがあり、吐き気もするが、吐いてはいけないとAは感じていた。音楽は、作った人はいい加減に聞いてほしくないから何かをしながら聞いてはいけないし、食べるときは食べ物を見ないで口に入れるのもいけない。向き合って物事をしなければならないと言う。〃ここでも息がつまっているよう〃と私は言うが、私自身、息が抜けず遊びのない状態であった。

あるセッションで、Aは学校の授業で雑談がないのが残念だと言う。〃ここで一生懸命モードになっていて、おもしろいことを話してもいいのかな、と思うのかな〃と言うと、Aは「怖い話」をする。それはおもしろく怖い話でドキドキするものであった。Aは笑いながら「怖いですね」とうれしげであった。しかしその瞬間、私はどちらのこころの表われか分からなくなり、再び自由さを失って、ふっと息がぬけた笑いも打ち消されてしまった。

少しうちとけゆるみ、「NO!」という主張や怒り、人との違いなどがAに生じてきた。しかし、付着的な「同一化」にもどり、言葉が混乱することがあった。

また私は、私の言葉がAを動かしているのではないか、押しつけているのではないかと感じていた。占有してしまうことを恐れ、Aと私はお互い言いたいことが言えない関係であった。それはAの自由性を阻んでいた。Aに吐きたいような衝動が生じてきたが、許されず喉は固く締めつけられなければならなかった。

第3期〔第46回～第63回〕——ワイルド性の萌芽とぶつかることの恐れ

この頃のセッションでAは、少しずつ息がぬける感じで、「ぼんやりと目だけが開いている状態が楽で、トリップして遠いところを見ていたい」と笑って言う。面接室では今までのように真正面で向かい合うのではなく、正面を見ずにぼーっとしながらAは話す。

この時期Aは、自分は邪魔と思われていると考えて自傷（軽傷）した。親に反抗する気持ちが出てきて、「ぐれてしまいそうだ」と話す。ぼんやりと横を向いて沈黙し、しばらくして「人と違うことをやりたい。真似とか便乗は嫌。違うことをやったほうがおもしろい」〃オリジナルなAさんなんだね〃「思ったままの自分でいたい。猫をかぶりたくないわけですよ」。

Aはぶつかることを恐れ、学校のホームルームでトラブルが起こらないかと気にしていた。また、どうしたら相手に伝わるかと苦慮していた。

〔第54回〕

街に野性の動物がいるという話。鳩やスズメなどは、人間の社会と別な社会があってお互い無関心で共存していること。しかし大きな動物だと弱肉強食、〈食べる・食べられる〉になると話す。〃人間に置き換えてみると、共存して生きるには関わりなく無関心でいなければならない？　野性の部分を出すと、〈食うか食われるか〉になると思っているのかな〃と言うと、Aは「野性はパッと食べるし、人間はコントロールしている。バランスが大事」。Aにワイルド性が出てきて、そのことについて考えているし、共存についても考えていると思われた。

〈猫をかぶりたくない〉〈殻を破りたい〉と、怒りやワイルド性がAに出てきた。しかしそうなると、〈食うか食われるか〉で共存は難しいと感じており、Aはぶつかることを恐れていた。それは私との関係においての恐れでもあったのだろう。

第4期〔第64～第100回〕——悪や衝動の蠢き。つながることの希求と傷つけることへの恐れ

表情変化の少ないAが、クラスメートが悪口を言うことについて、苛々した様子で話す。この面接の後半に、「包丁を洗っていて発狂したらどうしよう、いきなり暴れたらどうしよう、万引きしたらどうしよう、自分の意思じゃないものが乗り移ったらどうしよう」と不安を示す。Aに悪が入ってきており、自分の中の攻撃性や衝動性、コントロールを失うことをAはとても恐れていた。話は組み立てて言わないと「危険」であり、思ったことを言えば相手が傷つくんじゃないかとAは感じていた。

〔第80回〕

「クラスメートが〈人間関係〉と言っているのを聞くと怖くなる。ドロドロしているみたいな……ちょっと本音みたいな。暗いものを隠しもっているみたい」「聞いてはいけない言葉で、くらっとするし足が震える。聞いてみたいけど」〝怖くてドキドキするけど、とっても気になる〟と言うと、「どういうことが嫌なのか勉強しないといけない」。最後は〈勉強しないといけない〉となるが、自分もドロドロしたものを持っていると感じはじめており、ドキドキした好奇心が私に伝わってくる。その一方で、自分は邪魔な人間だという思いが強くあり、「どうあればクラスの中で邪魔にならないようにいられるか……人に話しかけないようにしている。姿を消したくなる」と言い、そこにいるためには、自分の存在を消さないといけないとAは感じていた。

この頃、Aは家でつくった自作の物語を話した。それは遊び要素が入った興味深いものだった。例えば、誰も相手になってくれず寂しく思っていた人が、電話をかけると自動音声が流れる。が、それがなぜか言葉を噛み、実は音声合成ではなく生身の人間であることが分かり二人は話ができるようになったという物語である。また別な物語は、話す言葉の音と意味がバラバラで相手に伝わらず、コミュニケーションができなくて苦悩していた人が、相手を傷つけ相手が亡くなった瞬間につながれたと分かるようなものだった。Aはつながりたいけれども話が伝わるか、相

手を傷つけないか、私を傷つけないかと恐れていた。〝これは、Aさんが体験してきたことだし、考えていることだよね〞。物語を話しているときは、自由で遊びのある面接空間だった。しかし面と向かうと、そのような自由な共有空間は減じてしまうことは否めなかった。

Aは人が悪口を言うことに耐えがたかったが、それを自ら苛々した様子で語り、そのような形で悪口を言い、またドロドロしたものや噂話に関心を持ってきた。自身の悪や衝動の蠢きを、Aはとても恐れていた。〈イヤ〉と主張することは、致命的に相手を傷つけると感じられるゆえに、自分を消すことになる。

Aの作る物語はおもしろく共有できるものだった。それはおそらく、誰にも分かる言葉で物語化されており、〈直接の二者関係の外側の〉第3項のものを私が見ていたからだろう。Aはつながるために分かってもらうために、危険ではない練り上げたものを書いて持ってこなければならなかった。

第5期〈第101回〜第121回〉——殻を破り、生のコミュニケーションを求める

「親に乱暴な言葉を言いそうになる……自分に言いたくなる。ただのクソだ……破りたくなる」と言う。乱暴な言葉を言いたくなる対象は親から自分へと変わり、そのベクトルははっきりしない。しかし、「ただのクソだ」はAの生の言葉である。

〈第106回〉

「勉強が進展していない、変化がない、退化だ」と言う。私が〝人との関係のことでもあるかな。ここでの関係でもあるのだろう〞と言うと、Aは、ここでも弱音を吐いて進歩がないと言う。私は、面接が硬直していて進歩がないと言っているのだと思う。Aは、「仲のいい友達と喋れているとき、いつも変わらない。コミュニケーションの仕方が合いすぎて壁がない」と言う。〝ここでこうやって慣れて話しているけど、刺激がない。壁がないと感じてい

る〃「今の自分に必要なものが得られない気がしていて。もっといろんな人にふれあうべき」とAは自分の意見を言った。「ご飯を食べないで、お菓子ばかり食べているみたいな。自分が変わることを求めている」。友達の愚痴には共感するが、違うというときはそう言えて、それで友達がすっきりしたと言うこともあると話す。〃人の意見も、私の意見も聞きたいと思っていて、Aさんの思いを言って、それで話したいと思っている〃「共感ではなく、違うことを言っても意外と大丈夫だと分かるようになった」。Aは本当のコミュニケーションをしたいと感じていた。

ゲームソフトがほしいとせがむ弟とゲームのことが分からない母親とのやりとりを見て、「弟は恐れずに話していてすごい。意味が分からないなりに通じ合っている」と言う。明確に意味が理解できなくてもつながれる、そういうつながり方があるということをAは感じはじめている。

この頃、Aには固い殻を破りたいという気持が出てきていた。「ただのクソだ」という言葉はAの内から出てきた生の言葉だろう。ただ、その怒りは相手に言っているのか自分に言っているのか分からないものである（第6期にAは、「怒っているのか自己嫌悪なのか分からない」と言っている）。怒りのベクトルが相手に向かっているのか自分に向かっているのかあいまいであり、構造自体があいまいなのだろう。しかし、お互いに言いたいことを言う、分離した関係での生の手ごたえのあるコミュニケーションを求めはじめている。

第6期〔第122回〜第141回〕――異文化コミュニケーション

雰囲気が変わり柔らかい感じになる。Aは「苛々することがたくさんあった」と言い、その苛々感や腹立ちが私に伝わってくる。

この頃から自己臭恐怖が出現する。授業中トイレに行くとき、サボリと思われないようにお腹を押さえて教室を出ると言う。私はどこかうれしく、ガスは赤ちゃんのうんちのような感じがした。保健室に行くとベッドが一つしかなかったと言うAは〈独占してしまう〉と感じているようで、私はそれを伝えた。

別のセッションでAは、お腹の張りのために病院に行き学校を休んでしまったと言うが、その言い方はゆるんだもので、私は〝さぼっちゃった感じだね〟と返した。Aは、学校で〈授業さぼろうかな〉と話している人がいて驚いたと話す。

この頃、母親が体調不良になるが、母親はそれをAに話さないようでAは心配でたまらずぼろぼろ泣く。「どうして言わないのか。怒りたい」。お互い遠慮して、どこか腫れ物にさわるような関係であるが、Aはそれに怒っている。Aは女友達ともだいぶん話せるようになってきていたが、ある男子に交際を申し込まれる。固い殻が少し取れてきて、男性が近づくことをある程度許容している雰囲気があるのだろう。相手はAとは対照的なやんちゃな軽いノリのワイルドな男子である。Aは、勉強に集中できず、困惑し怒っていたが大きな関心事であった。Aは、「〈あんたなんか嫌い〉と言いたいけど、別れ話には殺人もありストーカーもいると聞くし、暴力的で命の危険も感じる」と言う。Aの中にワイルド性が入ってきており、そのワイルド性にAは危険を感じていた。また主張すること・拒否すること・別れることは命の危険があるともAは感じていた。しかし、その男子のことを「宇宙人がきたみたい。異文化コミュニケーション」と表現した。

Aの固いバリアが少し取れ情緒が動いてきており、そうすると自己臭恐怖が現れ、また自分が独占しているのではないかとAは罪悪感を持った。怒りや主張が出てきて、ワイルド性がAのこころの世界に入ってきている。それは暴力的で、相手に決定的ダメージを与えてしまうと感じられるものである。しかし、Aは率直に話をするというコミュニケーションの可能性を感じていた。

第7期〔第142回～155回〕――『人の気持ちが分かる』体験

Aは寄り道をする楽しさを話すが、寄り道を罪悪とも感じていた。自分のスペースができつつあるが、それをとても恐れていた。お腹の鳴る音が人におならと聞こえているんじゃないかと心配する。消化の音を人はおならという嫌なものとして聞くのではないかとAは感じていた。しかし別のセッションでは、お腹について「あっ、動いた。蹴るみたいな」と、赤ちゃんのようなよい何かがいるというイメージを持ち込んできた。

心理療法の終了については、卒業という現実的な節目となる3月末で終わることをかなり以前から話し合っていた。

〔第147回～第148回〕

心理療法終了の4ヶ月前のセッションで、Aは再び終わりの話をし、Aも私もじんわりと涙が出そうになった。Aは自分が変わったと感じていた。そして、言いたいのは文句だと言う。〃ここでも言いたいことがあるのかもしれない〃と言うと「タイミングを逃すことがある」と言う。次のセッションでは、教室を歩いていて人の飲み物にふれてこぼしてしまい、相手がどれだけ迷惑と思っているか、相手がどれだけダメージを受けたか分からないと気に病んだ。人にふれることはトラブルになってダメージを与えてしまうと思うのかもしれないと私はAに伝えた。あるいはまた、Aに伝えてはいないが、心理療法の終わりを話したことで私にダメージを与えてしまったと感じたのかもしれない。

〔第150回〕

「言い争いを避けてきたけど、対処できるようにならないといけない。言葉が出てこなくて、呂律が回らず口パクのようになる。紙に書いたら人に分かると思うけど」と話すAに、私は〃通じないんじゃないか。言ったらどうなっちゃうんだろう。とんでもないことになっちゃって、それは致命的みたいに感じられるのかもしれない。ここでもそういう不安があるのだろう〃と伝えた。Aは「致命的。それでどれだけ損をしてきたか……」と涙した。

〔第151回〕

（入試などがあり1カ月半ぶりのセッション）

Aは、以前Aのことをひどく言ったクラスメートの夢を見たと言う。現実場面で、その人が他の人と話しているのをたまたま聞き、「あの人、変わってないな。グタグタ言っている。見下したい気分になった」と言う。そういう当たり前の気持ちをAは持つようになっていた。Aの見た夢は、その人や当時の人たちが出てくるもので、「認められる夢。仲直りする夢」であったが、内容は覚えていなかった。

「しょうもない夢は覚えているのに」と別の夢を話す。「電車の中で近くにいるおじさんが服を脱いでいって全裸になる。それで、パンツを片付けといてと言う。ホームにも裸の人がいっぱいで。温泉があるよう」。「逃げたいけれども逃げられなくて」。私は何だかおかしくなって笑い、Aも笑っている。「なぜ試験の翌日にこんな夢を見るのか」。私は覆っているものを脱いでいると思い〝服を脱いで温泉にいく、解放されたのかも。男性への関心も……それも当然〟「でもおじさん。50か60近いおじさん」。このあと、以前は嫌なことを言われる夢を見たが、最近は動物に追いかけられる夢を見ると言う。「何ヶ月か前、あの（交際を迫った）男子がオオカミを連れて追いかけてくる夢を見た。オオカミは鼻が利くからと」〝彼のこと、オオカミみたいなんだろうね〟「あとをつけられる」。そしてその彼のことを「消えてくれと思う……学校でみんなが人の悪口を言っていたけど、この気持ちのことを言っていたんだ！」と言う。男性の野獣性を感じており、動物に追いかけられて気持ち悪い、消えてほしい、怖いなどの生々しい感情を表わした。また、クラスメートが悪口を言っていたことが〈こういう気持ちだったんだ〉と、Aは感じることができた。

「苛々すると感じはじめたのはこの3年ほどで、遅いけど最近になって人の気持ちが分かる」と話す。新天地での人間関係の不安はかなりあるようだったが、そのことについてAは多くは語らなかった。最終回では、これまでの面接について「長かった。変わらないかもと思ったけど。どうしてかは分からないけど、何かつながったんだと思う……遅かったけど……あきらめてしまわなくてよかった」と話した。私は自分の両手を向かい合わせにぎくしゃくと動かしながら、〝一緒にこんな感じで模索してきたね〟と言うと、Aは「本当にその言葉ぴったり」と答えた。Aは、涙を拭きながら退出した。

Aにとっては、人の期待や言うことに従わないといけない、常に物事に重く向き合わなければならないという考えがシステムのようになっており、それは付着的と言えるものであった。そこからAは、自分のスペースをもちうるようになり、自らのお腹の中に赤ちゃんのような新しいものの動きを感じた。また、ワイルド性がAの中に入ってきて、怒りや気持ち悪さなどを感じ、「人の気持ちが分かる」体験をした。

4　考察

面接の中でしばしば、Aの話していることが、Aが思っていることなのか分からなくなることが私にはあった。

Aは〈自分がいい、いる〉ことに罪悪感を持っており、邪魔にならないように存在を消し、固い殻の中で生きていた。彼女は、自分が主張すると押しつけて占有してしまうと感じていた。また、生じてきた怒りによって相手を傷つけて消滅させてしまうと恐れていた。私もまた、私の理解や考えをAに押しつけてそれがAの考えになってしまうような不安や、Aを傷つけてしまうような恐れがあり、私とAとの関係は、怖々と遠慮がちでどこか明らかにしない関係、ぶつかり合わない関係であった。

〈本当にこころの交流ができるのか。こころのつながりがもてるのか〉という切なる思いがAにはあった。心理療法を通して、ゆるみが生じワイルド性がAの中に生まれ、自らのスペースをもちうることが可能となった。この面接で人と共有できるということをAは体験した。
　親からの心理的離乳がテーマとなる青年期は、内からの性衝動や悪への関心が出てくる時期である。ぶつかることや自らの攻撃性の出現を脅威と感じている付着的な「結合双生児様の対象関係」（平井，2011）の人たちにとって、青年期は苦しい時期である。しかし、上述したような内からの動きが出てくるからこそ、この時期の心理療法が有効であり意味をもつのではないだろうか。

謝辞

本事例の公表を快諾してくださったAさんに、こころより感謝申し上げます。

文献

Bick, E. (1986) Further Considerations on the Function of the Skin in Early Object Relations. *British Journal of Psychotherapy*, 2 (4): 292-299.
平井正三（2011）『精神分析的心理療法と象徴化——コンテインメントをめぐる臨床思考』岩崎学術出版社
Tustin, F. (1992) *Autistic States in Children*. Rev. ed. Routledge.

第16章へのコメント1——精神分析のテーマと技法

木部則雄

筆者は第16章の各段落を読んだ都度コメントを書き、最後にまとめとして総括するつもりである。そのために、コメントの齟齬や重複があるかも知れない。適時、第16章を照会しながら、読み進めて欲しい。

1 「はじめについて」について

自閉スペクトラム症は周知のように蔓延し、今や発達障害時代である。精神分析が大手を振って街を闊歩していた時代のパーソナリティ障害は何処に行ってしまったのであろうか。人はこの数十年でまったく違った人となり、私たちは異邦人を診るようになってしまったのであろうかなど日々の臨床の疑問が湧いてくる。これは精神医学における主導権争いにあり、力動的精神医学のシンボルはパーソナリティ障害であった。しかし、生物学的、精神薬理学的精神医学が権勢を誇る時代となって、その旗手が発達障害となった経緯のためであろう。私たちの目の前のクライアントが変わったわけではなく、私たちは診断というレッテルに右往左往しているだけのようである。クライアントは個々の個人であり、診断という大きな括りに当て嵌めることは、特にサイコセラピーでは大きな危険を伴うであろう。筆者がいつも診察上で思っているのは、「すべての人はパーソナリティ障害であり、発達障害である」ということである。さて、診断を無視した方がよいと書きながら、Aは現在の診断であれば、おそらくASDの受身型とされ、過去であればスキゾイド・パーソナリティ、あるいは精神分析的にはアズイフ・パーソナリティとでもなるのであろう。このことはセラピーを行なう際の見取り図になるかもしれないが、時に支障となることに留意しておかなければならない。

本章のテーマは「ゆるむこと」と「ぶつかること」とあるが、筆者がここから連想するのは授乳関係である。「ゆるむこと」は満腹の乳児の至福の時であり、ゆるむことができないことは常に母親の様子を伺っている乳児であろう。「ぶつかること」は空腹で泣き叫べば、母親が授乳をしてくれるはずであるが、Aはぶつかれば壊れてしまう乳房と感じていたのかもしれない。これは困難な授乳状態を示唆しているのであろう。ここにAの早期からの授乳関係の不調和があったのかもしれない。メルツァーは精神分析過程をこの授乳関係として比喩したが、これがテーマになるのではないだろうかと感じた。

2 「事例の概要」について

Aの生育歴、概要から一先ず、Aのこころの世界の仮説から始めたい。精神分析は仮説、実証の繰り返しである。Aの主訴である「人が落ち込んでいると、自分の言った言葉で傷ついたのかと思います」とあるように、Aには未だに乳幼児的万能感が活発に生きているようである。さらにAの他のエピソード、テレビの幼児番組のキャラクターなどにも当て嵌まるように、外的現実と心的現実の境界である自我境界も明確ではなく、大きな混乱に陥っていたと考えられる。さらに、思春期というライフステージに登場したAは衝動性、性欲などが高まり、それが外的世界に投影同一化され、外的現実からの迫害的な体験に陥ったのであろう。Aは幼児期から現実に漂うだけで、その存在は自らだけでなく、他者からも希薄なものであったのであろう。精神科を受診すると、破瓜型の統合失調症と誤診される可能性の高い生育歴と現病歴である。しかし、Aには葛藤的ではないにしろ、苦境を感じるこころの状況があり、これは破瓜型とは異なり、セラピーに対する動機となるであろう。

Aの雰囲気は戦場で鎧を着た武将のようである。戦場の武将は常時、四方八方を警戒して、「ゆるむこと」はできない。もし、寂しいとか、苦しいなどの情緒を感じれば、それは自分が殺されることを意味しているのかもしれない。また、「ぶつかりあうこと」は戦場という殺戮場であり、それを避けたいということになるのであろうか。ライヒの「筋肉の鎧」、ビックの「第二の皮膚」というのが、Aの心的世界を理解することに役立つのかもしれない。また知性化こそ、今を情緒的に生きることのできないAにとって生きる術、防衛であることに違いはないであろう。

3 「面接経過」について

第1期　Aの語りに関して記述はないが、かなりセラピストの傾聴的、支持的なアプローチゆえであろうか、Aが語る小学校時代の戦場は、とても生き生きと臨場感をもって迫ってくる。ここにはAの情緒が存在しているかのように読むことができるが、これはセラピストのAの心的世界を理解しようとする治療態度の賜物なのであろう。Aの自習時間のエピソードはAのコミュニケーション障害に起因するものであり、おそらく乳幼児期の母子間の自然な攻撃性のキャッチボールが行なわれなかったため、Aには稚拙なコミュニケーション能力しか育たなかったのであろう。しかし、Aは優秀な知的能力があり、こうした自分のコミュニケーション能力を危惧し、Aは一層、引きこもりに陥っていったのであろう。〔第19回〕でのAの赤ちゃんの泣き声の発言は興味深い。自閉スペクトラム症の子どもは、重篤であれば赤ん坊人形には一切関心を示さないが、精神病状態の自閉スペクトラム症児の中には赤ん坊人形に強烈な恐怖心を抱くことがある。Aの発言は、Aの経験に基づく恐怖に満ちた乳児期の描写であるが、Aの行き先は放置されて、悲惨な結論となるものであった。さらに、このセラピーの行く先を案じているようであるが、セラピストはこれにどのように言及したのであろうか。一先ず、この治療の行き先を案じているのではないだろうかといったコメントをすべきであろう。クラインは全体状況として転移を論じているが、ここにはAの乳幼児期の全体状況が持ち込まれていたのであろう。これを読みながら、Aの乳幼児体験は発達障害であるのか、ネグレクトなのか判然としなくなる。こうした発達と環境の相互関係の顛末がAの現状であるとすれば、発達に対する期待が持てるかもしれないと感じた。

セラピストのAの理解が情緒的な理解でないと記載されているが、Aは淡々と面接空間を使用しようと（Using）とし始めているようである。Aは自らの情緒を投げ込む空間を今まで持ったことがないゆえに、セラピストの無意識的なコンテイン機能が重要であろう。近年、コンテイン機能といった原始的な情緒応答性が注目されているが、このセラピストの記述は、あたかも母親として充分に機能していないと危惧する育児に自信のない母親のようである。この時期の治療関係は、コミュニケーションが稚拙で、いつも母親の状態を「ゆるむこと」なく観察している乳児と、「ぶつかること」があれば壊れてしまうかもしれない自信のない母親といったカップルのように感じられる。

第2期　この時期のAの記述を読むと、生意気な進学校の女子高校生の発言のようで、大きな違和感を抱かない。これに対して、セラピストは時にアスペルガー障害の話し方の特徴と記している。もちろん、この記述の方が正しく、こうした人びとの発言やニュアンスを面接記録で伝えることがいかに困難なことであるかを物語っている。私たちは必死でクライアントのこころの世界を描写しようとするが、その際に恣意的に脈絡や起承転結をつけて言語化してしまう。しかしこの作業は四次元的なものであり、より健康な心的世界に重点を置くことになるになる。これはクライアントの正確な描写とはならないものの、こうした面接記録の作業は、セラピー的には無意識的な錯綜したメッセージのコンテイン機能を確認し、整理することに役立つのかもしれないなど思いを巡らしている。

〔第27回〕で、Aは感情移入に関して言及している。これは過剰な感情移入であり、決してほどほどの程度のものではない。相手そのものにならないと分からないという痛みである。こうした人たちの特徴として、瘡蓋で覆われた硬い皮膚と、薄く真皮が見えるほどの脆弱な皮膚の双方を持っている。隠喩的ではあるが、皮膚は他の感覚器官のように選択透過性を有するものであるが、こうした人たちに選択透過性はなく、硬いか柔らかいかのどちらかである。柔らかさは他者との境界を侵食して融合状態を導くこともある。Aは過剰な感情移入から先生への疑義を語る。もちろん、これはセラピストのことであり、セラピストは〈〝本当に真剣に見ていてくれるのか、と思うのかな〟と言うと「はい。大丈夫と背中を押してくれるのが合う人もいれば、嫌と思う人もいると思う」。「あとは漫画。主人公が怪我をしたら、どれくらい痛いんだろうと気になる」〝Aさんが痛い思いをしたときの、その痛みを分かってほしいんですね〟と言うと、Aの目にじんわりと涙が浮かび、「軽く見逃されると納得できない」と言う〉と記してあるが、ここでのこの介入は全く噛合っていない。Aだけでなく、セラピストも迷子のようになっている。日本は言わずもがなの文化であり、日本語は主語がなくても意味を成す。〝本当に真剣に……〟には、きっとセラピストは「私が」を入れたいのか、それを分かってほしいのか、ともかく曖昧極まりない解釈である。せめて、〝ここでも学校のように、本当に真剣に……〟として、先生転移を明確にする必要があったであろう。次の〝Aさんが痛い思い……〟の解釈にも、「私が」ないことは、二人が融合状態にあるのだろうが、セラピストはそこから脱出しなければならないだろう。Aはその後、感情移入における憎悪に言及しているが、ここでも同じようにハンムラビ法典かのような発言をする。これは愛情と憎悪のスプリッティングであり、Aのこころの中の展開なのであろう。この窮屈で行き場のない関係性から、Aは3名の友達関係に言及して、この場から脱出する。これはAの健康な世界への逃避であり、この時点では好ましい逃避であると思う。Aはそれぞれの違いに関して念押しするかのように語った。Aは俳句や一本に書かれた短歌好きで、三行の啄木は許せないということであった。これは空間というより、3人で一緒にいるより、一人が好きであるといった解釈が必要であろう。

しかし、Aは〈Aのずっと張り詰めていたものが少しゆるんできたと思われたが、それはAにとってはいけないことで、慢性的にあった頭痛がないと「物事を考えていないから頭が疲れていないんじゃないか。手を抜いていた」「自分がしんどい時だけ存在を許されているような気がする」と涙して言う〉と、一人の世界も生き地獄であることを語る。大人の自閉スペクトラム症の人で、頭を常にフル回転させていないといけないと語る人に出会うことが時にあるが、これは本当に制御の利かないPC（パソコン）状態である。一人の世界でも、安住の地を得ることのできないAは生き地獄にあった。Aはこの世界を払拭して、吐き出したい気持ちを持ちながら、これは容易に吐き出せるようなものではない。つまり、それはA自身のこころの一部そのものであるからであろう。

Aはあるセッションで雑談に言及して、セラピストに怖い話をする。セラピストは自分に合わせて、この話をしているのではないかという疑義に陥る。これを読む限り遊びとして雑談を喜び、しかし一生懸命にまじめに雑談をするAに同情すべきであろう。セラピストは〝ねえ、私のためにまじめに怖い話を考えてきてくれたのかな？〟など、気楽な介入が必要かもしれない。

Aはこの時期から自らの苦悩を語り始める。これは「ぶつかりあうこと」であり、自分でない相手に分からないとしても、これを語り始めたということは、セラピストに対して幾ばくかの信頼感が生じて来たのではないだろうかなどと思う。

第3期　この時期のAは自らの攻撃性の発露に気づき、その怖れも感じている。Aは乳幼児期から攻撃性が洗練されることなく、身体だけ成長した赤ん坊である。ここから、既述の愛憎のスプリッティングの萌芽が明確になり、攻撃性が外的世界に投影同一化される。これはクラインの発達論の始点である。おそらく、セラピストはこの時点から転移関係が明確になり、従来の精神分析的技法が有用になるはずであるということを念頭に置く必要があるかもしれない。余談であるが、自閉スペクトラム症の思春期の若者の中には、思春期という生理的な内的衝動の高まりによって、今まで密閉されていた洗練されていない野生という攻撃性が、一気に噴出して犯罪行為などに至ることもある。

第4期　Aの中に蠢く攻撃性は外的世界だけでなく内的世界にも侵入している。この正体は乳幼児性万能感と無力感を意識するようになったものであろう。Aは自らの攻撃性に怖れ慄き、「ゆるむこと」は自らの攻撃性の監視を止め、その発露は完璧なまでの破壊性、つまり羨望という「ぶつかりあうこと」になるのであろう。Aの攻撃性はどのようにして洗練されるのであろうか。Aはここから物語作りという昇華、つまり象徴世界に辿り着けたようである。これは夢に相当するかのように興味深い内容である。二つの物語がここでの治療関係を表現していることは明らかである。この時点でのセラピストの介入あるいは解釈として、面接のプロセスとして、電話から生身の人になったセラピスト、言葉の音と意味がばらばらであるというコミュニケーションに対する自らの苦悩、そしてそれを理解しようとするセラピストの苦悩と思いやりなど多くの解釈の素材があるが、セラピストは直接的な関係に関して言及していない。ここに精神分析のフィールドはなく、とても歯痒く感じる。おそらくAの作る物語は、Aがセラピストをたった一人の聴衆、つまり乳首として機能させるためのものであったのであろう。

第5期　ここからはプロローグかも知れないが、これだけAが自分自身や弟のコミュニケーションに関して、冷静に観察し洞察的な感覚を獲得したのはなぜだろうか。セラピストはAを理解することに終始し、こうした機能を摂取同一化したゆえかもしれない。しかし、どこか情緒的な関わりが希薄であると感じるのは、この時点でも転移関係を重視したやり取りがほとんど行なわれていないためなのかも知れない。〔第106

回」で、「今ここ」の解釈がなされているが、これも半ば冗談交じりに会話のようであり、転移関係を解釈するという典型的な精神分析関係にはないようである。こうした発達障害や被虐待体験を持つ子どものサイコセラピーでは、まず強烈な攻撃性と壮絶な不安にたじろぐことなく、これを抱え込むことである。これは母親が乳幼児に対して無意識的に行なっている作業に違いない。この時点では言語も転移も考慮に値する価値のない世界であり、コンテインという精神分析プロパーな手技でなくても為せる業ではないかとも思う。精神分析的態度は精神分析の行なえるフィールドにクライアントが存在する時点でのみ可能であり、このフィールドに引き込むための作業がコンテインということであろう。

第6期　Aは自己臭妄想を発症する。これは奇妙なことであるがAのこころの発達を示しているだろう。既述したAの薄い皮が治癒しつつあり、自我境界が機能し始めていることを示している。それと同時に、Aはおそらく家族への気遣いから母親の体調に関する話から仲間外れになる。母親との一体感からの強制分離のようである。しかし、Aは他の女の子との関係が良好となり、男の子とも交際するという外的世界における進展を為す。Aの攻撃性はワイルド性と称せられ、この攻撃性は他者、異性に向けられることになった。また、Aの異性に向ける態度は母親のようでもあり、母親という内的対象が確立されたようである。Aの家族歴には父親の記載はないが、こうした展開になることから勘案すれば、両親の相性は悪くなく、ここから一気に旅立ったのかもしれない。しかし、これはエディプス葛藤を充分にワークスルー（「処理する」の意）した結果ではなく、一抹の不安の残る仮の巣立である。

第7期　終結までのAとのセッションである。受験勉強をやり遂げ、Aは文句を言いたいと語る。誰かとぶつかり合うことは相手を破壊してしまうことになるという乳幼児性万能感が頭を持ち上げるAと、きっとそれは大事ではないと感じるＡとがいるようである。これはＰＳ⇕Ｄを往来するＡの心的布置を明示している。

Ａの試験翌日に見た夢はバラエティー番組のようであり、笑いを誘う。試験での解放感によって、Ａは母親の体内、等価的な面接空間に復帰を試みた。おそらく電車の中は温泉付きであることを考えると、それは母親の体内であり、Ａ自身の殻とも同一視されているのであろう。しかし、そこでおじさんから全裸になってパンツを片付けるように言われる。駅のホームにもおじさんたちが全裸で後ろ姿を見せている。これはＡがすでに母親の子宮、セラピストとの一体感を必要とせずに、そこが復帰すべき場所でないことを示唆しているのであろう。しかし、そこには対象喪失に対する抑うつ感はなく、躁的防衛が作動している。Ａは電車に乗り、脱価値化した子宮、面接室と父親を暗示するおじさんたちに別れを告げて、旅立つのであろう。次の夢は、具象的なものであり、狼は鼻が利く同級生であり、自己臭妄想と関連づけられるであろう。これは象徴等価の世界であり、充分な象徴性が発揮されていないようである。

Ａは最終セッションまでまじめに面接に取り組んでいる。おそらく最後まで手を抜くことなく、受験勉強と同じように自己の探索に必死になっている。最終セッションで〈私は自分の両手を向かい合わせにぎくしゃくと動かしながら、〃一緒にこんな感じで模索してきたね〃と言うと、Ａは「本当にその言葉ぴったり」と答えた。Ａは涙を拭きながら退出した〉という記載は感動的であり、ここに妙な付着性はない。Ａのこころの発達に大きな寄与を為した面接であったと思う。この面接の終結はＡの都合や地理的な問題があるのかもしれないが、Ａの大学入学と同時である。筆者はなぜこの時点でこの面接の終結が決められていたのかは、よく分かっていない。Ａの大学生活のスタートを見極めてから終結、あるいは最低でも数回のフォローアップが必要であると思う。

この面接を通して、筆者の連想でもあり、俳句好きのＡからの影響であろうか、セラピストはＡのこころの探索者の付き人、芭蕉の付き人である曽良のような存在であったように感じる。曽良は芭蕉が俳句を詠むのに最良の環境を調整し、常に芭蕉を気遣った。記録を読む限り、セラピストはA以上にこの関係に気遣いしていたように感じる。芭蕉と曽良は山中温泉で別れているが、Aの温泉の夢も関連しているように思う。芭蕉と曽良の別れの真実は分からない。曽良が芭蕉の気難しさにとうとう愛想を尽かしたという説もあるが、セラピストは如何であったのだろうか。曽良は病身のまま今後の一人旅に関して「行行てたふれ伏すとも萩の原」と詠む。芭蕉は、「今日よりや書付消さん笠の露」と、笠に書いた同行二人という文字を消さなければいけないと詠んでいる。芭蕉が曽良を失ったように、Aも一体化した二人という文字を消して旅立ったのであろうか。

4　最後に

ここまでその場その場でのコメントを記載したために重複するかもしれないが、まとめを記述する。「ゆるむこと」「ぶつかること」を怖れるAはこの二つを避けるために、他者と付着的に関わることで、この目的を達成していた。Aが自らの情緒、特に攻撃性の発露を外的世界に求めることは禁忌であった。Aのこの生きる術の成因は生物学的要因であるのか、環境的要因であるのか明らかではない。双方の相互関係性からと考えるのが妥当なのかもしれない。成因が如何なるものであろうと、思春期になったAには衝動性、性欲などの蠢きを感じ、また自分のことを客観的に考える知性もあった。

Aの全体の治療プロセスを概観すると、Aのこころは投影同一化も摂取同一化も活発に作動せず、ある意味、こころの健全な発達が停止していたかのようである。しかし、Aは知性化によって付着的に現実適応を為していた。これは象徴機能の未熟ゆえの適応形式であるが、幸いにもこれ以上に大きな精神病的な展開は認められないようである。

Aは「ゆるむこと」のできるフィールドとして治療空間を体験していったように思える。個人的な印象であるが、月数間もない乳児が覚醒して手足も機嫌よく動かしているときに、脳も同じようにフル活動して外的世界を摂取し、その世界を吟味しているように思う。「ゆるむこと」とは、そうした脳活動を休止して、その体験を咀嚼するときを意味しているのかもしれない。これは乳児が授乳を受けて満足し、まどろんだときなのではないだろうか。Aは常に自動的に動き出す脳活動によって、まどろむことのできない赤ん坊であったのであろう。これに続くテーマ「ぶつかること」はコミュニケーションの基本であり、授乳体験は母子にとって至福の交流であるとともに、母子のぶつかり合いのフィールドでもある。Aはこの面接内で「ぶつかりあうこと」、つまり攻撃性の発露を見出したが、これは授乳時のバトルを体験したかのように思う。Aに基本的なコミュニケーション体験が備わり、Aは旅立ったということであろう。

Aは精神医学的診断では自閉スペクトラム症の診断基準を満たすこともなく、現病歴からしても臨床的にも自閉スペクトラム症と診断することは難しい。しかし、Aのこころは乳児期の原初的なこころの発達の停止状態にあることからすれば、「こころの発達障害」であるとみなすことができるかもしれない。この「こころの発達障害」とは、早期母子対象関係に問題のあるパーソナリティ障害としても見なすことができるであろう。精神医学的診断やカテゴリーを重視することなく、個人をどうアセスメントして、精神分析的治療を行なうべきなのか考えることが必須である。

この治療経過を読み終えて感じるのは、Aのこころの発達の自然史であり、精神分析的な治療の展開としてのもの足りなさである。これはAの早期対象関係という非言語的な世界の問題であったがゆえであるが、その後、Aは転移関係として理解しえるマテリアルを俎板に載せ、解釈することができたポイントもあったように思える。ここが精神分析的解釈の可能な領域であり、この作業の不足がもの足りなさになっているのであろう。どのようなクライアントであっても、言語的な解釈を中心とした典型的な精神分析を行なえる領域と、非言語的なコンテインを必要とするこころの領域がある。私たちは精神分析可能な領域を目指して、その作業に専心すべきであろう。

本論文のテーマは早期乳児期の母子関係の問題であったと思われた。ここには古典的なフロイトの精神分析のテーマであるエディプスの問題はなく、また活発な投影同一化が病理の中心であるクラインの精神分析とも異なる、さらなる現代の精神分析のテーマのように思われる。精神分析は神経症からパーソナリティ障害、精神病、そして発達障害にまで領域を広げなければならなくなった。発達障害という懸念は、治療者の精神分析的治療態度を剥奪してしまうのかもしれない。精神分析は、この領域に適したようにその技法の修正を行なわなければならないが、治療の展開に従って露わになる関係性の変化、本来の精神分析の転移・解釈を忘れてはならないのではないだろうか。

第16章へのコメント2
——軽度の自閉スペクトラム症の青年の心理療法と付着一体性対象関係

平井正三

淀氏の事例は、軽度の自閉スペクトラム症を持ち、思春期に苦しむようになった少女が、心理療法を通じてその苦闘から次第に解放されていく様子を描いているように思われる。こうした水準の自閉スペクトラム症を有する人は、しばしば、心理療法のセッションの言語的記録をおおざっぱに見るだけではその「自閉症性」が伝わりにくい。また、クライアントが言葉で表現したことをもとにその「訴え」や「葛藤」を定式化すると、それはしばしば神経症的訴えや葛藤と区別がつかなくなる。特に知的に高い、ごく軽度の自閉スペクトラム症のクライアントにそうした傾向が顕著に見られる。淀氏のクライアントのAさんも知的にかなり高く、当初は「争うことが嫌なのでこころを砕いています」「人が落ち込んでいると、自分の言った言葉に傷ついたのではないかと思います」「抑圧しすぎて気持ちを出すのが怖い」など、神経症的と思われる葛藤や不安を表明している。ところがこうしたクライアントは、実際に会ってみると、立ち振る舞いの固さ、対人的な間のぎこちなさ、微妙なコミュニケーションのずれ、あるいはコミュニケーションそのものがどこか表面的であること、情緒が伝わってこないなどの、言葉で表現しにくい非言語的な位相にその「自閉症性」が主に存在する。事実、淀氏によれば、Aさんも話しが「抽象的で」「情緒的に感じ取りにくく」「面接空間は固くぎこちないものだった」という特徴を持つ。あるいは「〈いる〉だけで伝わってくるような情緒的なものが感じ取りにく」かったのである。

ここでこのような問題群に対してポスト・クライン派対象関係論精神分析はどのような光を当ててきたのか振り返ってみよう。ポスト・クライン派対象関係論では、間主観性の基盤は、非言語的コミュニケーションそのものである投影同一化であると考える。投影同一化を通じて、情緒を共有することが可能になるし、また象徴化過程が進展し、その延長として言語的コミュニケーションが発展していくと考える。このような投影同一化が生起するのは、特定の対象関係基盤が必要である。それをメルツァーは、三次元性という形で定式化した (Meltzer et al., 1975)。すなわち、自己と対象には、それぞれ表層と内部空間が存在する器（container）であり、また自己と対象がそれぞれ独立した存在として存在しうるような対象関係世界の構造が成立している必要があるのである。ここで注目されるのは、こうした対象関係においては二種類の「隙間」があることである。一つは、対象と自己との間の隙間、そして対象と自己の内部にある隙間である。これらを、実際の人間関係という点で言い直せば、「自分の考えていること、思っていることは相手の思っていることや考えていることと異なるかもしれないし、一致しているかもしれない」、そして「自分の思っていることや考えていることは直ちに相手に伝わるわけではないし、誤解されたり理解されなかったりする可能性がある」ということになる。以上は、対象関係論では、「分離性」という概念で理解されている事態であるが、こうした分離性に対して、子どもは投影同一化を通じて、すなわち自分の中の一部を相手に投げ入れるという手段をとっていく。つまり、気持を分からせるための手段を講じるのである。言い変えれば、間主観的関係性を作り出すための努力をしていくのである。もしくは、間主観的なやり取りという「ゲーム」（第18章参照）に参加していく。人間世界は間主観的なこうした「ゲーム」の世界だとすれば、人間世界に参入することであるともいえよう。

自閉症的な特徴を持つ子どもの場合、こうした三次元的な対象関係を十分に発達させることができず、多くは二次元的な対象関係にとどまっている。それは、表層だけが存在する対象関係世界であり、対象とのつながりは「くっつこと」でしか行ないえない。その場合、投影同一化は十分に起こらず、その結果コミュニケーションや象徴化の力は未発達ということになる。言葉は、その情緒的身体的な基盤を持たず、表層的なものになりがちである。一方、本人の情緒的身体的経験の多くは、間主観的な世界から隔絶されたままであり、ゆえに個別の経験を間主観的に共有可能にする言葉は十分に機能しえない。こうした自閉症特徴を持つ子どもや青年たちとの経験の多くは原理的に言葉にすることが難しいのである。他方、こうした子どもや青年の言葉は、自分自身の情緒経験を表現する基盤、すなわち投影同一化に支えられていないので、話していることと、本人が本当に感じていることとのギャップがしばしば大きい。

このような付着的対象関係にある子どもや青年の場合、もう一つ指摘しなければならないのは、彼らは、分離性を破局的な脅威と経験しがちであるということである。自己と対象が分離していることが最も顕著に現れるのは、「ぶつかりあうこと」である。2歳代の反抗期、思春期の「第2反抗期」はそれぞれ各発達段階での「親離れ」の重要な側面を表現しており、分離することは反抗することと不可分であることを示している。これは本事例のAさんの場合、第3期に表われてきた「親に反抗する気持ち」に表現されていると見てよいだろう。こうした局面は、クラインによって「抑うつ不安」として定式化された対象の喪失と関連する痛みを経験する局面と考えられ、それがこれらの発達段階を乗り越えて成長していけるかどうかの焦点となると理解されている。ところが、付着的対象関係にある子どもや青年の場合、分離性は対象と自己にとって破局的な事態として感じられている。タスティンが、「身体的分離性の気づきが外傷的に経験される」(Tustin, 1972) と表現した事態である。こうした状況では、自己主張すれば、対象は死滅すると感じられるし、逆に対象がいわば自己主張すれば自己は圧倒されることになるという、共存不能の状況であると考えられる。私はこのような側面を表現するために「結合双生児様の対象関係」(平井、2011) という言葉を用いたことがある。

以上のような対象関係理論は、本事例のようなごく軽度の自閉スペクトラム症の子どもや青年を、精神分析的心理療法を通じて援助していくときに羅針盤のような役割を果たす。一般に、自閉スペクトラム症の精神分析的心理療法について、幼児期での介入が有効であるという主張が多いが、私の経験では、本事例のように青年期における介入も有効であることも多い。特に本事例のように、障害がかなり軽度であること、また知的に高く言語的なやり取りに頼れること、また症状や葛藤の背景に親子関係の影響が多分にあることが見込まれること、などの条件がある場合、それが言えるように思われる。

こうしたクライアントに対する精神分析的心理療法において重要なことは、こうしたクライアントにとって問題になっていることは、今ここでの関係性そのものであるという認識を持つことである。つまり、上述した「対象関係」というのは、実際のところ、人と関わるというアクション（action）そのものの、人間関係ゲームへの参加の仕方そのもの、プレイ（play）の仕方そのものと関わるという認識が大切である。したがって、心理療法のセッションの中で、どのようにセラピストに関わっているのか、セラピストはどのように感じ、どのようにクライアントに関わっているのか常にモニターしていく必要がある。その上で、こうした知的に高く、一定の象徴化の力のあるクライアントの場合、クライアント自身が治療関係をどのように感じているか表現して来るのでそれを理解することが大切であり、その際にも上述の理論は役立つ。さらに肝要なことは、こうしたクライアント群は、言葉で伝える力が弱いし、また言葉で伝えることが困難な経験について話そうとしていることをよく理解し、セラピストの方から、その言わんとしていることをくみ取り、手を差し伸べる姿勢が大切になる場合もあることを念頭に置くことである。しばしば通常の神経症のクライアントとの場合のように、中立的で受身的な態度や探索的姿勢はクライアントを圧倒し脅威となってしまうことにも注意する必要があるだろう。結合双生児様の対象関係において、治療者が「自分の感じ方」をもとにクライアントを理解しようとすれば、それはそのような感じ方が異質なクライアントにとって存在を否定されるような脅威となりうるかもしれないのである。つまり、このようなクライアントとの間では、治療者は、自分の視点を維持しつつも、常に「接点」を求めたり、「歩み寄ったり」することとのバランスをとっていくことが通常の心理療法よりも求められる。

本事例のAさんは、多くの軽度の自閉スペクトラム症の子どもや青年と同じく、一定の3次元性を獲得し、身体的分離性をある程度認めている状態にあるが、自己主張、特に怒りや攻撃性を向ければ対象は崩壊しかねないという不安が強く、怒りや攻撃性は封じ込まれなければならなかったようである。彼女の固い立ち振る舞いは、「殻」に身をまとうようであったが、それは何か表層的な対象とくっついている状態を維持しようとしている所作だった可能性がある。おそらく、タスティンが自閉対象と呼んだものに相当する、身体的な固さにしがみついていたのかもしれない。このような付着的対象関係は、Aさんのもともと持っている器質的な限界から生じているだけでなく、実際の対象、すなわち彼女の母親の情緒的な脆さが背景にあり、そうした母親の脆さを敏感に感じ取ってしまうAさんの感受性とそのように感じ取ったものを処理できない脆弱性があったのではないかと推測される。

Aさんの生きにくさは、おそらく小学校やそれ以前にもあったと推測され、中学生になった段階で初めて心理療法にやって来たのはなぜかという問いが起こるが、私の推測では、おそらく家族状況に変化があり、それまで親に心配をかけずにやりくりしていたAさんがこの時点で、母親に心配をかけても構わないと感じたのではないかと思われる。もちろん、このままでは思春期や青年期をやっていけないとAさんが感じていたことも大きいだろう。

Aさんの不安は、当初、〔第12回〕で語られているような「高校受験に落ちる夢」などに端的に表現されているように見える。おそらくそこには具象的に価値のないものとして「落とされる」不安が含まれていたのではないかと思われる。同時に、「不合格」という事態は対象をも攻撃すると感じ「ごめんなさい」と繰り返すように思われる。すなわち、「合格」は付着し続けることであり、「不合格」は分離性を意味している可能性がある。このことは、面接の中で、セラピストの意向を常に気にし、それに合わせてくる（付着する）という形をとっていただろうし、セラピストが質問すると「不合格」ではないかという不安をAさんに喚起していたかもしれない。淀氏の記述を見ていくと、自分がAさんを理解できていないことに関する罪悪感がしばしば表現されている（第1期の終わりの記述など）。どこかで淀氏は関わりの中でAさんの脆さを感じ、腫れ物に触るように、壊さないように、という感情が生じていた可能性がある。すると、それはAさんとの間で分離性をあまり明確にしないように、ある種の「一体感」（実は付着的関係）を作り出そうと動いていた側面もあったかもしれない。

以上に述べたような治療関係は、こうした自閉スペクトラム症の心理療法で起こりうる、転移－逆転移の一例のように思われる。しかし、こうした理解は、神経症的な問題を扱うのと異なり、転移解釈を通じて介入するというよりも、それをもとに、クライアントとの関わりや介入の方向性を考えていくときの指針に用いることが望ましいことが多い。自閉症の精神分析理論は、このようなクライアントの経験世界を理解するとき、また治療関係で何が起こっているかを理解するのにも大いに役立つ。しかしながら、このようなクライアントとの心理療法では狭い意味での解釈的アプローチにこだわらない方がよいのではないかと私は考える。むしろ、彼らが、治療関係の中で、自分の経験世界を誰かと共有し、一緒に考え、話し合うという経験を深めていくことを主眼とするアプローチが肝要ではないかと考える。それが、彼らが対人関係の中で「自分」を維持し、考え、主張し、関わっていけることを手助けする、すなわち間主観性のゲームへの参加の喜びを味わえるように援助することになるように思う。本事例で、淀氏のクライアントは、心理療法を通じてそうした援助を得ているように思われる。しかしながら、転移解釈はそれでもクライアントがより内省的に自分のことを考えていけるように援助するために、そして対人関係でのコミュニケーションの力の発達を促すために必須であるということは付言しておきたい。その場合、主に非自閉症的な、より通常の治療関係での情緒経験（「休みがあってさみしかった」「治療者の言うことに反発を感じた」「話しにくい」「治療者が傷ついたのではないかと心配になった」といった、主に今ここでの情緒経験）をシンプルに取り上げていくことが望ましい。

心理療法開始時、「言葉が通じるか不安だった」Aさんは、「親に反抗する気持ち」そして「親に乱暴な言葉を言いそうに」なり、緩んでいくとともに、それは「ただのクソ」という言葉が生じる。こうしたまさしくその人固有の、そして身体にも根ざしたような言葉（象徴化の発達におけるこのような個性的象徴〈idiosyncratic symbol: Meltzer, 1997, 2002〉の重要性を私は別のところで論じたことがある〈平井，2011〉、また第15章へのコメントも参照）が、治療者と分かち合われることがこのような臨床群との心理療法においては決定的に重要である。このあと、Aさんには、「お腹の中」に関する不安が生じる。この「お腹の中」への関心の増大は、実感をともなった「自己の内部」への意識が強まり、すなわち三次元的な自己感の発達のようにも見える。そして心理療法の最終段階の第7期では「電車の中のおじさん」が服を脱ぐ夢が語られる。私は、「電車の中」という内部性に注目したい。これはどこかで、Aさんが面接室の経験を「内部経験」として経験し始め、「衣服」＝表層性から脱皮しつつあることが表現されているかもしれないと考える。それは「おじさん」に位置づけられ、どこか女性のセラピストやAさん自身とは異なる存在として表わされているが、より率直な「裸の付き合い」「腹を割って話し合う」ことが、すなわち間主観性ゲームに参入することが、この若い女性に少しずつ可能になってきていることを表わしているように思われる。おそらく面接室でのセラピストとの関わり方も以前よりも情緒的に通じ合える関係に変わってきていたのではないかと推測する。もちろん、Aさんの情緒や思考の「固さ」やその背後の「脆さ」、特に対人関係でのそれは依然として傾向として残っているものと思われる。しかし、この女性が人と情緒を分かち合うことの喜びに目覚め、そうしていきたいという気持ちはしっかりと根付いていったのではなかろうか。これこそ、精神分析的心理療法がこうしたクライアントに提供できるものである。

文献

平井正三（2011）『精神分析的心理療法と象徴化――コンテインメントをめぐる臨床思考』岩崎学術出版社

Meltzer, D.（1997）Concerning Signs and Symbols. *British Journal of Psychotherapy*, 14（2）: 175-181.

Meltzer, D.（2002）*The Psychoanalytic Work with Children and Adults*. Karnac Books.

Meltzer, D., Bremner, J., Hoxter, S., Weddell, D. & Wittenberg, I.（1975）*Explorations in Autism: A psycho-analytical study*. Clunie Press.〔平井正三監訳／賀来博光・西見奈子他訳（2014）『自閉症世界の探求――精神分析的研究より』金剛出版〕

Tustin F（1972）*Autism and Childhood Psychosis*. Hogarth Press.〔齋藤久美子監修／平井正三監訳（2005）『自閉症と小児精神病』創元社〕

第17章

自己と対象への気づきと自閉状態との満ち引き
——アメーバ様だった青年男性の事例から

松本拓真

1　はじめに

私はある男性Aとの約4年に渡る心理療法の過程を提示する。Aの自閉スペクトラム症の診断の有無や詳細な生育歴を手に入れられる立場になかったため、ここでは診断の検討はできない。しかし、青年期の親からの分離と自立という課題に直面したAの様相は、自閉症的パーソナリティの働きを想定せずに考えることは難しいように思われた。私はAの事例から非自閉症的パーソナリティと自閉症的パーソナリティの関係は、島と潮の満ち引きの関係のようだとイメージするようになった。他者との関係を持ちAの主体と考えられそうなパーソナリティ部分（島）は確かに見られるのだが、一度見られても安定するわけではなく、自閉症的パーソナリティの潮位が上がれば沈没の危機にさらされていた。しかし、海だと見なす（中核的自閉症の診断）には、島が見え過ぎていた。具体的にいえばAは自分自身のこころに気づき、その意志から行動することもあるが、別のときにはその気づきそのものを失っていた。自閉スペクトラムの臨床的理解には、このような満ち引きの法則の解明は大きな課題であるが、この事例から一つの現れを提示したいと思う。

2　事例概要とアセスメント過程

10代後半の男性Aは進学を機に両親（父親は母親に従う人だと話す）から離れ一人暮らしを始めたが、母親から意に反して留学させられる不安から相談機関に自発的に来談した。受験の失敗や出来のいい妹の存在を断片的に話し、エピソード自体はそれほど深刻ではないが、世界の終わりのような雰囲気で話す姿が印象的であった。Aは幼さの残る顔立ちで、話す前に考えを搾り出すように頭を叩いたり、奮い立たせるようにびくっと足を動かしてから話を変えたり、こころの動きが身体化しやすい特徴が見られた。私は継続的な心理療法を見越して3回のアセスメント面接を行なうことを提案し、Aも希望した。

アセスメントには期待に満ちた表情で来談したが、自分が責められた話が中心で、緊張したときには批判的な声が聞こえるとも話し、単純に自信がないというよりも、些細なことで存在自体が脅かされているようだった。Aが何を考え、どういう人なのかという印象を私はなかなか形成できず苦慮していた。その雰囲気を直接言葉で説明することは困難なため、セッションの雰囲気が分かるようアセスメントの2回目の面接を詳細に示す。

アセスメントの2回目

明るい表情で来談したAは、沈黙が生じる間もなく「あの……」と言い出し、留学に親が勝手に申し込むという話は脅しだったと話す。「説明会に行ったら……申し込んでなくて……恥をかきました……父親が申し込むって言ったんで……父親の立場が上がってきてるのかなって思ってたんですけど……やっぱりそうではなくて……」と息継ぎの度に間が空く。この平板で切れ目が明確でない話し方のため、私はまだ後に話が続くと思い、途中で侵入する不安から口を挟みにくいと感じる。また、かかる時間の割に情報量が少ないため、注意が途切れて文脈を見失えば、取り返しがつかないと不安に思う。私は前には母親が言ったと聞いていたので父親の立場が上がるという内容も気にはなったが、脅しのような発言は昔からあるのかを質問する。「自分がグズグズしてるからなんですけど……親はそれならもうやってしまうぞっていうことなんだと思います……自分は何をするのも遅いって言われますし……

放っておいたら何もしないだろうからって」と、私が聞こうとしていた他の具体例は得られず、話の焦点が自分の体験から親の発言に移っていく。私は「グズグズするのはAが嫌と思っているからではないですか」とAの感情に焦点を戻そうとすると、「はっきり言えないですね。うーん、それをやった方がいいと思うところもあるからかも」と親に言う通りにした方がいいという話になったかと思えば、間髪入れずに「あっ、そういえば、妹からメールがきて……僕がナイフを持っていて、怒って新聞の広告をやぶる。目が血走っていて、すごく怖かったと書いてあって……そうやって妹に誤解されているのは辛いですね……夢で見たっていうことだから、事実とは違いますけど」と言う。私は文脈からAの中に強制されることへの怒りが体験されている可能性を感じ、「Aの中に親に対して怒りたい気持ちは全くないんですか？」と聞くが、「ないですね。親から偏屈には思われているでしょうけど、妹には頭があがらないので仕方ないですね」と言う。私は怒りを否定されAの気持ちを見失うと同時に疑問で頭が一杯になる。Aが見た夢を初めて聞くと、「中学の夢を見ました。サッカーのチーム決めをして終わる夢で……自分は一番下手だったから、自分が入ったチームの先輩に嫌がられて……」と言う声が次第に小さくなる。私はAがどこか別の場所に行ってしまったかのように感じていると、突然Aは足をびくっと動かし、その振動から自分の感覚を取り戻したように再び話し出し、「緊張したときに聞こえてくる声の話なんですけど、もう一つ思い出したのは、関係ないのかもしれないですけど、小学校の低学年のときには、失敗したときに、ああーもうってなって、落ち着け落ち着けって言ってたところがあるなあと思って。怖い声とまあまあと言ってる声と関係してるかなって」と言い、私は全く繋がりが分からず質問すると、「これをなんで覚えているかっていうと……失敗したときに、ああー、もうどうにでもなっちゃえっていうような気持ちになって」と言う。間髪入れずに「前に話してた小学校5年のときのクリスマスで、両親がケンカしていて、怖かった……家族がなくなってしまうのが怖かった」と言うので、私は「クリスマスという期待する日に怖い気持ちになるのが印象的ですね。ここでの面接も期待しているところもあるけど、それと同時に怖い気持ちもありますか？」と聞く。これは理解というよりも、話を共通の土壌に戻したい切迫感から発した側面が強かった。Aは「いや、それは全くないですね。楽になっています。一人暮らしだから、あんまり話す人がいないので」と言う。そして、意識的に呼び起こせる声があり、それは父親が「また壊したのか」とAを非難する声だと言うが、ある置物は修復できたと言う。時間の終了を告げると、慌てて出ていこうとするが、靴を履くのに戸惑い、逆に時間がかかっていた。

このようにAは話し方そのものに輪郭がなく、親に従順な話になると思えば、反発・怒りを匂わす話になり、その話は自分との繋がりがないまま自分が嫌がられる話に変わった。Aの話をつなぎ合わせれば「親への依存と自立で揺れ動き、愛と憎しみの葛藤により反発心を持てない」という神経症的な構造があるように後からは思える。しかし、この理解は私が感じていた耐え難いほどのAの捉えがたさを説明できるものではなかった。私は時折見つけ出せる発言の機会にAの主体を探そうと試みるが、単なる混乱に終わるだけだった。これはナルシスティックな人が不安を締め出し万能感により自己を組織化するような方法とは異なり、A自身もまとまりを失い、無思考状態に落ちかけていた。ただ、Aには足の動きによる身体感覚の助けも借りて我に返れる回復力があると言えるが、その後の声の話は落ち着かせる要素と怖い迫害的な要素が声という一つの感覚に強引にくっつき、話も混乱していて、無思考状態の影響がそこにはあり、回復に時間を要することを示していた。当時の私はこの捉えがたさへの不安から心理療法としての継続に慎重ではあったが、面接時間を守るなどの自我は機能すること、経過で自信が回復された話も出るなど、面接継続が良い影響を及ぼすと考え、本人も継続を希望したため、週一回45分の心理療法（対面法・無料）を行なうことで合意した。

3　心理療法過程

Aは親から要求されることへの対処を中心に話していくが、詳述したセッションのように話は分節化されず流れるように続き、しばしばAの意志や気持ちが表現されないまま終了時間を迎えた。Aの学校生活は、優等生のように振る舞うことと、親や先生に失望されることに要約できそうだったが、要約できてしまえば私はそれを得るためにまとまりのないAの話を聞き続けるのに要した時間を無力感と共に悔やんだ。母親は「主席を取れ」とAの単位取得を促し、教員免許・運転免許の取得や部活・アルバイトの経験を提案する。私は何をするにも時間がかかるAに発破をかけ、成長を望んでいる親像をイメージしていた。時折、妹に進路の話をする際にAを反面教師のように扱う母親の攻撃的な面を私は感じ取ることもあったが、「摩擦をなくすために」すべてに応えるしかないと体験しているAの感じ方の問題と理解していた。輪郭も摩擦もない物体がどこにも留まれないように、私はAを見失う危機感を強く持っていた。そこで、私は自由連想を許容しなくなる不安を持ちながらも、Aの話を止めて区切り、出来事ごとのAの認識と感情を明確にしていった。そのような私の質問にさえAは圧倒されることがあり、ぼんやりして話に戻るまでに時間がかかった。親への反発を意識するときもあるものの、そうなると「親が何を考えているか分からない」と水泳で支えの手を引かれ落とされた経験を想起した。親から1ヶ月急かされ続けた末に部活に入れば、直後に親の給料が減ったと聞き働くべきだったと後悔した。誰がやろうと思っているのかという主体を明確にしようとする私の質問を受け、Aは親からの強制から逃れるためだけに行動してきたと気づいた。このような反応は私の言葉により外から自分を見る視点を持つ力の現れといえるが、Aはその気づきに衝撃も受け、話のまとまりがなくなり、「過去の自分を否定したくない」と自分の変化を恐れた。さらに、実家に帰り1ヶ月来談せず、その後何もなかったかのように来談した。

〔1年経過〕

短期アルバイトの人間関係が受容的だと経験する中、面接が1年近く経過すると、Aは夢を報告し始めた（それまでの夢は被害的体験の再現に限られていた）。「車で家族旅行に行っていたが、気づいたら誰も運転席におらず、自分が運転をしないといけなくなる。ブレーキも壊れていて、ドアから飛び降りる」夢など、Aの体験が伝わりやすいものだった。私は現実状況に対するAの意識にさほど遠くない気持ちと夢を結びつけると、Aは夢への興味を増し積極的に報告するようになった。それによりAとのセッションは、まず親や部活に関わる客観的な話から始まり、少しずつAの体験が見えてきて、残り約10分で複数の夢が語られるという構造を持ち始めるが、私が意識しなければ話し合う時間は用意されなかった。部活の副部長になったAだが、やるべき仕事を忘れていて部長（男性）からの催促の電話を慌てて切ったと話していたかと思うと、試験が偶然上手くいった話に変わり、最終的には自分が王子で母親が王様を殺して自分が王様になると自分も殺され、時間が巻き戻されて逃げ出す夢を話す。夢はセッションの各話題を統合する側面も持ち始めていたが、王様・王子・家来・謀反人のいずれの存在にも落ち着けないようだった。人の顔と名前を覚えることが苦手なAだったが、無知な他の学生や上手くない部長に言及することも出てきて、自分と他者の違いを考え始めていた。特に部長に関しては、後輩に負けたAのみじめさを、同じく負けた部長こそ感じて練習を積極的に開催しないと考えるなど、投影が機能的になり始めたようにも見えた。しかし、部長は別の瞬間には親しみと頼りがいのある存在でもあり、「何を考えてるか分からない」と部長の輪郭もぼやけ、私にはAは部長の方針どおり振る舞っているように見えた。私はAのかすかな意図性を感じ、部の崩壊への恐れに対する防衛として不満を無くしている可能性を解釈すると、Aは怪獣の卵の孵化を脇で見るという攻撃性が少し遠い位置ではあるが体験可能な夢を持ってきた。この頃には私は転移解釈も可能と思い、夏休み直前にAが話した親に掌を返される体験を休みを取る私にも感じていると解釈すると、Aは話し過ぎて不安だったが話したことがすぐに現実の変化に直結しないから私を信頼できたと話した。Aは親の勧めで震災復興ボランティアに2回行き、2回目なのに尊重されないと珍しく怒ったが、その直後に自分がなぜか人を殺したことになり逃げる夢を見て、その後Aをいじめていた同級生が死ぬという出来事が続き、こころの変化は現実の出来事と区別なく体験された。部活でも必死で練習した方法を否定されたと初めて涙を流すなど、Aの情緒が豊かに表現されるセッションが続くが、母親の部活が一番大切なことではないという励ましで楽になっていた。Aの輪郭が明確になりつつあるこの時期に迎えた冬休みには、自転車で中年の女性に衝突する事故を起こし、事故処理のため母親の助けを求める気持ちと憐れみを避けたい気持ちが同時に高まった。次の回では直そうとしたパソコンのデータがすべて消えたと話し、休みに刺激された自分と他者との輪郭への気づきと、それを消そうとする急激な展開が生じていた。新しいことへの取り組みを過去の経験の消失と体験する可能性と私は解釈し、切迫感を持って面接が重要な局面にあることを伝えた。Aも同意し、これまで面接を休みにしていた学校の2ヶ月の春休みにも面接を行なうことを決めた後で、裏があると感じながらも、父親がネット環境を整えてくれたと話した。極度にお金を節約してきたAが好きなゲームを買うなどの自由を許容し始めるが、同時に生活リズムが崩れ、幼少期に夜9時以降はお化けが出ると言われ怖かったというエディパルな含みのある空想を話すようになった。

〔2年経過〕

面接3年目に入ると、新聞記者になりたいと恐る恐る話し、好きにしていいと言われると不安で、美術の時間に下書きしては消して先に進まなかったことなどを想起し始めた。部活やゼミ発表などで他者の意見を潰す心配や、徹夜で精力的に取り組む自分を酒に溺れる父親と同一化して不安にもなるが、自分の意見を出せ始めた。Aは投げる夢を見ることが多くなったと話し、困った後輩を助ける立場や新聞記者という「高みの見物」により不安や出来なさを他者に投影し、観察する自分を体験しつつあった。しかし、夏休み直前の面接を休み、実家に帰り6週間空いて面接に戻ると、「一人ぼっちで家に帰ろうとするが世界が壊れ、車がぶつかっても通り過ぎていき、道路が波打ち、家に帰ると誰もいない。すると近くにあるものが次々と一つに合わさっていく。自分にも小学生が入ってきて苦しくなる」という自他の区別がなくなる夢を報告する。他の人が殺される夢を自分の就職が決まらない羨ましさから殺した可能性を認める一方で、散らかった部屋を「掃除ばかり」して面接も休みがちになった。私は週1回では、ある情動体験が生じては脅威に感じ掃除される点で維持する限界を感じた。Aが面接で安堵感を体験した際に面接の頻度を週2回にすることを提案すると、「この時間がなければ何すればいいのか考えられない」とAも希望した。

しかし、頻度を変更するまでの緩衝期間を配慮しなかったことで、次回は面接時間に来談せずに時間外に「人生の岐路」と狼狽して来談し、必要な書類が見つからないと話した。次の回では「自分から動かないといけないのに周囲や運のせいにしていた」という抑うつ的な訴えをするが、同時に自分が企画した誕生会が楽しかったのに帰ってしまったことを話す。私は差し迫った冬休みに刺激された居場所のなさと誰も気づいてくれない不安を繰り返し解釈していくと、Aは「就職活動の成果が出ていないから自分の何かを犠牲にして差し出さないといけない」と話した。

〔3年経過〕

就職活動が進まないAを見かねた母親により実家に戻され自信を砕かれたかと思うと、急にAのための車が購入されるなど、面接4年目に入ると、Aの経験を否定し消し去り、依存に引き戻す母親の側面に焦点が集中し始め、夢が報告されなくなった。Aは私なら理解してくれたと母親に反抗し始めた。教育実習が近づき準備をすると、母親に失敗するから別の就職も探すよう言われ、Aは反発を感じるが、実習前日の面接で実習ができない不安から絶望的になった。私が母親の期待通りの弱い存在になろうとしている可能性を解釈すると、Aは狼狽しながら「自分の人生だから自分で決めていいはずなのに」という問いを維持し、私はできるという気持ちは分離と混同されるため持つことが怖い旨を解釈すると、Aも自分がなぜ変化を嫌がるのか分からないと言って、その内容を考え続けた。実習を乗り切ったAは母親に距離を置きたいと伝えたが、〈死にたいのか？〉と言われ、母親自身が自殺を考えていたため昔の写真が全くないという話になったと報告した。ただ、これ以降は夢の報告が回復し始め、「自分は大名の子どもで、信長と信玄の戦いで、援護した信玄が負け、手をつなぎ誘導し守ってくれる臣下を信じて逃げて助かる。最終的に信長に捕まり大名にさせられ怖さから従う」という夢を報告し、自分の主体性のなさを連想した。単位不足のために教員免許が取れないことが分かった時期に迎えた2週間の夏休みだったが、その前からAは休み始め1ヶ月空いて来談した。母親に福祉の仕事に就くように言われ、Aが反発を感じかけていたところで、後日、急に母親が優しくなり、Aは逆に自分のやりたい仕事への確信を失った。その後、「秀吉が仏教の集団に援護するからと対立する宗派の集団を焼き討ちさせる。でも、途中で秀吉は空を飛んで高みの見物をして、町の出入り口を閉め、どちらも焼けてしまいそうになり、自分はワープで抜けた」夢を報告する。夢の報告により私とのコミュニケーションが回復すると、他の人の誕生日パーティに自分が入れないことを私に報告する夢を夏休み中に見ていたと話した。さらに夢で母親から逃げようとするが脳を取られそうになる場面を見るなど、母親には恐怖から従ってきたことが話された。分離により露わになったAの主体は脱皮したてのような敏感さもあり、上手くできていない自分を人に見られることが恥ずかしいと人間関係を回避し、面接の休みも多くなった。4ヶ月後に終結が迫っていたこともあり、助けになるものが何も残らなくなる不安を私が解釈すると、私との関係が良いものだったと思わないと経験自体が良くなかったと感じると話し、良い関係は自力でどうにでも変えられる作り物と感じていたと話した。就職活動では、自己アピールを脚色のように感じてためらい、失敗が続けば父親が母親に避けられ孤立している話に移った。Aは初期の面接時のような区切りのない話が多くなり、私も気づくと何も考えられなくなっていた。Aは自分で考えて選んだ就職先を母親に否定され、家族外への依存は家族の思いの軽視だと厳しく叱責されると、自分が悪いという母親の見方通りの認識に戻った。夢でも飛行機が着陸できず事故になるのを金持ちの映画の撮影と思うなど、旅立ちの可能性は道楽に過ぎずAのものではなくなっていた。私もAのこころを見失い始め、Aと共に就職による有終の美を求め、心配が麻痺していると気づいたのは残り2週間だった。友人からの連絡も避け孤立しつつあったが、自分の希望する就職先に応募するために母親が勧める就職先を形だけ申し込むなど母親をなだめる方法を取り、優等生でいようとしてきたと話した。それが安心できる関係を遠ざけていることに自分でも気づいていることを私は指摘した。その後、Aは内定を得るが審査がなく自分を見てない会社だと断り、形だけの有終の美を拒むと同時に、卒業式でこれまで築いた人間関係の良さを体験したが、Aはその良さが自分の作り物のようで怖いと話した。私は「内定を得た会社のようにAを見ず、卒業おめでとうで片付けてしまわず、私がAをしっかり見ていることが必要なのでしょう」と伝えた。

最終回　165回目

最終回では、「教室に机を集め、町の模型を作ろうとして周囲の人が言うことを聞いてくれないが、自分の考えで進めた」夢を報告し、その夢から自分の考えで進めたいという良い側面と自分が優位な人間関係ばかり作ろうとしているという悪い側面のどちらも把握し、後者は母親に飲み込まれないために必要だったと母親との関係と結びつけて自分で考えた。Aは私に手紙を渡し、涙を必死でぬぐいながら、支えがなくなる心配と区切りをつけて頑張りたい決意を話した。手紙には、私に相談すると急に事態が好転して私が当事者と繋がっていると思うこともあったことなど、面接をAがどう体験したかということと、未解決な自分の課題を自分の力と力を貸してくれる人とで乗り越えていきたい気持ちが書かれていた。

4　考察

（1）自閉症的パーソナリティの潮位の満ち引き

Aの事例は、自立の恐れにより周囲の求めに応じて受身的に振る舞うという青年期のクライアントに稀ではない状態像でも、その性質を慎重に検討する必要があることを教えてくれる。意志は抑圧され隠れているのか、そもそも意志を自分のものとしたことがないのだろうか。ホブソン（Hobson, 1993）は共同注意を自分と他者の態度の差（相互主体性）に気づく上で重視し、意志を自分のものにするには異なる意志を持った他者への気づきが不可欠だと論じている。Aの問題は自分の意志だけでなく、両親も何を考えているのか分かっていない点にあった。親の要求に反抗すれば、Aという主体が現れてくるのだろうが、摩擦そのものが起こらないようになっていた。タスティン（Tustin, 1972）はアメーバタイプとして、自閉症を持つ子どもが自分の輪郭をなくし、他者の影響を受け流すことで自分でないものと自分の差を消し去る方法を記述した。初期のセッションで見られたAの輪郭と摩擦のなさは、このアメーバのようだったと考えられる。

しかし、Aには主体的な振る舞いも時折見られることが、さらに私を混乱させた。一人暮らしや相談機関への自発的な来談には、Aが自分の頭で物事を考え、行動できる状態があることを示唆している。タスティンはアメーバタイプの子どもは島のような思考活動があり、正気の部分が突然現れてくることがあると指摘している。ただ、日本は島国だが本州に住む人の多くは大地が海に飲み込まれることはないと信じている点で、この表現は誤解を生じやすい。ここでの島は沖ノ鳥島のような潮の満ち引きにより存在自体が失われる危機にさらされる島であり、Aの何も考えられないぼんやりした状態はまさに島が沈没した状態といえる。地形として海の中で見えないが存在する対象関係は、潮位が引けば島という自己と他者への気づきにより露わになる。Aの車の夢や王様を殺す夢は、Aにとって自分への気づきは家族の喪失を伴い、何もない世界に落下するように体験していることを示唆している。主訴の「母親から留学させられる不安」も、自立がコミュニケーション不能な世界にまでブレーキが利かず飛び出す恐怖と体験されていたようだ（アクセルの強さより島の狭さか）。面接経過の中でも実家に帰って面接を忘れる、データが消える、掃除をするなど、沈没の危機は幾度も現われ、その度に私はこれまでの蓄積が無になるように感じていた。島の狭いAにとっては、島の気づきはその卑小さへの気づきという無力な体験であり、島を守る方法は乏しく、島が元からなければ問題は存在しないという対処法が優先されるようだった。

面接2年目以降には部活など継続的な人間関係が築かれていくことで、自分と他者との関係について言及することが増えた。ただ、沖ノ鳥島的な思考の影響は、他者の認識も表面的で刹那的にして、相手が諸側面を持つ一人の人間だと体験することを難しくしていた。自己と他者の断片性は、人が心的な経験を有することも見えにくくするようだ。Aには優越感は他者から何かを奪う体験であり、抑うつ感は実際に何かを失う体験だったようで、身動きが取りにくかった。断片的な人間関係は転移関係も刹那的にして、私の転移解釈は理解不足もあるだろうが、私がいるかいないかとそれをどう体験するかを扱うものに限られていた。

（2）母親との分離の困難に何が潜在していたか？

面接頻度の増加による変化の一つは、Aが母親との関係を自分の課題との関連で検討することを可能にしたことが挙げられる。Aは母親への恐怖から受身的に従い、自分の意志が分からなくなることに気づき始めた。そして、母親は暴君的な側面だけでなく、自殺や過去の抹消といった抑うつ的な側面も見えてきた。これは面接当初の私の理解にはなかったのだが、その代わりに私にはどう見えていたのかを検討してみたいと思う。

面接初期には、私はAにはっきりして欲しい、時間が足らないと感じており、母親が発破をかけたくなる気持ちは当然のように思われた。私は母親のおかげでAに行動に移すよう急かさなくて済むため助かったと感じることもあった。一方、面接4年目以降は、母親がAの家・車・仕事の与奪の権利を握り、Aを卑小な存在に固定化していることが見えるようになった。Aが実習後に母親との距離を置こうとした際の母親の発言は、Aの恐れがAの死なのか母親の死なのか区別しにくいことを示唆している。車の夢などAが主体であることの気づきに家族の喪失が伴うことも、後から振り返れば母親が死に瀕した対象であったことの現れの可能性もある。初期の夢に見られる死には、痛みや傷など生々しさがなく、憎しみにより破壊されたというより、いつの間にか簡単にいなくなる対象のもろさが特徴的であった。支える手がなくなることも、対象がしっかりした輪郭と密度を持っていないとも考えられる。さらに、Aが部活で自分の戦略を否定されたときの母親の励ましも、Aが出ていこうとする世界ではやっていけない駄目な人間であり、母親が不可欠だという意味があるようだ。Aがアメーバ的存在やできない存在を続けることは、自分だけでなく母親の存在を守る役割をもっていた可能性があり、Aの母親からの分離は二重の意味で困難だったと考えられる。本人の意志がないことと対象側に意志を受け止める力がないことは、どちらも本人の愚かさとして片付けられやすいことに注意が必要だと考えられる。ここでは自閉症的パーソナリティの潮位が防衛的に高められていたようだ。Ａに意図性が見られるまでは，私にこの対象関係は見えなかったが，Ａのような事例の蓄積により私たちは水中カメラを手にできるかもしれない。

（3）心理療法がもたらした自己と対象への気づき

母親の存在はＡに方向性を提示し，まとまりの感覚を提供する機能を持っていた側面も否定できない。ここでの問題は母親の抑うつだけではなく，母子の密着を引きはがし，別の繋がり方の可能性を示すはずの父親的な対象の不在にもあるようだ。ブリトン（Britton, 1988）は観察する力の発達には排除される第三者のポジションが重要であり，そのためには母親とは違う存在としての父親の役割が重要となると示唆している。Ａの父親は存在感が乏しく，母親と区別されにくかった。面接で父親が機能しなくなる話が何度か現れるが，それがＡが底なし沼のような状況にいるときであることは興味深い。逆に父親の復権時には，高みから自分と母親の関係に気づき，自身の苦痛を他者に投げることができ始めていた。

面接経過とともに，私も母親とは異なる存在であることが認識されていった。2年目の頃の自分が王様になると殺される夢と4年目の信長に従い大名になる夢はどちらも自分が予期せず行為の主体にさせられるという夢だが，4年目には守ってくれる臣下の存在により一旦身を引けるという変化があり，これがＡの面接体験だったのだろう。そもそも夢の報告は，自分の体験をある程度の距離を置いて見る力を示唆するものである。2年目に入るまでは夢も現実の再現であり，そこに象徴性はなかった。その頃の私がＡに対して行なった介入は，Ａが面接室で話した内容についてＡ自身が何を思っているのかを明確にすることであった。妹が見た暴れるＡの夢からＡの怒りに触れるなど，「Ａの話を私から見たら別の見え方もできる」式の介入は混乱させるか圧倒してしまう危険性が高かった。休みや面接頻度の変更なども強引に自分の輪郭に気づかせられると破局的に体験され，私が設定した休みの前に自分が休むことで関係の非対称性をなくしていた。

Aには対象から生じた体験をまずは保護する第三者が必要で、その意味でも「新聞記者」的な立場は重要だった。一方で高みの見物は、秀吉の夢のように、そこの対象関係や情緒そのものが焼き払われ見えなくなる危険性もあった。しかし、これが把握不可能なものからではなく、秀吉という対象が引き起こしている点は興味深い。また、2年目の夏休み前の私に話せば現実が変わってしまう間のなさに比べれば、最終回の手紙の私が当事者と繋がっていると感じる方が状況を改善する力が自分にも活用できる可能性がある。これらは対象への気づきがもたらす恩恵であるが、どこか無機質で人工的な人間関係の記述である。最終回の夢もAが作れたのは模型であり、私との心理療法が提供できたのは模型に過ぎなかったのかもしれない。しかし、クライン（Klein, 1930）が示したように、象徴化には他のものを模型として活用することで原初的な対象の性質を詳細に見られる利点がある。Aのような事例では、最初は模型に過ぎなくても、自己と対象の気づきを得るために多くの仕事が必要だったと考えられる。それが豊かな自然を生む島ではなく命のない島に容易に変わる点や、さらには面接の終結を控えたAの反応のように、島自体が沈没する危険性は持続するのだろうが、青年期という変化の刺激に恵まれた時期に心理療法と共に体験した島は維持に多大なコストがかかってでも重要だったのではないだろうか。

付記

・第17章および第17章へのコメント1は『精神分析研究』第59巻4号に所収の松本拓真著「憎しみの情動体験を伴わない破壊性の考察——青年期男性の事例から」および福本修著、コメント「自閉スペクトラム症関連様態への治療的関与の可能性」に加筆修正したものである。

文献

Britton, R. (1989) The Missing Link: Parental sexuality in the Oedipus complex. In Steiner, J., Feldman, M., O'Shaughnessy, E., Britton, R. (eds.) *The Oedipus Complex Today: Clinical implications.* Karnac Books.〔福本修訳（2004）「失われた結合——エディプス・コンプレックスにおける親のセクシュアリティ」『現代クライン派の展開』誠信書房〕

Hobson, P. (1993) *Autism and the Development of Mind.* Hogarth Press.〔木下孝司監訳（2000）『自閉症と心の発達――「心の理論」を越えて』学苑社〕

Klein, M. (1930) The Importance of Symbol-formation in the Development of the Ego. In *Love, Guilt, and Reparation.* Virago.〔西園昌久・牛島定信責任編訳／村田豊久訳（1983）「自我の発達における象徴形成の重要性」『メラニー・クライン著作集1』誠信書房〕

Tustin, F. (1972) *Autism and Childhood Psychosis.* Hogarth Press.〔齋藤久美子監修／平井正三監訳（2005）『自閉症と小児精神病』創元社〕

第17章へのコメント1
――「自閉スペクトラム」への治療的関与の可能性

福本 修

1 はじめに

松本拓真氏の論文は、今最も注目されている病態の一つである自閉スペクトラム症（Autism Spectrum Disorders; 以下ASD）と関わりがある事例の経過を、丁寧に報告したものである。氏の記述には、この様態との治療的な関わりの難しさと可能性がよく示唆されている。また、この事例は初め精神分析学会第60回大会で「研修症例」として発表され、その後『精神分析研究』59巻4号に、「憎しみの情動体験を伴わない破壊性の考察――青年期男性の事例から」という題で論文化され掲載された（本コメントも、同時掲載された論文に加筆したものである）。今回の推敲で松本氏は男性Aを、「自閉状態」を軸として考察している。この機会に理解する手掛かりとして新たに導入された「沖ノ鳥島」という喩えは、期せずして大変興味深いものを含んでいると思われる。

ASDの概念は、カナー（Kanner, L.）およびアスペルガー（Asperger, H.）の記述から、社会的相互作用・コミュニケーション・想像力の発達の障害という共通特徴を抽出した、ウィング（Wing, L.）による提唱に端を発する。同じ表現を採用したDSM-5は、社会性の障害と常同性を必要条件としている。このように定義は異なっても、どちらも「スペクトラム」という捉え方によって、自閉的な特徴の程度がさまざまであることを認めている。しかしそれは、正常と自閉症の移行を指してはない。このスペクトラム概念が該当する臨床例には、軽症であっても重症であっても、自閉性の障害があると考えられている。それに対して、自発的に来談する事例の場合、明らかにASDの人もいるが、スペクトラムとも正常とも直ちには決め難いことも少なくない。松本氏の事例Aにも、経過の要約のみを一読すると両方の印象がある。こうした事例は、心性としての「自閉スペクトラム」(AS)を理解するのに有用である。

原題から窺われるように、実際に治療を担当した松本氏には当初、精神病的破綻への危惧も強かったようである。現実には、精神病に陥る症例では、すでに発症していたことが明らかになる方が多く、準精神病の状態に長く留まることは少ない。「初期分裂病」とされた症例の多くは、発達障害の診断が妥当だったのではないかと疑われている。

診断上はもう一つ、「パーソナリティ障害」という選択肢もありうる。20年前ならば、そのどれに該当するのかを吟味したことだろう。Aの話の曖昧さや抽象性は、スキゾイドの現実との関わりの薄さを特徴づけるものと見做されていたかもしれない。交流の質感や雰囲気を抜きに自閉圏との鑑別点を挙げるのは不十分だが、引き籠もっていてもそこに自然な主体があるのか、それともどこまでも輪郭が曖昧か中味の不明な殻があるのかがどうか、が一応の目安となる。

2 「2 事例概要とアセスメント過程」について

「母親から意に反して留学させられる不安」というAの来談理由は、親離れのできていない若者の悩みのようでもあるが、それにしては幼いし、現実味が薄そうである。事実、説明会に行って彼は、自分が母親の話を真に受けていたことに気づいている。では彼の特徴は、文字どおり受け取ってしまったことにあるのか、それとも、それに気づいて修正できたところにあると考えるべきなのか。修正できたとは言っても、それを自分の特性を理解するほどメタレベルの把握をしているわけではない。緊張したときに「批判的な声」が聞こえるのも、同じく具象的に経験しがちな傾向の表れのようである。

実際の臨床では、言葉でうまく定着できない雰囲気や様子から感じられるものが多い。Aのあたふたとしてちぐはぐな様子の素描からすると、発達の問題を少なくとも除外はできなさそうである。しかし、「母親から意に反して留学させられる不安」という訴えの中には分離への不安ばかりでなく、背伸びさせる母親－圧倒されるAというように、対象関係が含まれており、この部分には、ただ茫漠とした訴えよりは可能性を感じさせる。

しかしながら、これは実際のセッションを読む前の感想である。先の助言コメントで「初期のセッションを幾つか、詳しめに提示」をとリクエストしたが、それに応えてもらったアセスメント第2回の記録を読むと、Aの思路をたどるのは相当困難だったことが分かる。Aはいつも話題の元を念頭に語っているようだが、何の続きかを明示しないうちに次の断片に移るので、聞き手には羅列としてしか聞こえない。セッション全体を通読して初めて、Aは女権的家族関係の中で折々に解体不安に圧倒され、実際にバラバラになり掛かっているのかと想像される。これはやはり、精神病的な「破壊性」の反映だろうか。彼はしかし、「誤解されているのは辛い」とも言っている。Aに能動的な、「ナイフを持っていて、怒って新聞の広告をやぶる」の強度の怒りと空想が、何処かに分裂排除されて存在するのではないかという想像は、クライン（Klein, M.）のPS水準で成り立つ想定である。それに対して、主体にとってはより受動的な、皮膚による包容containingを強調したのがビック（Bick, E.）である。「破局」（catastrophe）（Hinshelwood, 1997）を恐れるAの経験水準は、後者に近いと思われる。その場合は、この『太陽の季節』のパロディのような光景は、何かからのコラージュということになるだろう。

ともあれ、Aには面接を求める積極性が明らかに存在するようであり、集団場面の苦手なAは、面接者との一対一の関係に期待を向けている。脆弱だが柔軟でもある青年期にそうした機会を持つことができるのは、

Aにとって大変貴重だろう。

3 「3 心理療法過程」について

ここでは当初、スライム様で表出が曖昧なAの自己と、輪郭を明確にしようとすると却って圧倒される有り様が目立っている。Aが親への反発を語ると「水泳で支えの手を引かれ落とされた経験」を想起する辺りは、支えのない環界への無限落下を連想させる。しかしここでも、次の「親から1ヶ月急かされ続けた末に部活に入れば、直後に親の給料が減ったと聞き働くべきだったと後悔する」という流れと並行しており、Aの自発性（水泳をする：部活に入る）に親が手を引き（支えの手を引く：給料が減ったとAに言う）、Aは罪悪感を持ち親への同一化を強める（溺れる：働くべきと考える）というように、対象は消失しておらず、際どいところで対象関係が見られている。これは、Aの問題に本人の素因だけではなくて、親環境の問題が反映していることの表れかもしれない。ウィニコット（Winnicott, D. W.）が環境の侵襲（impingement）と言ったのは、このような早期状況だろうか。Aの有り様から「真の自己」が何かを言うのは容易ではないが、それを「偽りの自己」と呼ぶことは妥当なようである。「自閉症」という用語を故意に避けていたらしいウィニコットが「スキゾイド」や「偽りの自己」と表したものの中に、こうした様態の患者が含まれていたかもしれない。「原初の情緒発達」中の「彼女は窓から覗くようにして自分の目から外を見ることができるだけなので、自分の足がしていることに気づかなかった。その結果、彼女はよく穴に転落したり、物に躓いたりするのだった」（Winnicott, 1945）という記述は、精神病患者についてと言うより、「早期自我の未統合」を指すように読める。

理論的な推測はともかく、治療者側が何らかの力動を読み取れることと、患者がそれを理解したりさらに変化したりするかどうかは別のことであり、治療者として松本氏はAに慎重に関わっている。それでも治療者の介入にAは過剰に反応して，1ヶ月間来談しなくなる。治療者がAの脆弱性と硬さから，介入を控える必要性を感じたのはもっともだろう。

面接が1年近く経て報告された夢は，初めて「被害的体験の再現」ではないものだという。「車で家族旅行に行っていたが，気づいたら誰も運転席におらず，自分が運転をしないといけなくなる。ブレーキも壊れていて，ドアから飛び降りる」この夢も，ある意味で事実そのまま，つまり家族のお膳立てに乗って自分の進路を決められてきて，主体性を求められたところで降りてしまうAのことのようだが，「運転」すなわち何をすべきかは明確になっている。同時に，多くの自閉的傾向がある者たちのように，Aには自動運転モードがあることを示している。

その後も，成長促進的なエピソードが徐々に増えてはいるのだろうが，場の役割や治療者に合わせているのか，はたまた報告が希望的な方向性のあるものを主に抜粋しているのか，拮抗しているような展開の記述が続く。Aは怒りをA自身のものとして経験すると，迫害的な夢を見る。このような人たちに限って，現実・思考・空想の区別を困難にする事件に見舞われる。パソコンの全データ消失のエピソードは，彼の中で果たして経験が蓄積され発展していくのかを危ぶませる一方で，それはあくまで記録媒体の問題に限局されるようになっている。それでも，バックアップはあるに越したことがないだろう。

この頃登場した「新聞記者になりたい」というAの希望は，本人の連想がその意味の理解には重要だが，報道と言っても大体が引用で取材と言っても深くコミットするわけでもないという新聞記者についての一般的イメージからすると，次から次に起きる事件を紙面という二次元のスペースに収めることに果てしなく追われるという，彼の日常を職業化して社会的な立ち位置と収入を与える空想に見える。

長期休み明けの夢は，攻撃性とどのような関係があるだろうか。「世界が壊れ，車がぶつかっても通り過ぎていき，道路が波打ち，家に帰ると誰もいない。すると近くにあるものが次々と一つに合わさっていく」

という大震災と津波を連想させる描写は、自我が解体されるというより、呑み込んで無化する力に圧倒されてしまう経験の表象のようである。つまり妄想分裂的水準の攻撃性とは、質が違う印象がある。松本氏も、当初は「精神病的な世界」と記述していたが、本稿では修正している。夢が「自分にも小学生が入ってきて苦しくなる」と続くのは、自分が親から小学生扱いされていると感じる程度に、「自分」がまとまりつつあったことを意味しているのかもしれない。

Aの「自分」の危機に対して、治療者は頻度を上げる提案をした。それがAに却って「自分」の中身を失わせる侵入と体験されたかどうかは、圧縮された経過報告からはよく分からないが、Aを安定させるとともに、対象関係を明確化させる効果はあったことだろう。

また、Aの母親像も多面化していく。母親の援助は、Aにしてみれば自信を砕き依存に引き戻す行為かもしれないが、現実的に必要である可能性もあり、Aによる歪曲と母親の病理が複雑に錯綜するようになる。「母親自身が自殺を考えていた話」や「母親から逃げようとするが脳を取られる夢」などからは、対象の側に内在している攻撃性が窺われる。メランコリーは、フロイトが示唆していたように、「自我を完全な貧困化に至るまで空虚にする」ブラックホールのような何かを含んでいる。それは対象の側にある羨望と関係があり、Aには羨望が乏しそうなのが精神病的世界と異なっている。

続く面接の終盤を迎える局面となると、週2回にした効果は目立たなくなり、形に囚われ現実が不鮮明になっている印象が増える。これは、終結への防衛でもあれば、面接枠という形（second skin）の外を思考することの難しさにも関連するだろう。

最終回はAにとって感動的であり、自ら取り組んでいこうという姿勢で終わっている。ただ、「教室に机を集め町の模型を作ろうとして周囲の人が言うことを聞いてくれないが自分の考えで進めた」という夢は、彼が得たのは本物なのか、その模型なのか、自分で作り上げた「町」に似たものではないか……という疑いを残している。教室内の展示は、一時的なもので、いずれ解体されるだろう。しかも、彼が用意した手紙には、「(治療者) に相談すると急に事態が好転して私が当事者と繋がっていると思うこともあった」とあり、治療者を魔術的な母親と区別することが難しかったことを示唆している。

このように見てくると、Aは、多少自閉的傾向や自閉的部分を持つがベースはほぼ正常な学生と言うより、多少通じる非自閉的で象徴形成能力のある部分が存在する、自閉ベースの人だという総合印象に傾く。

4 「4 考察」について

「1 自閉症的パーソナリティの潮位の満ち引き」に関連して、初出のコメントでは以下のように論じていた。――この点を理論つまり「心」の構造と機能についてのモデルの水準で若干敷衍すると、自閉的特徴が「図」つまり彼らの一部分なのか、それとも「地」つまり基本特性なのかによって、想定できる有り様が大きく異なりそうである。前者の場合は、「パーソナリティの自閉的部分」といった捉え方が有効になりうる。それは、概ね通常に機能するパーソナリティの存在を前提にして、そこにエアポケットのようにカプセル化され潜伏していた部分が活性化するというモデルである。このモデルは、地雷原のようになっている心的外傷の例によく当て嵌まる。逆に、ASDの基準にはほとんど該当しないだろう。それでも「自閉的」と言うその主な特徴は、象徴化能力の欠損とパニック～解離様の情動反応にある。

しかしこのモデルの問題は、「パーソナリティの精神病的部分」と「精神病の破綻状態」の関係性と同じく、そこに似ている以上の本質的な共通性が実在するのかどうか、不明なことである。また、外傷記憶に晒されるとカプセルが壊れてしまったかのように混乱状態に陥る事例は、結局のところ「重ね着症候群」(衣笠) であり、自閉が基調だったことが分かった時点で、「自閉的部分」を言う意味は乏しくなる。

後者の「自閉症的パーソナリティ」概念が主張しているのは、自閉症者が単に症状の束によって規定されるのではなく、パーソンとしてのまとまりと特徴を有していることである。この場合、むしろ「非自閉的部分」を言う方が妥当に見える。しかし、一度精神病を顕在発症した人に関して寛解あるいは無症状状態を言えても、それが必ずしも「非精神病的」ではないように、自閉的症状が見えないからと言って「非自閉的」に機能している保証はない。これらのモデルは、あくまで思考機能や象徴機能の観点から捉えたものであり、具体的な解明は、今後の検証に掛かっている。それでも、フェティシズムの場合のような形で併存することはあまりなくて、結局「図」と「地」の関係にあるのではないかと、個人的には予想している。

このように無味乾燥な「図」と「地」の対比に対して、松本氏はタスティンの記述（「認知的な発達に関して見ると、APA〔異常な一次的自閉状態――アメーバ型〕の子どもたちには、ある程度認知的機能が発達した〈島〉のようなものがある」Tustin〈1972〉邦訳 p.105）をさらに喚起的にして、「沖ノ鳥島のような潮の満ち引きにより存在自体が失われる危機にさらされる島」というイメージを導入した。満潮時には16センチ（北小島）あるいは6センチ（東小島）しか顔を出していない有り様は、今にも水没しかねない主体性を巧みに表している。とはいえ、島自体は無機物だから機械的な応答を連想させるので、それが海面上にあっても海面下にあっても大差はない気がしないでもない。その点も、島が行き来するならば、危機を察知してすぐ消えてしまう主体性の表れをそこに見ることもできるかもしれない。これはあくまでイメージであり、この形象をあれこれいじってもA本人から離れた思弁になってしまうが、夢想の一助になるかもしれないことを期待して、少し拡充してみよう。

実在する沖ノ鳥島は東京都小笠原村に属するが、16世紀半ばにはスペイン人たちにその存在を知られ、17世紀のスペインの海図に登場しているという（長谷川亮一）。その後、オランダ人・イギリス人たちもこの珊瑚礁を確認しているが、日本が領有し「沖ノ鳥島」と命名したのは、第一次大戦後の南洋諸島の依託統治を経て、1931年のことである。しかも、沖ノ鳥島を調査した北河政明によれば、「鳥類は足溜りなき故定住のものはなく真実鳥も通はぬ沖ノ鳥島である」(同)。つまり、鳥が生息するような場所ではないのに、そこに沖ノ鳥を見てしまうのは、言葉がもたらす錯覚だということである。これはこれで、物事を擬人的に見てしまいがちな私たちへの教訓にはなる。また、1996年のボーリング調査によると、その近辺は12万5千年間に13メートル、100年では1センチしか沈んでいないそうだが、そのことがAの安定性と何の関係もないことは言うまでもない。

「3 心理療法がもたらした自己と対象への気づき」に、先に簡単に触れよう。地理的な比喩はあまりうまく成立していないことが分かったが、珊瑚礁という組成は示唆的ではないだろうか。岩のように見えるものは、珊瑚という生き物の殻の集積である。この外骨格抜きにポリプは生息できないし、逆に、この島は珊瑚の群生によって成立し、成長している。タスティンは、こういうことも書いていた。「……過剰な反応は、圧倒的な脅威の感覚による。それは、恐怖にある動物が動けなくなってしまうのに似ている。この水準では、動物が必ず素材に入っている」(Tustin, 1972, 邦訳 p.52)。それはあくまで「似ている」という程度の話だが、生命活動の多様性を想うのには役立つのではないだろうか。フロイトが自我とエスを騎手と奔馬に喩えて以来、「自己」も「対象」も、ヒトには限定されていない。

「似ている」と言えば、Aを「アメーバ様」と形容することにも効用と限界がある。効用は、タスティン以来の研究を参照できることである。限界は、それが単にイメージで実物のアメーバと無関係だと言うことより、中核的な自閉症からの知見を、十代終わりまで社会適応してきた青年に適用してよいかどうかに関わる。その点は、元々形のない「心」がどういうイメージで捉えられるかが問題だから、既定の答えはない課題である。

「2 母親との分離の困難に何が潜在していたか?」という題には、分離すべきなのにそれが阻害されている、という方向性が含まれているように見える。原則論としては、心理療法は面接という直接の関わりを通じて本人に対して行ないうることに専念するものである。だが、治療者の母親イメージが暗に影響することも事実である。そのように避け難い事情の中では、成長や発達の可能性がどのように現れていたか、脆弱性はどのように残遺・持続しているのか、また、変化は代償的な機能を内在化しつつあるからなのか、それとも代用なのかなど、本人とともに確認しながら一歩一歩進むことが、現実的で適切なことだろう。本治療は、そのような配慮の元で行なわれたと思われる。

文献

長谷川亮一：〔望夢楼〕／〔幻想諸島航海記〕／〔特別編・沖ノ鳥島の謎〕nifty（http://homepage3.nifty.com/boumurou/island/sp01/）

Hinshelwood, R. D. (1997) Catastrophe, Objects and Representation: Three levels of interpretation. *British Journal of Psychotherapy*, 13: 307-317.

Tustin F (1972) *Autism and Childhood Psychosis*. Hogarth Press.〔齋藤久美子監修／平井正三監訳（2005）『自閉症と小児精神病』創元社〕

Winnicott, D. W. (1945) Primitive Emotional Development. *International Journal of Psycho-Analysis*, 26:137-143.

第17章へのコメント2——テクスチャーの精神分析

飛谷　渉

松本氏が提示する臨床素材は、コミュニケーションの波長が合いがたい青年期男性との精神分析的心理療法からのものである。臨床描写全体の印象からするとこの青年は、自己の体験基盤が脆弱で、他者との接触によって混乱しやすく、現実と空想あるいは身体性の区別が曖昧であることがうかがわれる。治療者はこの青年と最初にコンタクトを持ったときからすでに困惑し、接触の困難性と理解しがたさとを感じている。

このような接触困難と理解しがたさの本質は一体いかなるもので、何から生じてくるのだろうか。そこに自閉性要素や交流機能の欠損を見るべきなのか、あるいはもっとほかの要素、たとえばナルシシズムなどの組織化された防衛機構を見るべきなのだろうか。前者は「無－対象関係」として、後者は「反－対象関係」として捉えることができるものである。あるいは、さらに万能的に内的外的現実を自前の体験に書き換えてしまう幻覚・妄想をはじめとした精神病性もさまざまな程度で関わっているかもしれない。これは「反－対象関係」に「反－現実」を伴う心的状況である。これらの自閉性、自己愛性、精神病性は往々にして混同されやすく、しかもケースによって、あるいは状況によってさまざまに姿を変えうるために、臨床家がその実像を捉え、他の臨床家とその経験を共有することはときとして大変難しい。

これらのギャップはいかにして埋められるのだろうか。日常臨床においてこうしたケースが増加している印象を受けるし、したがってその理解と対応は急務である。少なくともその第一歩として、接触・貫通困難な症例の経験を集積し、さまざまな立ち位置からの見解でもって多角的に捉えてゆくことが必要となるだろう。また、臨床状況を詳細に吟味することで、これらの経験はより具体的になり、より生きた形で実像を捉えることにつながるかもしれない。では、事例の素材を私の立ち位置から吟味してみたい。

1 アセスメント

そもそも、「意に反して留学させられる不安」という主訴に接した臨床家は、通常ならば、この青年は大学生活や一人暮らしへの不適応を暗示しているのではないか、あるいは面接を受けに来たことへの即座の転移的不安を語っているのだろうか、といったラインで理解することが自然だろう。しかしながら、この陳述に象徴的意味を読み過ぎるのはどうも得策ではなさそうである。つまり、この「意に反しての留学」などというありそうもない強制が、不安というところに止まらず、実際に彼の両親からなされているようなのである。さらに、散発的で断片的な要領を得ない彼の陳述は、話すにつれて何を言いたいのかがぼやけ、意図が霧散してゆくかのようないわば接触困難の感覚をもたらす。深刻でない事象を、あたかも世界の終わりであるかのように語るアンバランスな有様は、たしかにそれ自体深刻なものだと感じられる。いわば、世界の終わりという「外国」から治療者に呼びかけているかのようだ。したがって、言葉どおりの意味よりも、治療者の方にかき立てられるそうした深刻さの感覚の方が彼の状況をより良く捉えているのかもしれない。そもそも彼の外国はいったい何処なのだろうか。

この青年との経験を要約することが困難だと判断した松本氏は、一セッションにおける具体的感触を描写することを選んでいる。確かにその方が分かりやすい。それほど具象化したコミュニケーションなのだと思われる。これは、この青年がある種の概念や考え、あるいは不安といった心的要素を持ち込もうとしても、なぜか否応なしに感触という感覚的要素の方にシフトし、接触が感覚優位になってゆくことの表れなのかもしれない。つまり、「意」を持ち込んでも、どこかの外国（感覚優位世界）へと送られてしまう。あるいは別の可能性も自然と浮上してくる。すなわち、外国は「他者性」の具象的体験を意味しているのかもしれないというアイデアである。だが、あくまでもこのあたりは先入観である。

ところで、タスティンの流れをくむ分析家ミトラーニ（Mitrani, 2001）は、最早期の破局的体験からの保護を必要とする患者が時として饒舌に話す「文言」（text）にのみ治療者が参画するばかりで、そのコミュニケーションの「感触」（texture）を見落とすならば、防御機構の強化だけに共謀することとなり、変化や成長の可能性を含んだ「感じられる自己」（felt-self）との接触の機会を失うことになるかもしれないと述べている。こうした症例においては、テキストとテクスチャーの双方に観察感度を保つことが重要なのである。

さて、描写されるアセスメント・セッションは大変興味深い。まず、留学の脅しは現実になされたものであるが、留学の申し込み自体はなされていなかったことが判明する。それは父親の無力を意味するとのことである。治療者は発言内容からよりも、むしろ「雰囲気的な切迫感」から介入をためらう。治療者も父親のように無力化するかもしれない。そうするうちに青年はほぼ親の発言をなぞるだけの、対象に付着するスタンスをとるが、「グズグズする要因」には「嫌だ」という彼自身の「意志」が働いているのではないか、という治療者の投げかけに対して興味深い反応が生じる。つまり、ナイフを持って新聞広告を破るという狂気じみた彼の存在がほのめかされるのだ。しかも狂気じみた彼は妹の夢の中にいる。彼はそれを誤解だとしたい。だが、妹の中には、新聞広告という付着的二次元的対象関係を破って出てくる狂気にとらわれた彼がいるのである。こうした恐怖に満ちた部分は彼の体験からは排除されており、体験主体は他人の中にいる。すなわち、他者（外的対象）という場所に敵意や羨望や狂気が位置づけられており、いわば体験世界の「地理」はずいぶん混乱している様子が見て取れる。

一方、彼自身の夢はサッカーのチームを決めるだけの無害なもので、しかも彼はゲームに参加できない存在のようでもある。そう言い残して、彼は治療者からも遠ざかって行く。おそらくは身体というチャンネルへと一時消えたのだろう。だが彼は別のところから戻ってくる。つまり、失敗したときの落胆に対して、さらに批判する対象、そしてそれをなだめる対象への言及がなされるのである。即座の転移状況としてみるならば、このセッションはそれ自体、彼にとって何らかの失敗として体験されたのかもしれない。それに対して、「怖い声」と「なだめる声」という今ひとつ葛藤解決にはつながりそうにない聴覚的対象関係が立ち上がってくる。この聴覚的対象は、超自我前駆体のようでもあれば、部分的には自閉知覚対象のようですらある。さらに、クリスマスでの両親のけんかと家族崩壊の恐怖が語られる。このような展開に対して十分理解の行き届いた介入がなされるが、彼はそれを否定して身を引き離す。ここで松本氏が考察しているのは、内的な葛藤ではなく、むしろ「話し方に輪郭がないこと」であり、この青年の「耐え難いほどのとらえ難さ」についてであることは興味深い。

2　心理療法プロセス

さて、ではその後のプロセスについてはどうだろうか。松本氏は、治療過程の初期に、青年の輪郭のなさが主体性の欠如に由来するものであると理解し、摩擦や葛藤の欠如した液状化とでも喩え得るダイナミクスを捉え始める。彼のまとまりのない話し、つまり「テキスト」を要約するとほぼ同語反復的で陳腐なものでしかないとの発見に伴う落胆と無力感は、聞くだけでも大変な徒労の感覚を想像させる。これらの逆転移体験が単に松本氏の観察に由来するのか、それとも患者から積極的になされた投影同一化の作用、つまり無力感をコミュニケートしているのか。これには一考の価値があるだろうが、さしあたっての第一印象からはどうも前者でのようである。そこで松本氏は理解を言葉にする解釈よりは、質問によって彼の体験を分節化することを介入の手段とする。これは非常に重要な初期段階のコンテイニングである。なぜならば、これこそミトラーニの指摘するテクスチャーを捉えた上での介入だからである。

そうすると興味深いことに、彼が想起するのは水泳で支えの手を引かれ落とされた経験であり、親の給料が減った話へといたる。文節化、つまり意味の明確化がなされ始めたときに彼が体験しているのは、液体や流れの中に放り出され溺れる体験なのである。つまり彼自身が主体化すると、液状の対象関係を体験することになり、しかも対象が量的に枯渇するという体験へと至る。主体性への気づきは、「過去の自分を否定する」恐怖つまり消滅体験へと結びつく。これは松本氏の逆転移としての「発言を要約すればほとんど無意味になる」という体験に共鳴している。ここで少なくとも波長は合って来たように感じられる。非常に微弱で対象に届きにくい投影同一化の活性を捉えはじめているのだといえるかもしれない。

この時期から彼の体験に輪郭を与える力のある夢が報告され始める。しかも治療者の解釈から彼は夢に関心を持つに至る。「気づくと運転席に誰もいなくて、自分が運転するが、ブレーキがきかずにドアから飛び降りる」という夢は確かに彼の心的状況そのものといえそうだ。つまり、主体性の席に誰もいない。動かすとブレーキがきかない。自分という体験から逃走する。そういった要素が容易に読み取れる。車は彼自身のパーソナリティでもあれば、分析状況でもあると言えるだろう。この夢見のインパクトは大きい。主体性欠如への気づきは、自分を体験することに復帰させるが、情動というエンジンによる加速への恐れへと直結する。混乱した原始的エディプス状況が現れるが、基本的には母親に飲み込まれ、父親を失い、自らも殺されるというドラマになる。だがそれは万能的に時間を巻き戻すことでなかったことにできてしまう。こうした夢の可逆性は幻覚的である（幻覚心性変形）。しかも母親の暴君性と絶対王政は空想に止まらず、かなりの面で現実を反映している。主体的体験基盤を持つことで生じる危険は内的崩壊とともに、家族の崩壊や所属クラブの崩壊として、大規模に投影されはじめる。ここで生じているのは、部分的に現実体験が妄想的意味を持つというパラノイア性の混乱である。彼が治療者の助けを借りて夢見をしはじめ、無意識的気づきを構成することができるようになったことで、いわば内的地殻変動が生じている。これが震災復興ボランティアという形で行動化されることになる。だが、復興が必要なのは彼の内的対象なのか、母親の内的対象なのか分からない。投影によって対象に生じたダメージなのか、そもそも対象が壊れていたのかが分からないのである。さらに、彼が怒りを持つと現実に人を殺してしまうのだと体験される。こうして彼の地殻変動は外的現実と軌を一にし始め、パソコンのデータを自らの意図への気づきもろとも削除したように、一気に彼の心を削除してしまうといったこれまでの変形様式を手放すならば、治療者の助けなしには正気を保てない状況となる。まさしく治療は重要な局面を迎えている。だが、このような顚末から、彼は松本氏の援助に気づき始めたかのようである。つまり原光景（お化け）への関心である。これは得体の知れない生産性への好奇心のようでもある。

新聞記者とは彼にとっていかなるポジションなのだろうか。一つは確かに松本氏のいう「高みの見物」的な位置である。今ひとつ考えられることは、アセスメントの時に妹が見た夢として語られる新聞広告に鍵があろう。すなわち、「二次元化」の動き、そして情緒体験を「事件化」する動きである。どちらも脱情緒化の動きである。さらに、休みのあとの夢は精神病的である。面接の休みが破局的天変地異のように体験されている。対象と自己との分離の試みによって、世界は壊れ、分離不能性は物体にまで波及する。物も人も、大人も子どもも凝塊化する。これは自閉性要素というよりはベータ要素である。ただ、小学生の子どもが彼の中に入るという下りには、もしかすると彼の依存的幼児部分が体験主体性を取り戻すという意義があるのかもしれない。こうしたなか面接の設定がよりコンテインメントが可能となるよう週二回へと増やされる。

ところが、設定が安定化すると、やっとの事で可能になり始めていた自分の心的出生の手応えは無惨にも無化されてしまう。これは「楽しい誕生会なのに帰ってしまう」ことにも現れているし、夢見が不可能になったこととしても捉えられるように思われる。さらに実際的な就職活動への没頭によって、またそれに伴う母親からの介入によって、萌芽的主体感覚は破壊されそうになる。その後の展開はさらにドラマティックである。

「母親の期待通りの弱い存在になろうとしていること」を治療者から指摘されたことで、彼はいったん持ち直すが、「分離は死を意味する」という母親の病理的な信念が実際に投影され、彼の主体性も分離の不安も、母親の自殺念慮によって押し流されてしまう。だが、松本氏との治療関係の中で彼は分離性（separatedness）という苦痛な体験との接触を少しだけだが維持する。そのスタンスの維持によって夢見が回復している。織田信長と武田信玄という戦国武将の格闘に巻き込まれる夢は、騎馬隊と鉄砲隊の戦いといった「長篠の戦い」にちなんだ文脈があるのかもしれないが、少なくとも分離の試みとその禁止といった要素があるように見える。彼は臣下（治療者）の助けによって這々《ほうほう》の体《てい》で生き延びるが、再び暴君に捕まり大名にさせられた上で服従させられる。これにはどこか、夢見よりも万能的幻覚、もしくは現実を使った妄想組織の方が優位なのだという含みが感じられもする。とはいえ、この夢素材を持ち込むことが可能になった点では、夢見によるアルファ機能の復権とも見なせるかもしれない。さらに、休み明けに報告された「他人の誕生日パーティの夢」からは、松本氏との治療関係においてはエディプス的な分離体験を持ち、そこから生じる感情と何らかの接触を維持できたことが示唆される。とはいえ、母親から分離して、考える機能あるいは対象（夢見－対象）を得ようとすれば、思考する脳を奪われ、乗っ取られるという事態が生じてくるのである。

さて、終結という避けがたい分離と喪失を彼はどう体験するのか。まず彼は、良い対象との良い体験はどうにでも作り替えることができ、そもそもの作り物だったなどと述べ始める。妄想組織の部分的復権である。離陸失敗の夢は、結局映画のセットにされてしまう。これも、いわば幻覚性の万能組織への退却である。「対象の良さ」は自分が作り出したものだったのだなどと、いわば世界の創造者として自分を位置づけている。こうした強力な万能感を伴った否認は、治療者をも説得するまでの勢いを持ち、松本氏は治療に有終の美をもたらすという「幻覚」を見ている自分自身にはたと気づく。その気づきによって、彼の現実をしっかりと見据える目を持った治療者としての位置を取り戻す。

とはいえ，彼がかなりの課題を残した形で終結を迎えていることも確かである。「街の模型を作ろうとするが，周囲が手伝ってくれず，自分で進めるという夢」はどうだろうか。街はあくまで模型，つまり模倣であり，幻覚に代わる付着性擬似対象関係（adhesive pseudo-object relation: Mitrani, 2001）である。これは彼のいう「自分優位の人間関係」に相当するのかも知れない。人をもののように寄せ集めて，模倣的な対象関係を構築しているということならば，それを手伝ってくれない人，それに与しない，いわば「利用できない他人」がいることへの気づきの方がむしろ重要である。最後に彼が漏らしたのは，治療者が当事者たちと繋がっていて万能的に彼の世界を好転させるという神の位置にいたのだというパラノイア的な体験であった。ただ，こうした体験を話すことができたという点で彼は現実の対象との関係に止まることができはじめているともいえるかもしれない。

3　本症例における自閉症的パーソナリティ部分について――分離性への気づきと主体性の欠如

ここまでの所見から，本症例のパーソナリティについての私見を述べてみたい。心理療法プロセスからも明らかなとおり，この青年にはさまざまな次元における混乱が認められる。自他の混乱，外界と内界の混乱，対象と自己の混乱，内的対象と外的対象の混乱，真と偽の混乱など数え上げればきりがないが，彼の病理の中心にはこの「混乱」があるといえるだろう。したがって，松本氏も指摘するように，この青年の自閉性は「自閉殻」（autistic shell）に類するものではなく，むしろこの自他の混乱に付随する輪郭のなさ，「液状」「アメーバ状」の感触として現れている。「主体性のなさ」という松本氏の論考のラインに沿って考えるならば，この「自閉殻」と「液状化」との大きな違いは，それぞれ「主体性の遮断/抑留」と「主体性の拡散・防衛的模倣」との相違ということになるだろう。

タスティンは、特に初期にこうした分類にかなりの労力を注いでいた。最初の著書『自閉症と小児精神病』(Tustin, 1972)では、自閉症を自閉殻への引きこもりを特徴とするＥＳＡ(encapsulated secondary autism)と自他が混乱した在り様を持つとされるＲＳＡ(regressive secondary autism)とに分類している。この青年において自閉性があるとすれば、明らかに後者に属する。この群では、前者(ＥＳＡ)において投影同一化の抑留を伴う自生知覚により生成される自閉対象(autistic object)とは異なり、投影同一化の過剰によって生じる混乱錯綜対象(confusional object)が特徴的である(Tustin, 1981)。タスティンは、これが受動性と混乱を特徴とするアメーバタイプの自閉症であると考えている。

ここで重要になるのは、彼女のいう自閉症の中核的トラウマとしての「身体的分離性への時期尚早の気づき」という概念である。シェル型(ＥＳＡ)では、感覚至上世界(自閉対象・自閉殻)を構築することで自分の連続性を無限に維持し、自分でないもの not-me への気づきをシャットダウンさせる。言い換えれば、心自体を非人間化することで分離による破滅を体験不可能にする。一方、アメーバ型(ＲＳＡ)で生じる混乱錯綜対象では、自分でないもの(not-me)と自分(me)とのアマルガム、つまり混成物が構築される。これは一見シェル型よりも対象関係が成立するように見える。だが実際には、アメーバ型の方が混乱のために存在性の真偽が見極めがたく、治療的には厄介である。

本症例の治療過程の描写から見て取れるのは、こうした事例における対象関係の複雑さと、それらを一気に擬似的・模倣的・付着的対象関係に置き換えてしまう強固な力が具体的な形となる様子である。「離陸失敗の夢」における映画のセット、「机で町を作る夢」によって示されているのはそういった動きなのかもしれない。したがって夢だけはこの模倣の病理性を捉えていたこととなり、それこそが松本氏という治療者のアルファ機能の内在化であると言えるだろう。この夢見が持続するものなのか、あるいはさらなる強力な擬似的対象関係化の波にさらわれてしまうのか。松本氏が比喩として使用する沖ノ鳥島は水没の危機にあるとはいえ、そもそも火山活動の結果生じたものであり、地下にはマグマが煮えたぎっているかもしれない。

文献

Mitrani, J. (2001) *Ordinary People and Extra-Ordinary Protections: A post-Kleinian approach to the treatment of primitive mental states.* Routledge.
Tustin, F. (1972) *Autism and Childhood Psychosis.* Hogarth Press. 〔齋藤久美子監修／平井正三監訳（2005）『自閉症と小児精神病』創元社〕
Tustin, F. (1981) *Autistic States in Children.* Routledge. (Rev. ed. 1992).

総括　自閉スペクトラムの拡がりと今後の課題

第18章　自閉スペクトラム症への精神分析的アプローチ再考
――「間主観性／相互主体性ゲーム」の観点から

平井正三

1　はじめに

精神分析の原点は、言うまでもなく、「おしゃべり治療」（talking cure）（Breuer & Freud, 1895）である。クラインを通じて、この「おしゃべり」は言語的なコミュニケーションに限定されず、遊びという形で言葉以外の表現に拡大された。さらに、ビオンによって、それは早期の母子の非言語的交流にその原型が求められるようなコミュニケーションの形態にまで拡げられ、コンテイナー－コンテインド関係（すなわち♀♂）として理論化されてきた（Bion, 1962, 1963）。このように精神分析が本質的に（非言語的なコミュニケーションを含めた）「対話」であり、情緒交流であるということの意味は、クラインとビオンを通じて、一層深められ、その意義が認められてきている。そして、ビオンによれば、コンテイナー－コンテインド関係（♀♂）は内在化され、考える装置の基盤となっていく。このように、人と人との言語的・非言語的コミュニケーションが考える力、すなわち自我機能の中核形成と不可分な関係にあるという認識が精神分析の中で優勢になってきている。他者との関係性、やり取りを通じて内省機能や情動調節機能が発達するという、このような考えは発達心理学や脳神経科学研究などの知見と符合している。

一方、自閉スペクトラム症を持つ子どもや大人は、正しく人と関わること、人とコミュニケーションをとることの困難がその発達上、適応上の問題の焦点であるという認識が広まりつつある。したがって、「おしゃべり治療」であるはずの精神分析的アプローチが、こうした自閉性障害を持つ子どもや大人が他者とコミュニケーションをとり、関わることができるように手助けできるなら、それは大いに役立ちうるものといえるだろう。しかし、実際は、これまで精神分析的アプローチが前提としていた、「コミュニケーション」や「関わり」そのもの、つまり「おしゃべり」そのものが困難な人たちに対応するためには、既存の精神分析の理論や技法は不適切かもしれないということが次第に判明してきている。そのためそれらをいくつかの点で大幅に変更する必要があるというのが、自閉症を持つ子どもの精神分析的心理療法を行なったタスティン以降、英国を中心に展開してきた、精神分析臨床家たちが導き出した結論のように見える（Barrows, 2008）。第1章で概説したように、その主導者はアルヴァレズであり、タヴィストックの児童・家族部門で訓練を受けた、本書の第Ⅱ部の著者たちも大筋そのような考えのもとで実践を行なっていることはこれらの章を読んだ読者にはお分かりいただけたことだろう。

自閉症の問題は、これまでの精神分析状況の概念化において不十分であった部分を浮かび上がらせているように思われる。それらは、相互関係性の視点、そして「運動」的側面に関する視点である。そして第1章で論じたように、それらは「間主観性／相互主体性ゲーム」という視点に集約されると私は考える。[*1]

2　「間主観性／相互主体性ゲーム」――相互関係性と「運動」的側面

inter-subjectivity（間主観性）という視点は、トレヴァーセン（Trevarthen, 1996）やホブソン（Hobson, 1993）など発達心理学者の間でこころの発達を理解する鍵概念と位置づけられてきており、精神分析の中でも重要な視点になりつつある。[*2] この英語の言葉は、日本語で言うと「間主観性」と「相互主体性」という二つの意味に解することができると思われる。[*3]

まず、subjectivity を「主観性」と解する、「間主観性」という意味について見ていこう。主観という言葉は、その人の見る限りの経験世界を指し示している。したがって、「間主観性」という言葉には、そのような個人の固有の経験世界が人と共有されること、分かち合われることを意味する。ここで前提となっているのは、「自分の〈主観〉を形成し、それを人に伝えて分かち合うこと」という「運動」である。もちろん、人の「主観」を受け止め理解しようとしている人もいることが前提にもなっている。とすると、こうした「運動」をする主体が少なくとも二つ存在し、それらが相互的関係性を持っているということが前提となっていることが浮かび上がってくる。そうした意味で、inter-subjectivity を「相互主体性」[*4]と解する視点が重要になってくる。それは、「自分自身が行為の主体である感覚と同時に、他者が行為の主体であることを受け入れ、相互的な関係性、互恵的な関係性を作り上げていくこと」を意味すると考えて良いだろう。

さて、精神分析は「おしゃべり療法」であるわけだが、その根幹は、コミュニケーションであり、治療関係における協働関係である。そして、間主観性/相互主体性こそ、コミュニケーションと協働関係の土台である。さらに言えば、精神分析は経験の意味の解明をする営みであり、意味を紡ぎ出す力を培うことを目的としている実践であると見られるのだが、意味はまさしく本質的に間主観的なものであり、意味を紡ぎ出す営みは相互主体的なものなのである。

自閉症は、まさしくこうした相互的に主体性を認めるような関係性を持つこと、そして主観を分かち合うことが困難な状態を指す。したがって、自閉症は精神分析がむしろ自明に近い扱いをし、その実践と理論の前提にしていたものが自明でもないし、前提にもできないことであり、むしろその問題が問題の核心であることを突きつけていると言えよう。自閉症を持つ子どもや大人との精神分析の仕事は、間主観性/相互主体性ゲームへの参入をめぐる問題がその焦点となると考えられるのである。

ここで「ゲーム」という言葉を用いているのは、間主観性/相互主体性に参加するという事態はスポーツのゲームを play するというのに類似していることを指し示すためである。それが「ゲーム」的であるというのは、一定の「ルール」の下に、playされる類のものであるという意味であり、「スポーツ」的であるというのは、頭で分かっていても実行に移せるかどうかは別であるような「運動」に分類されるような性質があることを強調するためである。こうした視点で言えば、自閉症を持つ子どもや大人は、運動音痴と類似した、「間主観性/相互主体性ゲーム」音痴とみなすことは役に立つかもしれない。ここで、「ルール」と呼んでいるものは、対象関係論の中で「対象関係の現実」とみなされている、「分離性」や「エディプス状況」という現実の構造を指す。前者の「分離性」は、人は自分とは異なった存在であるということ、「あなたと私」という構造を持つ関係性を意味し、後者の「エディプス状況」は、自分とは異なった存在である人は、また別の人と関わりうること、さらに第三者的視点というものが存在することを意味する。これらはそれぞれ、inter-subjectivityの相互主体的側面と間主観的側面に対応していると見ることもできる。こうした現実の構造を認めて、その構造に沿ってplayすること、それが「間主観性/相互主体性ゲームに参入すること」であると考えてよいだろう。その最も単純なモデルとして、「キャッチボール」(対象関係論でいう投影と摂取の循環運動)を思い浮かべることは役立つかもしれない。キャッチボールをするためには、くっついて(付着)いてはできない。二人は離れて「間」がある必要がある。そして、どちらかがボールを投げるとき(主体性)は他方は受け止めるだけであることを互いに認めていく「運動」をしていくわけである。こうした「キャッチボール」から次第に一つの球技が発展し、「ゲーム」の展開が生じる。それが「間主観性」であり、その中身が共有される「物語」であると考えてよいだろう。従来の精神分析は、この中身である「物語」を中心に展開してきたところがあるように思われる。もちろん、投影と摂取の循環という視点はクライン派対象関係論思考の中核にあり続けてきたわけであるが、その「運動」的側面には十分に着目されてこなかったかもしれない。「運動」ができることは自明であり、「しようとしない」こと、そしてその「しようとしなさ」が表現されたこと(遊び、連想、夢などの「素材」)の中で表現されていると想定しその探査が分析的探査の中核であり続けてきた。しかしながら，繰り返すが，自閉症を持つ子どもや大人は，一見提示されているように見える「物語」にはその子どもや大人の「主体」は表現されておらず，むしろそうした主体／主観の表現のされなさ，その困難，つまり「できなさ」が問題の核心であるかもしれないのである。こうした特徴は本書のこれまでの章で提示された事例のほとんどで一定程度，当てはまると考えてよいだろう。たとえば，植木田氏の事例では，クライアントCの言葉や遊びは理解が困難で，しかもC自身の「気持ち」をどれだけ表現しているかは分からない。むしろ次第に，こうした遊びや言葉は表層的で，空虚な自己という現実が現れてくる。淀氏の事例では，「〈ゆるむこと〉と〈ぶつかること〉を恐れる」という表現で通常は意味するような神経症的な葛藤とは質的に異なる，自分の存在が他の存在と共存しうるかという問題であることが見えてくるのである。さらに，第11章の池田氏のクライアントの言葉は，「体験を体験として実感し，内的体験を言語的に象徴化する」ものではなかったのである。

3　「間主観性／相互主体性ゲーム」の観点から自閉症の精神分析を再検討すること

さて，精神分析的心理療法は，まさしくこうした間主観性／相互主体性ゲームに参加する機会を提供するとともにその困難を実地で考え，話し合っていく作業の場である。つまり治療関係（転移－逆転移関係）を形成し，「今ここ」での治療関係そのものの問題を見ていくことでクライアントの関係性全般，そしてパーソナリティ全般の問題を浮き彫りにして，その解決を目指すアプローチであると言えよう。このとき通常の精神分析的心理療法では表現されていることの吟味に強調点がおかれがちであるが，自閉症との精神分析的心理療法においては，関わりの仕方（play）そのものの問題をみていく視点が大変重要になってくる。したがって，関わりの仕方をみる枠組み，そして関わりのできなさの性質の理解が大切になってくる。この2点についてこれから詳しく見ていこう。

まず、関わりの仕方をみる枠組みとして、第1章で紹介したように、私は「対人相互作用フィールドモデル」を提唱してきた（平井、2011）。これは、第6章で西村氏が指摘しているように、タヴィストック・クリニックで発展してきた乳児観察の手法を心理療法場面に適用し、セラピストはセッションで子どもと関わりつつも、セラピストと子どもの関係性のあり方（play のあり方）を観察していく視点を同時に取っていくという治療スタンスである。こうした観察を通じて捉えられる関係性のあり方にも、既存の対象関係論は適用可能である。しかし、従来こうした「対象関係」は子どもが表現する内容、すなわち表象を捉える枠組みであったが、それを「対人相互作用フィールドモデル」の対象関係論に変換して用いる必要がある。端的には、タスティンが指摘しているような「付着一体性」のような対象関係は、自閉症を理解する上で決定的に重要であるが、それは、子どもが別の主観/主体であるセラピストの主観/主体を認めることが難しいという事態として捉えることが有益かもしれない。私はこれを「共存不能の対象関係」と呼んだ（平井、2011）。こうした枠組みでの思考が役立つのは、こうした変換を通じて、自閉症を持つ子どもや大人の多くがそうであるように、治療関係で起こっていること（具体的には、間主観性/相互主体性ゲームの play ができないか、別のことをしようとしていること）を遊びや描画、あるいは夢や連想などの表象形式で定式化して、表現できない場合に、それを把握していくときにガイドラインとしてその有用性を依然として維持できることにある（平井、2011、第12章参照）。

こうして自閉症を持つ子どもや大人の関わりの仕方の性質をみてとっていくことと同時に、その背景となっている困難の性質を理解していくことも大切になってくる。その基本的な理解の方向性は、この種の問題は、先に述べたように、「運動音痴」のようなものとして、間主観性/相互主体性ゲーム「音痴」と捉えるということである。この「音痴」さについては、幼児期や児童期の子どもを見る場合と、思春期青年期を見る場合とで、そして軽度の障害と重度の障害を見る場合とで臨床的に重視する視点は異なるように思われるが、ここでは軽度の自閉スペクトラム症を持つ思春期青年期の事例において「運動音痴」さをみる際に重要と思われる視点として、（1）思考の性質、そして（2）自己と対象関係の性質の二点を指摘したい。これらは同じ現象の異なる側面と考えられる。

（1）思考の性質

自閉症スペクトラム障害を持つ青年には、独特の思考の困難があるという視点は役に立つ。これを一次的な情緒的困難と混同しないように注意を払う必要がある。私はこのような思考の独特さの特徴として、極化思考と「複線思考」の困難性の二点を挙げるが、これらは相互に関連している。

▼極化思考

ここで極化思考と呼んでいるのは、白と黒、全か無かといった極に分かれてしまい、極端な考えが抱かれやすいという特徴を指す。これはしばしば境界例の全か無の思考タイプと混同されやすいが、境界例の場合、対象の「良さ」の不確かさから、それを極端に理想化し、同時に悪いものをどこかに明確に浮かび上がらせるという、分裂と投影同一化の情緒的必要性から生じると考えられるのに対して、自閉症の極化思考は、情緒というより、思考そのものの困難さに起因し、情緒的な側面はむしろ二次的なものとみなすことができるような類のものである。たとえば、淀氏の事例でAが「自分がいなくなると他の人が楽になるか。うっとおしいから消えろと言われたらすぐに消えたい」〔第13回〕という場合、神経症性もしくは精神病性の自己否定の感情が表現されているというよりも、通常の情緒的葛藤が独特の思考形態を通じて極端な形で経験され、そしてそれが二次的に強い自己否定感を生み出していると考えるべきかもしれない。こうした自己否定感はしばしばうつ状態を招くかもしれない。また、このような事態は自己否定感だけでなくその逆方向の他者への敵意という形をとっている場合も多い。それは、「みんな死んでくれないかと思う」とか「学校なんかなくなればいい」とか「こんな社会滅べばいい」など、家族や学校、そして社会への激しい敵意が極端に増幅されがちである。これら極端な思考は一次的には思考の困難さに起因すると思われるが、二次的には情緒的帰結があり、さらにそれはしばしば行動に移してしまう危険性につながる。

▼「複線思考」の困難性

アルヴァレズは自閉症を持つ子どもの思考の困難さを理解する枠組みとして、発達心理学者ブルーナーの「単線性」(one-tracked)と「複線性」(two-tracked)という視点が役立つことを見出している。精神分析的心理療法を行なうセラピストの多くは、基本的に、クライアントがある事象を表現すれば、それとは別の視点を提供するように訓練を受けている。たとえば、ある教師が嫌いである、と表明されれば、それは母親もしくはセラピストを意味していると示唆するかもしれない。つまり、転移解釈をするかもしれない。しかし、このように転移解釈には、「ある教師が嫌い」という考えの背後に別の「セラピストが嫌い」という感情があると示唆しており、これら二つの異なる考えを同時に特有の仕方でつながっているような思考ができなければこのような解釈の考えをクライアントは本人の思考の中で同化できない。あるいは、「みんな死んでしまえばいい」というクライアントに、「死んでしまえば困るのではないか」という考えを伝え、両価的感情を持つことを示したくなるかもしれない。この後者の考えを、前者の考えを取り消さずに受け入れるためには、これら二つの考えが特有の仕方で併存できなければならない。こうした転移解釈や両価的感情を示唆する解釈はすべて自閉症を持つクライアントにとっては、自分の表明した考えそのものを否定するものとして受け取られがちであるが、それは通常の抵抗とは異なった視点、つまり「複線思考」の困難さという視点で捉えていく必要がある。つまり、それは防衛的反応というよりも、「できなさ」の中で自己の主観性/主体性を維持しようとしているのだと考えるべきなのかもしれないのである。つまり換言すれば、「運動音痴」の表れと理解すべきかもしれないのである。

（2）自己と対象関係

メルツァーは『自閉症世界の探求』（Meltzer et al.,1975）の中で、自閉症の子どもには、自己と対象世界の組織化の障害が見てとれると指摘しており、自閉症の問題を考える際にこの「組織化」という視点が重要であることを浮き彫りにしている。この自己と対象世界の組織化の困難さは、上述の思考の困難さと密接に関係していると考えてよいだろう。自閉症における、この自己と対象世界の組織化の問題はメルツァーの二次元性という視点や、先に述べたタスティンの付着一体性もしくは結合双生児様の対象関係という視点が大いに役立つ。ここでは、心理療法実践で特に役立つと思われる、「自己の脆弱さ」と「分離性を受け入れることの困難さ」の二点に注目したい。

▼自己の脆弱さ

自己は組織化された統一体であるが、その瞬間瞬間その統一の焦点は異なるかもしれない。現代クライン派は「心的状態」（Waddell, 2002）という多重自己という形でこころを捉えている。自閉症という観点で考える場合、西村氏が第4章で指摘しているように、自閉症を持つ子どもや大人は、自閉的部分、非自閉的部分をそれぞれ持つと想定することが有益であると考えられている。ただし、メルツァーに従えば、自閉的部分は通常の意味での自己というよりも、自己の解体状態（分解、一次元的状態）、と平板状態（二次元的状態）から構成されていると見てよいだろう。非自閉的自己は、主体性/主観性（subjectivity）を持っているか、少なくとも持とうとしている。すなわち、行為の主体の感覚を持つと同時に、考え、思いが出現する「空間」をその「内部」に持つ三次元的構造を持っている、もしくは持とうとしている。自閉症を持つ子どもは、このような三次元的構造を持つことが困難であることが特徴であり、仮にそれができても簡単に壊れやすい構造を持っている。こうした非自閉的自己の三次元的構造は、ウゼルの指摘するような「構造的安定性」(Houzel, 2001)、つまり動的構造を持っていると考えられる。それは、他者(「分離した」対象)との間の「やり取り」を通じて培われ、そのような対象関係の中で「安定」した構造が維持されるようなものである。別の言い方で言えば、それが本質的に「キャッチボール」の「動き」の中での「構造」なのである。こうした「キャッチボール」の苦手な「運動音痴」の子どもや大人は簡単にこうした「構造」が維持できなくなる傾向があると見てよい。対人状況で自己が脅かされやすいわけであり、治療状況において、自己の主観性や主体性が脅かされがちである。先に述べた、「複線思考」を強いる転移解釈や両価性の解釈はこうしたクライアントにとって自分の考えや思いを否定されたり、主体性をないがしろにされたりしていると感じるかもしれないのである。しかしながら、「お喋り療法」としての精神分析的心理療法の「対話」が成り立つには、まずクライアントの主観と主体、すなわちクライアントの非自閉的な自己が一定成立していないと、文字どおり「話にならない」のである。

こうした自己の脆弱さは、たとえば植木田氏のC君の事例では、空洞の「キングジョー」の空虚さとして現れ、次第に「ペタン星人」というかたちで主体性の萌芽が現れてくる様子に見て取れる。あるいは、松本氏の「アメーバ」的な青年の自己は、潮位により水没したりしなかったりする沖ノ鳥島に比されている。

▼分離性（他者性）を受け入れることの困難さ

自閉症を持つ子どもや大人は、他者を他者として、すなわち他者が自分とは異なるという分離性を受け入れることが大変難しい。その背景には、付着的一体性もしくは結合双生児様の対象関係があると見ることが性）を認めることは自己の視点（主観性）や主導権（主体性）を駆逐すると感じる傾向がある。

できるし、自己の主観性/主体性を維持しつつ、他者の主観性/主体性を認めるという「複線思考」が困難であるとみることもできる。このため、自閉症を持つ子どもや大人は、他者の視点（主観性）や主導権（主体

主観性という視点に限定してこの状況をみていくと、自閉症を持つ子どもや大人は自分の感じ方や物の見方は「普通」の人の感じ方や物の見方と本質的に分かち合うことの不可能な、相容れないものと感じているかもしれないことを意味する。サックスの「火星の人類学者」という言葉はこうした事態を的確に表わしているかもしれない。実際に、淀氏の事例のAさんは、「遠方の方言のある地域」で、「言葉が通じるか不安」であると語るわけであるが、これは自分の言葉は異質なものであり、誰にも通じないかもしれないという事態を表現していると考えられるかもしれない。実のところこうした「ずれ」に対する不安、「通じなさ」への不安は、コミュニケーションを試みる際に必然のものであり、この「ずれ」や「通じなさ」はタスティンが「身体的分離性」と呼んだものを強烈に気づかされる局面である。自閉症という問題を持たない子どもや大人は、こうした気づきの痛みを難なく克服するわけであるが、自閉症を持つ子どもや大人にとっては克服しがたい外傷的な経験の様相を帯びがちである。主観性を分かち合う「運動」はこうした「ずれ」に気づかされることであり、まさしくその「ずれ」の気づきがコミュニケーション、そして間主観性ゲームへの参入に付きものである。西村氏のジェレミー（Jeremy）が、プラレールの線路と線路をうまく繋げることができなかったときに、急にいらだち、「トーマスとパーシーはとても仲の良い友達なんだ！」と叫んだときに経験していたのはこのような痛みだったかもしれない。このような痛みは、自閉症を持つ子どもの心理療法が進展する際には、ごく普通に見てとることができる。私のみていた、軽度の自閉症を持つ青年は、彼の母親に面接に来てもらい、彼の気持ちを彼に代わって母親に話してほしいと私に要求してきたことを私が断ると、急に大声で怒鳴りちらした。その後彼は抑うつ的にはなったが、次第に自分の気持ちについて考え表現する

ことができるようになっていった。このように「対象の分離性」の気づき（そしてそれは自己意識が立ち上がるときでもある）は強烈な痛みを生じさせるかもしれないことに配慮することがこのようなクライアントとの精神分析的心理療法の仕事をしていく上で大切である。ここから、第11章の成人の事例（２０５頁参照）において高野が示唆しているように、「あなたはここで」式解釈から始め、ゆっくりと「あなたと私」式の解釈に移行するという介入上の工夫にもつながる。

4　おわりに

本書は、自閉スペクトラム症を持つ人もしくは、そのように診断することは難しくともそれに類似した傾向を持つ人に対する精神分析的アプローチに関するものである。精神分析内外を問わず、自閉症の問題に対して精神分析的アプローチは適用外であるとする専門家は多いというのは事実である。私はそうした考えに組みしないし、自分自身の経験や同僚の経験から、そして何よりも本書で提示された事例から、精神分析的アプローチは役立ちうることが確証されていると考える。しかしその際に通常の精神分析理論や技法とは異なった角度から接近する必要がある。本章では、それを「間主観性/相互主体性ゲーム」という視点で考察してきた。フロイトが述べているような精神分析的探査の限界点、そして治療としての限界点である「岩盤」は、この「間主観性/相互主体性ゲーム」のplayの難しさ、「運動音痴」さをめぐるものと考えることが有用であると私は考えていることをここまで述べてきた。フロイトは精神分析の「岩盤」を「ペニスを持とうとする願望」もしくは「男性的抗議」であり、それらは「女性性の拒否」に集約されるものであるとみていた（Freud, 1937）。それは男性と女性の相補性、そして「与えることと受け取ることが相補的であるような創造的なつながり」を受け入れることの困難性とみることができるとスタイナーは指摘している（Steiner, 2011, p.170）のは興味深い。スタイナーの述べる「相補性」は、間主観性/相互主体性ゲームの基本性質とも言えるからである。そして自閉症の精神分析的探究を最も深く推し進めたタスティンは、「乳幼児期の早い段階で、乳房と区別された口のリズミカルで適応的な相互作用という情動経験を、楽しみそして内在化できた幸運な人」すなわち彼女の言う「安全のリズム」という、対象との相補的で実り多い関係を内在化できた人は、「人間的な性愛や美的経験や宗教的経験のような後の経験を受容でき」ると指摘している（Tustin, 1986, p.284）。

自閉症という「岩盤」をこのように、主観性や主体性の相補性や相互性を巡る問題として見てみると、私たちが特定の見方（主観性）ややり方（主体性）に囚われていることは、こうした問題を持つクライアントの主観性や主体性を脅かし、まさしく私たちが目的とするはずの間主観性/相互主体性ゲームへの参入を不可能にしてしまう恐れがあるかもしれない。すなわち、この問題に接近する際は、私たちは、精神分析理論や実践方法を一旦保留にして臨む必要があるかもしれないということである。理論や実践方法の枠組みはできる限り必要最小限にし、クライアントが自身の見方を作り上げ表現しようとする試み、そして自分の主体性を保持しようとするしていることを大切にすることから「キャッチボール」へと向かう「運動」に誘っていく必要があるかもしれない。あらゆる先入見なしにクライアント、そしてクライアントとセラピストとの間に起こっていることを観察していくという精神分析的観察がこうした「岩盤」への精神分析的アプローチに必須であると言えるだろう。これと関連して、このようなクライアントの語る言葉は通常の意味に理解するのではなく、既述した「極化思考」や「複線思考」の困難さ、特有の対象関係の問題、自己の脆弱さという自閉症に特有の問題という視点で捉えることがしばしば決定的に重要である。

こうした点に留意して取り組んでいくことで、「岩盤」は動かない限界点ではなく、ゆっくりとではあるかもしれないが、少しずつその姿を変えていくもののように思われる。それは決して速くはないが、逆に全く停滞すると限らず、それなりの速度で動いていくかもしれない。自閉症近辺のクライアントと精神分析的心理療法をするということは、打てば響くような「運動神経抜群」の人ではなく、「運動音痴」の人にスポーツをplayすることを教えている状況に近いと言えるかもしれない。その際、こうしたクライアントとの心理療法実践で「偶然である」とか「関係ない」という逆転移的印象を与える事象の中に、しばしば決定的に重要なつながりが隠されている場合があることにも留意する必要がある。つまりは、私たちはつながりを能動的に作ることのできないクライアントと対峙していることを常に念頭に置く必要があるのである。そういう点で、こうしたクライアントとの精神分析的心理療法の「進展」は、非自閉的なクライアントとの場合と異なった尺度で測ることが必要ではないかと思われる。それは主に、こうしたクライアントが「間主観性/相互主体性ゲーム」にどれだけ参入できるようになったか、すなわちそうしたゲームに参入することがそのクライアントの自己を実現しうるという喜びと結びついているか、という視点をめぐるものである必要があろう。

注

＊1　自閉症を発達心理学的研究において、（Trevarthen el al., 1996）や（Hobson, 1993）、そして鯨岡（1999, 2006）など、間主観性/相互主体性の視点を強調する立場がある。本論考はそれらに多くを負っている。

＊2　丸田（2002）などを参照。

＊3　Inter-subjectivityの多義性については鯨岡（2006）も論じている。

＊4　「相互主体性」という訳語については木下らによるホブソン（Hobson, 1993）の翻訳での示唆が参考になったことをここに記しておきたい。

文献

Alvarez, A. (2012) *The Thinking Heart: Three levels of psychoanalytic therapy with disturbed children.* Routledge.

Barrows, K. (2008) *Autism in Childhood and Autistic Features in Adults.* Karnac Books.〔世良洋・平井正三訳（印刷中）『子どもの自閉症と大人の自閉特徴——精神分析的視点』岩崎学術出版社〕

Bion, W. (1962) *Learning from Experience.* Heinemann.〔福本修訳（1999）「経験から学ぶこと」『精神分析の方法Ⅰ――セブン・サーヴァンツ』法政大学出版局〕

Bion, W. (1963) *The Elements of Psycho-Analysis.* Heinemann.〔福本修訳（1999）「精神分析の要素」『精神分析の方法Ⅰ――セブン・サーヴァンツ』法政大学出版局〕

Breuer, J. & Freud, S. (1895) *Studies on Hysteria.* Standard edition, Vol.2. Hogarth Press.

Freud, S. (1937) *Analysis Terminable and Interminable.* Standard edition, Vol.23. Hogarth Press.

Hobson, P. (1993) *Autism and the Development of Mind.* Psychology Press.〔木下孝司監訳（2000）『自閉症と心の発達――「心の理論」を越えて』学苑社〕

Houzel, D: (2001) Bisexual Qualities of the Psychic Envelope. In Edwards, J. (ed) *Being Alive.* Brunner-Routlegde.

鯨岡峻（1999）『関係発達論の構築――間主観的アプローチによる』ミネルヴァ書房

鯨岡峻（2006）『ひとがひとをわかるということ――間主観性と相互主体性』ミネルヴァ書房

丸田俊彦（2002）『間主観的感性――現代精神分析の最先端』岩崎学術出版社

Meltzer, D., Bremner, J., Hoxter, S., Weddell, D. & Wittenberg, I. (1975) *Explorations in Autism: A psycho-analytical study.* Clunie Press.〔平井正三監訳/賀来博光・西見奈子他訳（2014）『自閉症世界の探求――精神分析的研究より』金剛出版〕

Sacks, O. (1995) *An Anthropologist On Mars: Seven paradoxical tales.* Knopf〔吉田利子訳（2001）『火星の人類学者――脳神経外科医と七人の奇妙な患者』早川書房〕

Steiner, J. (2011) *Seeing and Being Seen: Emerging from a psychic retreat.* Routledge.〔衣笠隆幸監訳/浅田義孝訳（2013）『見ることと見られること』岩崎学術出版社〕

Trevarthan, C., Aitken, K., Papoudi, D. & Robarts, J. (1996) *Children with Autism: Diagnosis and interventions to meet their needs.* Jessica Kingsley.〔中野茂・伊藤良子・近藤清美監訳（2005）『自閉症の子どもたち』ミネルヴァ書房〕

Tustin, F. (1986) The Rhythm of Safety. In *Autistic Barriers in Neurotic Patients.* Karnac Books. In Barrows, K. (ed) *Autism in Childhood and Autistic Features in Adults.* Karnac Books.〔世良洋・平井正三訳（印刷中）『子どもの自閉症と大人の自閉特徴――精神分析的視点』岩崎学術出版社〕

Waddell, M. (1998) *Inside Lives: Psychoanalysis and the growth of the personality.* Karnac Books.

あとがき

福本　修

本書は、自閉スペクトラム症（ASD）と自閉スペクトラム（AS）を巡る国内外のさまざまな研究と、日本でこの十数年に蓄積されてきた臨床経験とその精神分析的な理解を扱っている。本書の特色は、この臨床例の集積にある。

日本精神分析学会は大会シンポジウムのテーマとして、「広汎性発達障害を抱えた人たちへのアプローチ」を取り上げたことがある（2011年11月第57回大会。司会：福本修・浅田護、シンポジスト：生地新・木部則雄・岡田暁宜、指定討論：祖父江典人・藤山直樹、敬称略）。当時の主な呼称「広汎性発達障害」（PDD）は、ASDとほぼ同等と考えてよく、テーマにこの語を含むことから窺われるように、焦点が診断の付く患者／クライエントに映ったかどうかで、精神分析的な議論は、部分的なものになったようだった。実証データの乏しさを持ち出すまでもなく、成人対象のこの領域では、治療者側の理解の獲得を別にすると、精神分析的なアプローチに特に秀でたところがあるわけではない。明確なPDDあるいはASDは、むしろ精神分析的精神／心理療法を除外する理由の一つになりうる。実際、PDD・ASDの診断が後から強く疑われるのに、当初そうした理解がなく、結果的に膠着した状況に陥った事例は少なくない。精神病理に軸足を置くことは、特定疾患の治療法ではない精神分析的なアプローチにとって、自らを限定することになる一方で、特性に注意を払わなければ、自覚なく何度でも同じ轍を踏むことになる。

とはいえ、自閉性は現代において避けられない主題であり、この問題の解明と打開に貢献するところがなければ、精神分析は存在意義を問われるだろう。そして実際に、自閉性がさまざまなものの混淆の産物であることによって、その余地は十分にあると思われる。それを明らかにするのは、一見してＡＳＤと診断されるほど偏りが顕著ではないが、ＡＳＤを想起させるような特性を示しつつ興味深い展開をする事例だろう。そこで編者たちは、さまざまな学術集会や事例検討会の機会を通じて、そうした「自閉スペクトラム」（ＡＳ）の事例を積極的に集めることにした。それが本書に収録された臨床例である（ＡＳＤとＡＳの区別については「序」も参照）。

編集作業を終えて今思うのは、これらの事例が、まだＡＳＤにかなり近いという印象である。計量できるかのような不正確な喩えになるが、日本人と外国人のハーフを視認することは、特に欧米系との場合たやすい。それがクオーターになっても、必ずしも難しくはないだろう。しかし八分の一となると、もはやエイス（eighth）といったカタカナ日本語になっていないように識別の限界に近く、十六分の一に至っては、残りの十六分の十五がどうあるかの方が主たる問題で、特性は万遍なく混ざっているか、撹拌不足で一部固まっていることもあるだろう。ＡＳは、直感的にはその程度の異質性であり、それ以外の要素によって多彩な現れとなっている。

では、結局それはＡＳＤの〝軽症〟であって、こうした区別の導入は便宜的でしかないのだろうか。確かに、ＡＳという把握は実用性に由来しているところがあるが、量あるいは桁の違いは、常同性の意味を質的に変えるし、そこには意味が変わる可能性があるだろう。例えば、何年もの場面緘黙は器質的なものを感じさせるが、沈黙を守ることには一種のサバイバル機能がありうる。近年、社会人になってからの適応不全と破綻を多々目にする。その中には、ＡＳＤの避け難かった結果の場合もあるが、社会・雇用構造の変化によって析出してきた、消耗に順応と回復が追い付かなかったＡＳの場合もある。彼らは適切な場を得てペースを守られ、理解と自己理解の機会があれば、予後が大きく変わる可能性がある。

研究に関して言えば、これまで精神分析的なアプローチは、自閉症圏の問題に、いわば二つの極から近づこうとしてきたと思われる。一方は、実際にそうした障害を明確に認められる児童・青年たちとの面接経験であり、もう一方は、それに類縁の特性をさまざまな程度で見出されてきた成人との多種多様な臨床経験である。そしてどちらも、関連する主題への広がりを見せている。

メルツァーらによる「中核的自閉状態」と「ポスト自閉心性」の区別、「原初的抑鬱」「万能的強迫機制」「分解」「心的次元性」などの概念、タスティンによる「アメーバ型」「殻型」の分類、「自閉対象」「自閉輪郭」の概念、「ブラックホール」経験の叙述、面接設定と介入方法の明確化などは前者の貢献であり、被虐待経験と象徴能力の乏しさという素因‐環境複合性の障害に対するアルヴァレズらの理解と技法は、主題の拡がりである。また、乳幼児観察にも依拠しているが、ビックによる「付着同一化」「代理皮膚形成」現象への注目、メルツァーによる「心的次元論」「外骨格」の概念、シドニー・クラインの「神経症者の自閉現象」への注目などは、後者の貢献に由来し、その心的世界の理解は、オグデンの「自閉隣接ポジション」、ヒンシェルウッドの「破局的不安」などの概念化に拡がっている。それらの中間に、成人の「自閉的部分」についてのさまざまな、古典的なタスティンのものから現代のミトラーニ、コルビヴシャーらの研究がある。彼らの事例は、おそらくASDというよりASに該当するだろう。古典的研究と言えば、自閉性についてはほとんど触れていないかのような、ウィニコットおよびビオンの論考は、改めて検討すべき多くのものを含んでいる。

現状では、ASの事例報告は、それが微妙なものであることと、専門職によく見られることで発表に適していないことから、必ずしも多くないかもしれない。また、そもそも精神分析的精神/心理療法を希望する人たちがかなり減っていると思われる。そうした中で、「自閉スペクトラム」は一種の進化の過程にあり、今もなお適応放散を起こし続けているようであり、多様な広がりを見せている。本書がこの興味深い領域への関心を高める、読者への刺激となることを期待したい。

最後に、当初の見込みから倍増した本企画を、実現に向けてご尽力いただいた誠信書房編集部松山由理子氏に深謝します。

ら行

わ行

ま行

や行

な行

は行

た行

さ行

事項索引

ま行

ら行

人名索引

飛谷　渉（とびたに　わたる）〔第14章・第17章へのコメント２〕
1964年生まれ
1996年　大阪市立大学医学研究科博士課程修了
現　在　大阪教育大学保健センター准教授
著訳著　『精神分析たとえ話』2016 誠信書房、『新釈 メラニー・クライン』（訳）2014 岩崎学術出版社、他多数。

植木田　潤（うえきだ　じゅん）〔第15章〕
1969年生まれ
1996年　明星大学大学院人文学研究科博士課程中退
現　在　宮城教育大学教育学部教授
著者書　『学校臨床に役立つ精神分析』（分担執筆）2016 誠信書房

淀　直子（よど　なおこ）　〔第16章〕
1963年生まれ
2012年　京都大学大学院教育学研究科博士課程修了
現　在　京都文教大学心理臨床センター相談員

松本拓真（まつもと　たくま）〔第17章〕
1982年生まれ
2013年　大阪大学大学院人間科学研究科博士課程単位取得退学
現　在　ＮＰＯ法人 子どもの心理療法支援会理事

皆川英明（みながわ　ひであき）〔第７章〕
1964年生まれ
1997年　広島大学大学院医学研究科博士課程修了
現　在　広島市精神保健福祉センター所長
著訳書　『クライン派用語事典』（分担訳）2014 誠信書房、『知っておきたい精神医学の基礎知識　第２版』（分担執筆）2013 誠信書房、ほか。

岡田暁宜（おかだ　あきよし）〔第８章〕
1967年生まれ
1996年　名古屋市立大学大学院医学研究科博士課程修了
2010年　日本精神分析協会精神分析インスティチュート精神分析家コース修了
現　在　名古屋工業大学保健センター教授
著訳書　『精神分析と文化』（編著）2012 岩崎学術出版社、『北山理論の発見』（分担執筆）2015 創元社、ほか。

髙野　晶（たかの　あき）〔第11章〕
1956年生まれ
1981年　京都府立医科大学医学部卒業
現　在　心の杜・新宿クリニック副院長
著訳書　『現代精神医学事典』（分担執筆）2011 弘文堂、『治療者のための女性のうつ病ガイドブック』（分担執筆）2010 金剛出版、ほか。

池田政俊（いけだ　まさとし）〔第12章〕
1960年生まれ
1985年　千葉大学医学部卒業
現　在　帝京大学大学院主任教授、南青山心理相談室長
著訳書　『北山理論の発見』（共著）2015 創元社、『サポーティヴ・サイコセラピー入門』（共訳）2011 岩崎学術出版社、ほか。

浅田　護（あさだ　まもる）〔第13章〕
1956年生まれ
1988年　弘前大学大学院医学研究科博士課程修了
現　在　医療法人あさだ会 浅田病院理事長・院長
著訳書　『分析的グループセラピー』（共監訳）1999 金剛出版、『クライン派用語事典』（分担訳）2014 誠信書房、ほか。

執筆者紹介

福本　修（ふくもと　おさむ）〔序・第３章・第10章・第15章へのコメント２・第17章へのコメント１・あとがき〕
編著者紹介参照

平井正三（ひらい　しょうぞう）〔第１章・第15章へのコメント１・第16章へのコメント２・第18章〕
編著者紹介参照

木部則雄（きべ　のりお）〔第２章・第９章・第16章へのコメント１〕
1957年生まれ
1983年　京都府立医科大学医学部卒業
現　在　子ども・思春期メンタルクリニック、白百合女子大学人間総合学部教授、白百合女子大学発達臨床センター長
著訳書　『子どもの精神分析』2006、『こどもの精神分析 II』2012、以上岩崎学術出版社、ほか。

鵜飼奈津子（うかい　なつこ）〔第４章〕
1966年生まれ
2004年　Tavistock and Portman NHS Foundation Trust & University of East London 子ども・青年精神分析的心理療法課程修了
現　在　大阪経済大学人間科学部教授
著　書　『子どもの精神分析的心理療法の基本』2010、『子どもの精神分析的心理療法の応用』2012、以上誠信書房、ほか。

脇谷順子（わきたに　じゅんこ）〔第５章〕
1964年生まれ
2011年　Tavistock and Portman NHS Foundation Trust & University of East London 児童青年精神分析的心理療法専門家博士課程修了
現　在　杏林大学教授
著訳書　『児童青年心理療法ハンドブック』（共監訳）2013 創元社、『自閉症の精神病への展開』（共監訳）2009 明石書店

西村理晃（にしむら　まさあき）〔第６章〕
1976年生まれ
2014年　タヴィストック・クリニック児童青年心理療法訓練課程修了
2005年　大阪大学大学院博士後期課程満期単位取得退学
現　在　ロンドン医療センター（勤務）Camden Psychotherapy Unit（勤務）、英国精神分析協会（精神分析家候補生）

編著者紹介

福本　修（ふくもと　おさむ）

1958年　横浜生まれ
1982年　東京大学医学部医学科卒業
1990年　静岡大学保健管理センター助教授
1993年　タヴィストック・クリニック成人部門留学
2000年　タヴィストック・クリニック成人精神分析的精神療法課程修了
現　在　恵泉女学園大学教授　代官山心理・分析オフィス
　　　　国際精神分析協会正会員・日本精神分析協会正会員・訓練分析家
著訳書　『精神分析の現場へ』2015 誠信書房、『クライン派用語事典』（監訳）2014 誠信書房、『現代クライン派精神分析の臨床』2013 金剛出版、『現代クライン派の展開』（訳）2004 誠信書房、『クリニカル・クライン』（共訳）1999 誠信書房、『アーカイヴの病』（訳）2004 法政大学出版局、『精神医学の名著50』（共編）2003 みすず書房、他多数。

平井正三（ひらい　しょうぞう）

1963年　兵庫県生まれ
1986年　京都大学教育学部卒業
1992年　京都大学大学院博士課程研究指導認定退学
1997年　タヴィストック・クリニック児童心理療法士資格取得
1997年～2006年　佛教大学臨床心理研究センター嘱託臨床心理士
2000年～2003年　京都光華女子大学助教授
2004年～　御池心理療法センター開業
2005年～　NPO 法人 子どもの心理療法支援会理事長
2012年～　大阪経済大学客員教授
著訳書　『学校臨床に役立つ精神分析』（共編）2016 誠信書房、『新訂増補 子どもの精神分析的心理療法の経験』2015、『精神分析の学びと深まり』2014、『子どもの精神分析的心理療法の経験』2009、以上金剛出版、『クリニカル・クライン』（共訳）1999 誠信書房、他多数。

精神分析《せいしんぶんせき》から見《み》た成人《せいじん》の自閉《じへい》スペクトラム
――中核群《ちゅうかくぐん》から多様《たよう》な拡《ひろ》がりへ

2016年11月5日　第1刷発行
2019年11月5日　第2刷発行

編著者　福本　修
　　　　平井正三
発行者　柴田敏樹
印刷者　藤森英夫

発行所　株式会社　誠信書房
〒112-0012 東京都文京区大塚 3-20-6
電話 03-3946-5666
http://www.seishinshobo.co.jp/

印刷所/製本所　亜細亜印刷㈱
検印省略　落丁・乱丁本はお取り替えいたします
ISBN978-4-414-41621-3　Printed in Japan

精神分析の現場へ

フロイト・クライン・ビオンにおける対象と自己の経験

福本　修 著

フロイトの著作のどこをどう読めば精神分析の臨床に役立つのかということに関して様々なヒントを与えてくれる。読むことについての精神分析の方法に迫ろうとした本である。

目　次

A5判上製　定価(本体3900円＋税)

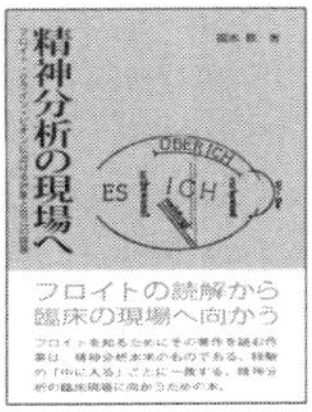

学校臨床に役立つ精神分析

平井正三・上田順一 編

学校現場を読み解き児童生徒を見守り理解するうえで，精神分析の考え方がどのように活かされ役立つかを豊富な実践例を通して紹介する。

目　次

A5判並製　定価(本体2500円＋税)

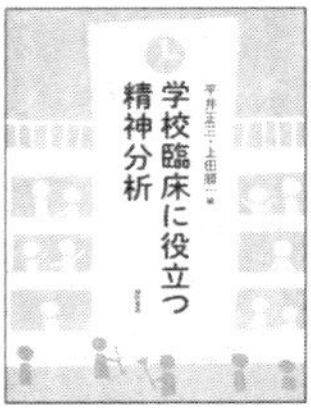